医師がすすめる
漢方生活
365日の養生

医師 渡邉賀子
医師 玉田真由美

はじめに

「漢方医学」は中国から日本に伝わった中国古典医学をもとに、日本の風土、食文化、日本人の体質にあわせ、日本独自に発展を遂げてきた伝統医学です。さまざまな症状に対し、漢方薬による「治療」を行うことも重要ですが、食事、運動、リラックスといった生活習慣を工夫することで心身を健康に導く「養生」も大切なことだと考えられています。

「西洋医学」が「病気」を見つけて治療するのを得意とする医学なら、「漢方医学」は、病気の治療だけでなく、病気には至っていないけれども不調を感じる「未病」に対しても治療を行い、改善に導くのを得意とする医学です。今の時代をすこやかに暮らしていくためには、両方取り入れていくことが大事だと感じます。

まずは気負わず、毎日取り入れられることから始めて、心身を整えていきましょう。

渡邉賀子
玉田真由美

もくじ

〈注意〉

●本書で紹介しているケアの方法を実践する際に、持病のある方、ケガをしている方、痛みがある方、通院中の方、妊娠中の方など、体調に何らかの不安がある方は、かかりつけの医師またはお近くの医療機関に相談の上、慎重に行ってください。

●エクササイズやツボ刺激など、ケアを行っているときに痛みや違和感を覚えた場合はすぐに中止してください。

STAFF

デザイン　漆原悠一、松本千紘（tento）
イラスト　秋山花
編集協力　額賀敏恵
校　正　麦秋アートセンター

冬

1年を締めくくり、新しい1年の始まりとなる冬。
慌ただしく、寒さで冷えやすい季節です。
しっかりと温め、養っていきましょう。

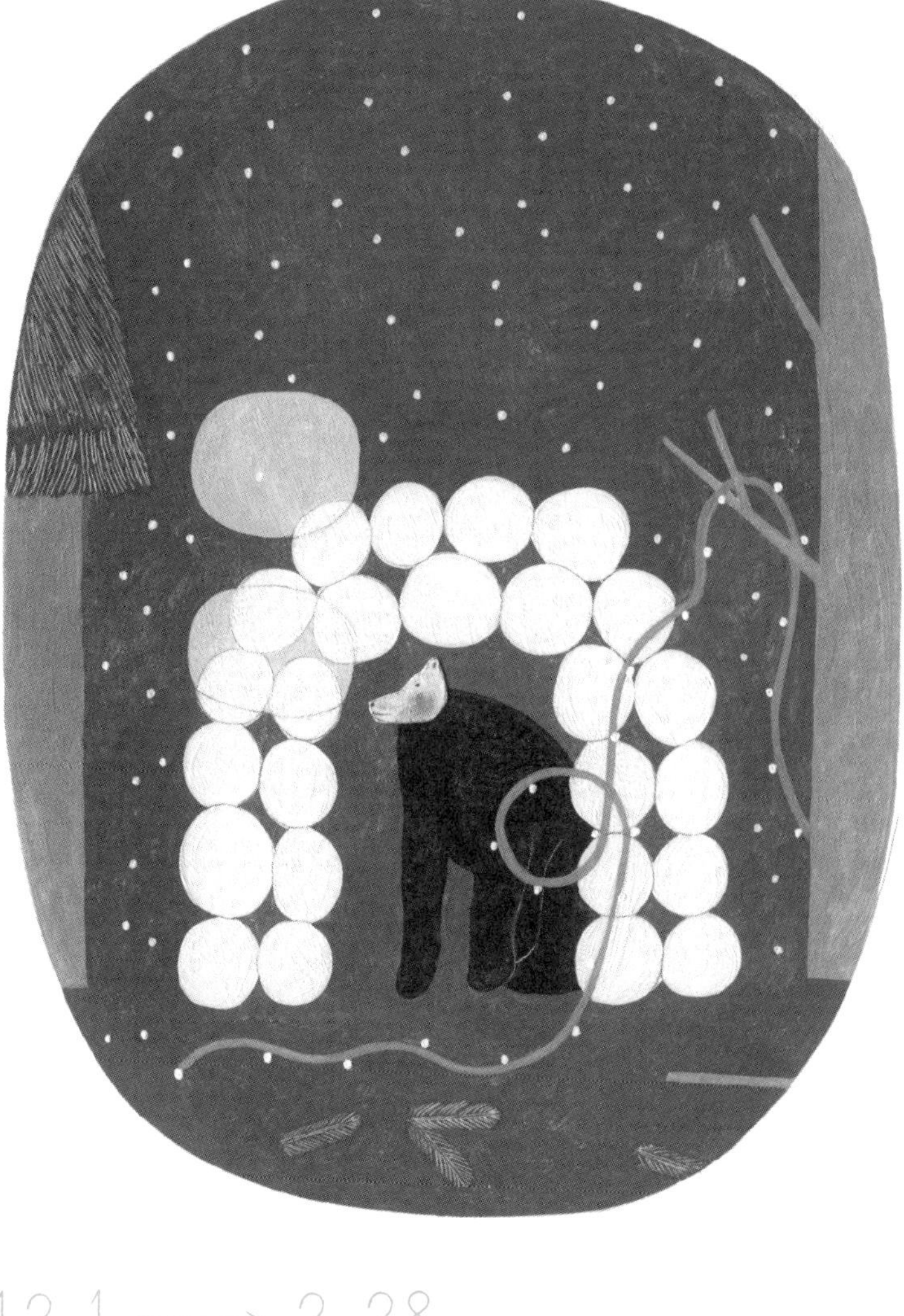

12.1 ——→ 2.28

漢方というとどのようなイメージがありますか。

中国の医学、古くから伝わる薬といったことが浮かぶかもしれません。実は、このどちらも当てはまるのですが、十分ではありません。

「漢方医学」は、約1500年前に中国から日本に伝わった医学をもとに、日本の風土や日本人の体質などに合わせて、西洋医学の影響も受けながら長年にわたって改良され、独自に発展してきた日本独自の伝統医学です。

「漢方医学」は日本独自の伝統医学

漢方と呼ばれるようになったのは、江戸時代の中頃。西洋医学が主にオランダから伝わったことから「蘭方」と呼ばれたのに対して、日本の伝統医学を「漢方」と呼んだことが始まりです。

みなさんは体調を崩して受診したとき、医師から漢方薬を処方されたことはありませんか。その漢方薬は、この日本独自の漢方医学の考えに基づいて処方された薬なのです。

12.2

漢方治療を行う日本の医師は西洋医学を学んでいます

現在の中国では、伝統医学と西洋医学は別々に扱われています。教育の場も別々で、伝統医学を修めた医師は「中医師」と呼ばれ、西洋医学を扱う医師との免許は異なります。

一方、日本では、医師免許は1種類だけで、西洋医学を修め、国家試験に合格したのち取得します。漢方医学だけの医師免許というものは存在しません。そのため、日本で漢方診療を行う医師は皆、西洋医学を学んでいます。

近年、日本では全医師の約8割が漢方薬を使用しているといわれ、西洋医学だけでは解決できない症状の改善などに漢方薬を用いる医師は、ますます増えています。

西洋医学と漢方医学には、それぞれ得意とする分野、苦手とする分野があります。日本で漢方診療を行う医師は双方の知識を持っているため、治療においては、それぞれのよいところを選び取ることができます。

12.3

バランスを整えることを目指すのが漢方医学

漢方医学では、心身を構成する要素を「気・血・水」の3つに分類します。

「気」は生きるための活動を維持するエネルギーです。目には見えないけれども、全身を巡っていると考えられており、心身を働かせる原動力になります。

「血」は赤色の液体である血液とその働きのこと。つまり、全身を巡って栄養・酸素・熱を運ぶ働きや、その循環状態も含みます。

「水」は血液以外の無色の体液と、その働きを指し、西洋医学的にはリンパ液や汗、唾液、尿などが含まれます。

漢方医学では、「気・血・水」それぞれの量・バランス・循環状態によって体質や体調が決まり、「気・血・水」どれもが過不足なく存在し、スムーズに全身を巡ることが健康な状態と考えられています。そのため、そのバランスが崩れると、さまざまな不調が起こりやすくなるととらえます。不調を感じたときはもちろん、健康維持のためにも、食事や生活習慣の改善、漢方薬の服用などでバランスを整え、健康に近づけていくのが漢方医学なのです。

12.4

「気」が足りないと元気が出ません

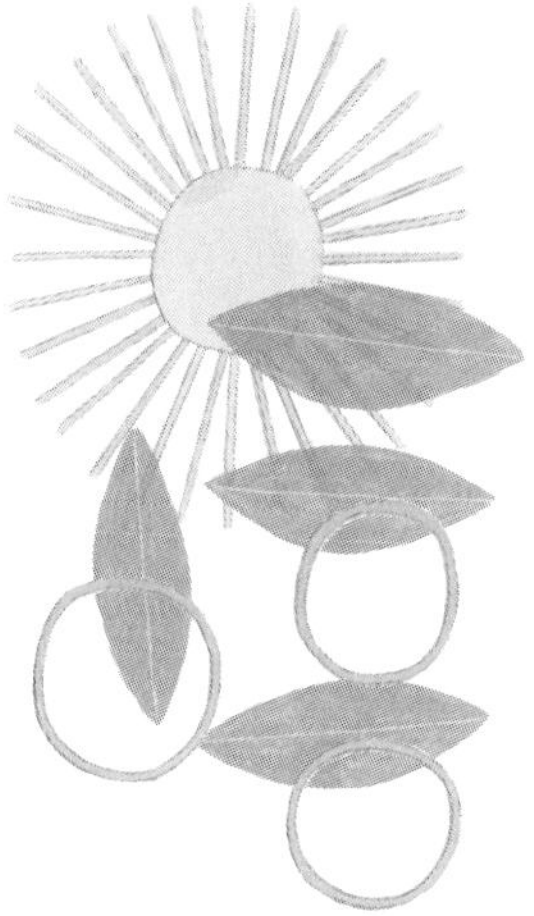

元気、気力など「気」のつく言葉は多くありますが、「気・血・水」の「気」は根源的なエネルギーを指します。

「気」の異常には大きく分けて、「気《き》虚《きょ》」「気滞《きたい》」「気逆《きぎゃく》」の3つがあります。

「気虚」は、「気」が不足している状態。エネルギーをうまくつくり出せないために、疲れやすい、だるい、食欲がないといった症状があらわれやすくなります。

「気」の巡りが滞った状態を「気滞」といいます。のどが詰まる、お腹が張るなどの身体症状のほか、イライラや不安感、抑うつ感など、感情面の不調を伴うことが多いです。

「気逆」は、本来、下降すべき「気」が逆行し、突き上げるようにして上昇している状態のことをいいます。発作的な頭痛、こみ上げるようなゲップ、のぼせや発汗、カッとなるイライラ、焦燥感、驚きやすいといった症状があります。

「気」の異常は、「血」や「水」にも悪影響を及ぼします。

「血」のアンバランスは女性のトラブルに直結します

「気・血・水」のうち、多くの女性は「血」にトラブルを抱えています。

血液中の赤血球の数や、赤血球に含まれるヘモグロビンというたんぱく質の量が減少する、いわゆる「貧血」になりやすいことや、下腹部には子宮・卵巣があり、骨盤内で血流が停滞しやすいことなどが大きな要因です。

「血」が不足した状態を「血虚《けっきょ》」といいます。全身に栄養が行き届かない「血虚」の状態になると、貧血、皮膚のかさつき、爪がもろくなる、脱毛、集中力の低下や不眠などの不調があらわれやすくなります。

一方、「血」の巡りが滞った状態を「瘀血《おけつ》」といいます。血液がスムーズに流れなくなって新陳代謝が低下し、口が乾燥する、唇や舌が黒ずむ、皮膚の色素沈着、サメ肌、のぼせ、肩コリ、痔、静脈瘤などの症状が出やすくなります。また、「瘀血」になると痛みに関わる物質が血液中に増え、頭痛、生理痛などの痛みが起きやすくなります。

そのほか、ＰＭＳや更年期の不調など、女性が悩まされやすい症状には「瘀血」が関わっていることが多々あります。

12.6

「水」は、血液以外の無色の体液と、その働きを指します。リンパ液や汗、唾液、尿などが含まれます。

適切な量の「水」が体のすみずみまで巡って体を潤し、余分な「水」や不要な「水」は、しっかり排出されるのが理想的です。

体の一部に余分な「水」がたまり、必要な場所では不足するなど、「水」の分布バランスが崩れた状態だけでなく、不要な「水」が排出されないことも、必要な「水」が体外へ消失してしまうことも、その消失によって起こる量の不足も、すべて「水毒」ととらえます。

「水」が偏るとむくみやすくなります

のどが渇いて水分をよくとるのに尿の回数や量が少なく、むくんでしまうのが「水毒」の代表的な症状。そのほか、下痢、めまい、立ちくらみ、頭痛なども起こりやすい症状です。

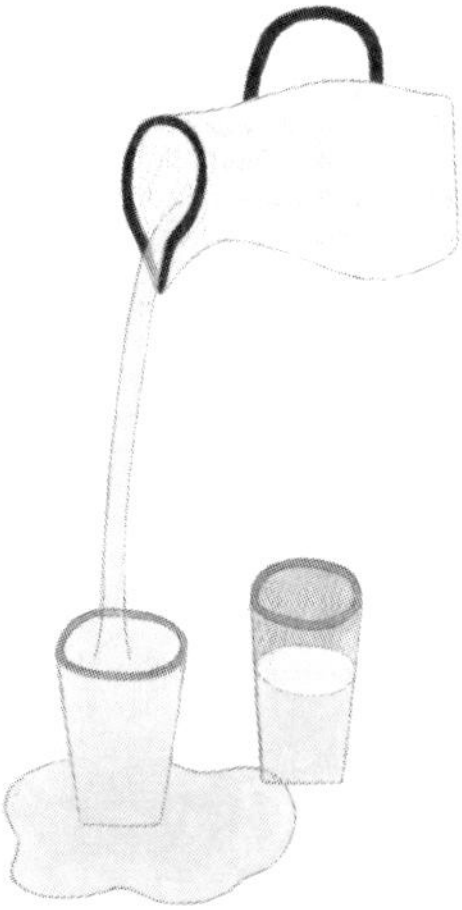

「水毒」によって引き起こされる症状のなかには、天候が悪いと悪化しやすいものもあり、梅雨や台風の時期には、「水毒」による症状で悩む方が増える傾向にあります。

西洋医学は病気を見つけて攻撃するのが得意です

西洋医学は病気を探し出して特定し、ピンポイントで治療するのが得意です。血液検査や画像検査などで「異常」を探し出し、病気を特定したのちに治療を行います。

たとえば、抗生剤で細菌を退治したり、手術で病巣を取り除いたりします。膀胱炎で抗生剤を服用したら不快な症状がすぐによくなった、手術で悪いところを取り除いたら数日で体調がよくなったといった経験をされた方がいらっしゃるのではないでしょうか。

西洋医学では、体を臓器や組織の集合体であると考え、その一部に異常が発生することを、「病気」ととらえます。この病気（＝異常）への、強力で迅速な対応策を豊富に持っているのが西洋医学です。

ところが、冷えや慢性の痛みなど、無数のつらい「不調」の中には、検査で異常が発見されないものもあります。

西洋医学はこのような、「病気とみなされない不調」にアプローチするのが苦手。反対に、ここを得意とするのが漢方医学です。

漢方医学は「未病」に対してもアプローチが可能です

「未病」という言葉を聞いたことはありますか？

「未病」とは読んで字のごとく、まだ病気には至ってないけれども、なんとなく体調がすぐれない状態のことをいいます。

「疲れが抜けない」、「冷える」、「肩がこる」、「なんだかイライラする」といった本人にとってはつらい不調も、西洋医学では、特に異常が見つからなければ治療の対象にならないことも少なくありません。

しかし、それらを病気になる前に治すべき「未病」ととらえ、アプローチするのが漢方医学です。治療の対象となるのに西洋医学的な異常の有無は関係ありません。

どのような症状に対しても、症状が出ている部位だけを診るのではなく、心身全体を診てそのバランスを整えることで自然治癒力を高め、不調や体質を改善させるさまざまな手段を持っているのが、漢方医学といえるでしょう。

西洋医学と漢方医学は両方を上手に取り入れましょう

西洋医学と漢方医学は、それぞれ得意なことが異なります。健康を守るためにはその特徴を活かし、両方を上手に取り入れていきたいものです。

不調を感じたとき、まずは西洋医学の病院を受診し、不調の原因となる異常がないかを調べてもらうことをおすすめします。どの診療科がいいのかわからない場合には、内科など、かかりつけの医師に相談しましょう。状況に応じて、検査や治療、専門科への紹介などが行われます。

検査で異常が見つからず、西洋医学的治療の対象外と判断された場合は、漢方医学の出番。なぜなら、漢方医学はこのような病気以前の「未病」状態にも、すでに西洋医学的治療を受けていてもなかなか症状が改善しないといった状態にも、心身全体を通してバランスを整え、症状改善に導く治療が得意だからです。そのほか、「悩むほどの不調はないけれど、よりよい体質に改善したい」といった相談にも、漢方医学は頼りになるでしょう。

「漢方医学」＝「漢方薬を使う」というイメージがあるかもしれません。たしかに漢方薬は、鍼灸治療とともに漢方医学の大きな柱ですが、もうひとつの大きな柱となっているのは「養生」です。

養生とは、生活に留意して健康増進を図ることをいいます。たとえば早寝早起き、いろいろな食材をバランスよく食べる、適度な運動をするなど、昔から健康のためによいとされてきた生活スタイルがあります。これらも養生であり、私たちが元気に過ごすための知恵ともいえます。

漢方医学では「養生」を重視します

漢方医学では不調改善、健康維持のため、どのような生活を送るかを重視します。生活習慣は「気・血・水」のバランスに影響し、ひいてはそれが、健康状態を左右するからです。

たとえば、冷えで悩んでいる方が漢方薬による治療を望んでも、ほとんど運動せず、入浴せずにシャワーだけですませていたり、体を冷やす食材ばかり食べたりしていたら、冷えは改善しません。不調の原因となっている生活習慣を改める養生のアドバイスは、漢方医学において重要な治療の一環なのです。

養生も漢方医学と西洋医学のいいとこ取り

日々の暮らしの中で病気を未然に防ぎ、元気に過ごすための知恵。それが養生です。

「養生なんて難しそう」と敬遠することはありません。湯船に浸かる習慣やリラックスすることなど、生活のささいな工夫も養生になります。元気な体をつくるための小さな積み重ねといえるでしょう。

ふだんの診療では、漢方医学と西洋医学の両方を活かすことが必要だと考えていますが、それは養生のアドバイスでも同じです。

食事も漢方医学で良いとされる食材だけでなく、栄養学的な観点からも良い食材を取り入れるなど、両方のいいとこ取りをすることが大切です。

この本では、日々の生活で取り入れたい養生の数々を紹介していきます。自分の体質やライフスタイルに合ったものを選び、無理のない範囲で実践してみてください。楽しく続けていくうちに、体の良い変化に気づくかもしれません。

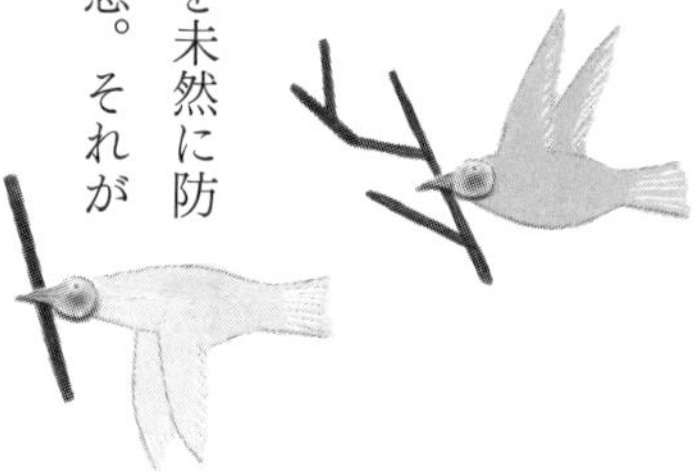

12.12

年末の疲れは「冷え」から来ることもあります

この時期はクリスマスや忘年会など、イベントがいっぱい。仕事も年末年始に向けて忙しくなり、生活が不規則になりがちです。睡眠時間やリラックスする時間を確保するのも難しいですよね。すると、体のメンテナンスが十分できないうちに、多忙な日常に戻ることになり、疲労がたまってしまいます。しかし、その疲れは忙しさだけが原因ではないかもしれません。寒い冬は「冷え」も疲れを招くからです。

冬は気温が低下するので、体は体温を維持しようとエネルギーを余分に消費します。このため、体はエネルギー不足になりやすいのです。

また、冷えると血行が悪くなって、全身に酸素や栄養分を十分に届けることができなくなるうえ、老廃物を体の外へ排出する働きも鈍くなります。冬はエネルギー不足と老廃物のため込みによって、疲れやすくなる時期なのです。

冬の疲れは、冷えを防ぐことでもラクになります。冷えから守る方法を、本書ではこの後にたくさんご紹介しますのでお試しください。

12.13

漢方医学で「冷え」は未病の代表

「風邪は万病のもと」といわれますが、冷えが風邪をひくきっかけになることも多くあります。漢方医学では、冷えはさまざまな病気を引き起こす前の状態、つまり「未病」の代表として、重要視されてきました。

冷えとは、熱を十分につくれなかったり、全身にうまく熱を運べなくなったり、その両方が重なった状態とされています。冷えはそれ自体がつらい症状であるばかりでなく、肩コリや頭痛、めまい、腰痛、痔核、下痢など、さまざまな不調を伴いやすく、イライラや不安など、心の不調も生み出します。

また、体が冷えると卵巣機能が低下し、女性ホルモンの分泌も乱れやすくなります。女性ホルモンの分泌が不安定になると、生理痛や生理不順をはじめ、肌や髪のトラブルなど、さまざまな不調を生み出してしまいます。

このように、冷えもさまざまな症状や病気の引き金になる「万病のもと」。養生を心がけ、改善していきましょう。

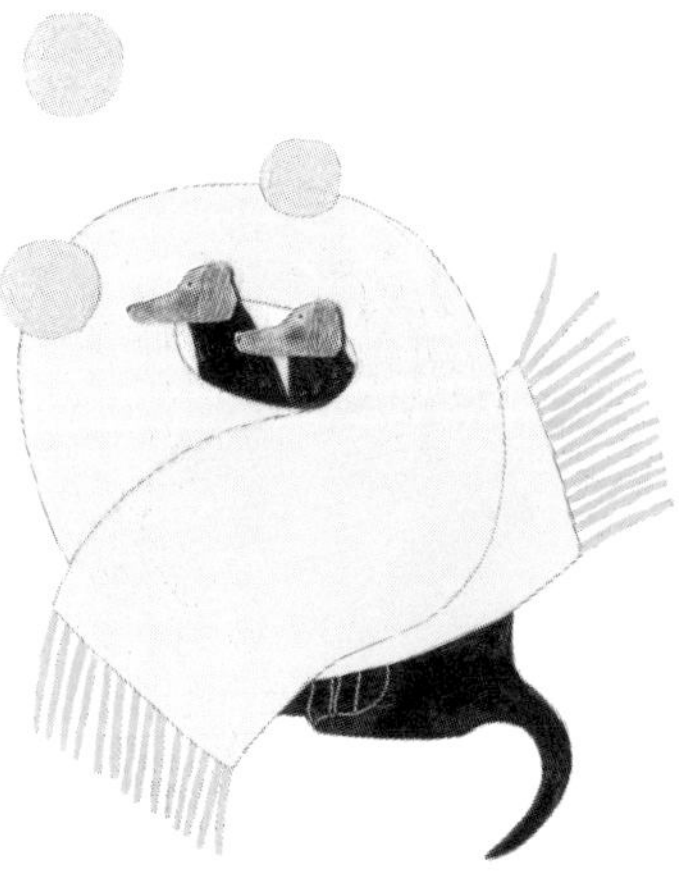

病気のサインである「冷え」もあります

冷えは、隠れた病気の症状として、あらわれるケースもあります。

症状のひとつとして冷えが出ることがある病気には、「心臓病」「動静脈疾患」「膠原病」「貧血」「甲状腺機能低下症」などがあります。

このような病気の場合、冷えに加えて、ほかにも何か自覚症状があるのが目安のひとつ。たとえば、指先が白くなる、顔色が悪い、動悸がする、息切れがする、手足がむくむなどの症状が多くみられます。また、ひどい疲れが続く、生活習慣は変えていないのに急激な体重変化があるといったことにも注意が必要です。

どの病気も適切な治療が必要なので、思い当たる方は早めに病院で診てもらいましょう。

また、冷えることで症状が悪化しやすい病気もあります。代表的なのが膀胱炎や痔核、月経困難症などです。悩んでいる方は、積極的に冷え対策に取り組みましょう。

アツアツ風呂では温まりません

冷えを改善する方法の中で、なんといっても手軽で効果的なのが、湯船にじっくり浸かって温まり、全身の血流と代謝を促すこと。

重要なのはお湯の温度です。42℃以上の熱いお湯だと、交感神経が刺激されて血行が悪くなりやすいうえ、長く入れないので、体の表面はアツアツでも芯まで温まることができません。表面が熱くなると、汗をかいて湯冷めもしやすいので要注意です。

副交感神経が優位になって血管が広がり、心身ともにリラックスできるのは、38〜40℃くらいのぬるめのお湯。胸のあたりまで浸かり、10〜20分ほどを目安に、ゆっくり温まりましょう。

ぬるめのお湯では寒いと感じる方は脱衣室や浴室を温め、入り始めは肩にタオルなどをかけておくとよいでしょう。

長風呂が好きではない方におすすめなのは、湯船に入ったり出たりをくり返す分割浴。まず5分ほど湯船に浸かって全身を温めたら、湯船から出て洗髪し、再び湯船へ。次に湯船から出て体を洗い、再び湯船に戻れば、合わせて15分ほど入浴したことになります。

入浴はがん予防をサポートします

「今からお風呂を沸かすのは面倒……」と、疲れた日や帰りが遅くなった日はシャワーですませがちです。けれども、毎日お風呂に入って体温を上げることが、がん予防のサポートになるということをご存じでしょうか？

私たちの体の中では、毎日がん細胞が生まれています。けれども全員ががんになるわけではありません。なぜなら、体内の免疫細胞が、発生したがん細胞をやっつけてくれているからです。

免疫細胞は37℃前後で最も活発に働きますが、36℃以下ではその働きが低下してしまいます。最近は平熱が36℃以下という方も増えていますが、その場合は、免疫の働きが鈍くなっている可能性があります。

体温は運動することでも上がりますが、なんといっても効果的なのが入浴すること。毎日湯船に浸かって体温を上げることで、免疫力を高めることが期待できます。

入浴は冷えやむくみだけでなく、がん予防の助けにもなる健康法。ぜひ毎日続けてください。

入浴中は日中のコリをほぐしてゆっくり体を温めます

冷え対策に毎日10～20分は湯船に浸かりたいもの。とはいえ、ただ湯船に浸かっているだけでは退屈な方もいらっしゃるかもしれません。そんなときは日中にコリ固まった部分を湯船の中でやさしくマッサージしてあげましょう。コリがほぐれることで血行がよくなり、入浴との相乗効果で冷えを改善します。

まずほぐしたいのが、足指と足底です。特に、パンプスなど細身の靴をよく履く方は、指先が圧迫されることで足底のアーチが崩れ、外反母趾にもつながりやすくなります。1日の終わりには、丁寧にほぐしてリセットしましょう。足の指と指との間に、手の指を1本ずつはさみ、ギュッと何度か握って足底とともに足指をほぐします。そのまま足首を回すと、足先の血流もよくなります。

このほかに、肩を軽く回すのもよいでしょう。体が温まってきたら、頭皮に指の腹を押し当て、やさしく頭皮をマッサージ。頭皮もストレスなどによって硬くなりやすい部分なので、ほぐれるとスッキリします。

入浴の効果を十分に得るには、入った後のケアや過ごし方も大切です。湯船の温かい湯は体をしっかり温めてくれる一方で、肌の皮脂を落としてしまいます。すぐに乾燥してしまうので、お風呂から上がって体の水分をしっかりと拭き取ったら、すばやく、顔と全身に化粧水とクリームなどで水分＋油分のスキンケアを。スキンケア後は湯冷めしないように、すぐ服を着ましょう。靴下もはくといいでしょう。髪も濡れたまま放置せず、ドライヤーですばやく乾かしましょう。

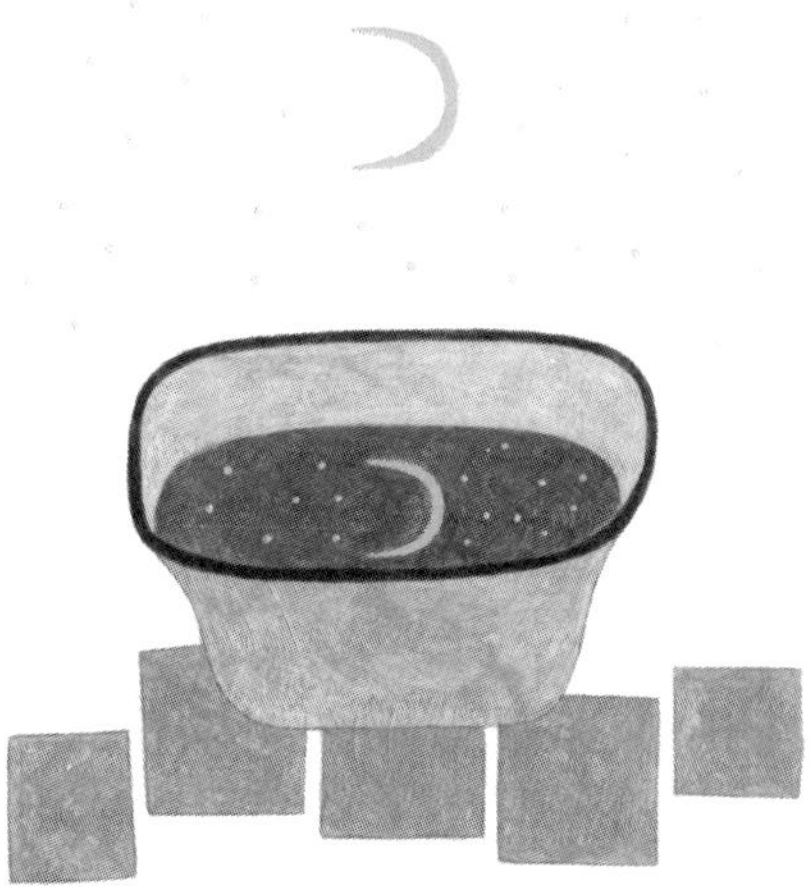

入浴後はすぐに保湿→保温が大切です

入浴後、気持ちよく眠りにつくには、布団に入る1時間前にお風呂から上がるようにするのがベストです。一度上がった体温が下がるときに眠くなってくるので、そのタイミングをうまく利用すると入眠しやすくなります。

12.19

温熱シート3点貼りで冷やさない

冷え予防に、貼るタイプの使い捨てカイロは貴重な助っ人。ただし、薄い下着の上から貼っていると低温火傷を起こすこともあるため、注意が必要です。何枚か重ねた衣服の上から貼り、熱いと感じたらすぐにはがしましょう。見えない蒸気が出て高温になりにくい、温熱シートを選ぶのもおすすめです。

貼る場所としてまずおすすめしたいのは、お尻の割れ目の上の、仙骨と呼ばれる逆三角形の骨の上です。ここには骨盤内や足に向かって血液を流す太い血管が通っています。温めると、骨盤内にある子宮や卵巣、足先まで温まった血液が届き、下半身を効率よく温めることができます。

次におすすめするのは、左右の肩甲骨の間。ここにも太い血管が通っています。首や肩をはじめ、上半身の血流がよくなるため、首・肩コリ、手先の冷えなどの緩和が期待できます。

最後は下腹部。近くにある胃や腸、骨盤内の血流がよくなるため、胃腸が冷えてつらい症状が出る方や生理痛が出る方には、特に温めていただきたい場所です。

寒い屋外では、3か所すべて貼っておくと全身がポカポカに。ただし、汗をかくほど温めるとかえって冷えてしまうので、適宜調整しましょう。

ホットフラッシュのある方は冬でも首まわりをあけて

冬は冷えないように暖かい服装で過ごしたいもの。けれども、着込み過ぎが冷えの原因になっている方も少なくありません。着込み過ぎると暖房のきいた室内で汗をかき、外の冷気で一気に汗が引いて熱を奪われ冷えてしまいます。特に上半身は下半身より汗をかきやすいので、脱ぎ着しやすい服装を心がけましょう。

なかでも気をつけたいのは、更年期で「ホットフラッシュ」がある方。ホットフラッシュとは、ホルモンバランスの乱れによって自律神経の調節がうまくいかなくなり、顔が急に熱くなったり、汗が止まらなくなったりする症状です。タートルネックのような首が詰まった衣服を着ているときにホットフラッシュが起きてしまうと、熱がこもりやすく、上半身に大量の汗をかいてしまいます。ホットフラッシュがある方は、首まわりが開いた衣服を選ぶようにしましょう。そうすることで、熱くなったときに熱を逃がすことができます。ストールやマフラーなどを携帯して、寒いときは首に巻いて調節できるようにしておきましょう。

肩コリは瘀血や水毒の症状。何もしないと治りません

1年も残すところあとわずか。忙しくて肩コリがつらいという方もいらっしゃるでしょう。肩コリを改善するには、日頃からケアすることが大切です。

漢方医学では、肩や首が張り、押すと痛い場合は「瘀血」によるもの、張りはないのに重く感じる場合は、「水毒」によるものと考えます。

どちらのタイプでも、肩コリを改善するには、肩まわりの筋肉を動かし、「血」や「水」を巡らせることが必要です。毎日、少しずつ動かしましょう。

ヨガの「牛の顔のポーズ」をご存じですか？ 脚を組み、背中に腕をまわすポーズで、肩や背中の筋肉をほぐす効果が期待できます。上半身だけなら、いすに座っていてもできるので、すき間時間に取り入れてみましょう。

片腕は天井方向に、反対の腕は床方向に伸ばします。次に、背中側でひじを曲げ、届く場合は手をつなぎます。胸を開きながらゆっくり深呼吸。手が届かない方は、タオルを使ってサポートし、無理のない範囲で行いましょう。

肩コリを改善する肩甲骨エクササイズ

肩コリの改善には、肩甲骨を動かすエクササイズが有効です。

●やり方

①両ひじを曲げ、手指は肩にのせた状態で、ひじで大きく円を描くようにグルグルと回す。前回し、後ろ回し、各10回ずつ行う。

②壁を背にして立ち、両腕をまっすぐ天井方向に伸ばす。腕を伸ばしたまま、左右に広げて床方向に下ろす。この動きを5往復。

③次の5往復は、腕を床方向に下ろすときにひじを曲げ、左右の肩甲骨をギュッと中央に寄せる。

②③のエクササイズでは、手の甲が壁から離れないようにして腕を上げ下げするのが理想ですが、手の甲を壁につけようとして、体が反ってしまうのは好ましくありません。どのエクササイズも、ひとつひとつの動作を丁寧に、無理のない範囲で行ってください。

肩甲骨をはじめ、肩まわりや腕をしっかり動かすと、三角筋や僧帽筋など大きな筋肉が動き、血流もよくなります。少しの時間でも、体がポカポカと温かくなるのを感じるでしょう。毎日続けることで、肩コリが和らぐだけでなく、冷えの改善、代謝アップにもつながります。

実は手首がこっています

パソコンやスマートフォンを、毎日長時間にわたって使用していませんか。パソコンやスマートフォンを使っている間、自覚しづらい部位ですが、手首に大きな負担がかかっています。手首のコリが、腕や肩、首と、つながっている部位のコリを助長します。手首もストレッチでほぐしましょう。

机の前に立ち、まず、両手ともに手のひらを机の上に置いて、少しずつ体重をかけながら、ゆっくりひじを伸ばします。次に、指先を外側に回転させ、指先が手前（自分側）を向くようにしてひじを伸ばします。最後は、手の甲を机の上に置き、指先を手前（自分側）に向けてひじを伸ばします。どのストレッチも、気持ちいいと感じるところで10秒ほどキープしてください。

また、手首には「神門《しんもん》」というツボがあります。手首の内側のシワの上で、小指側の骨の内側のくぼみにあります。ここを刺激すると心身の緊張がとれて神経が安定し、眠りを誘うとされます。

神経が高ぶったり、あれこれ考え過ぎたりして眠れないというときには、ストレッチの後、ツボ刺激も試してみてください。

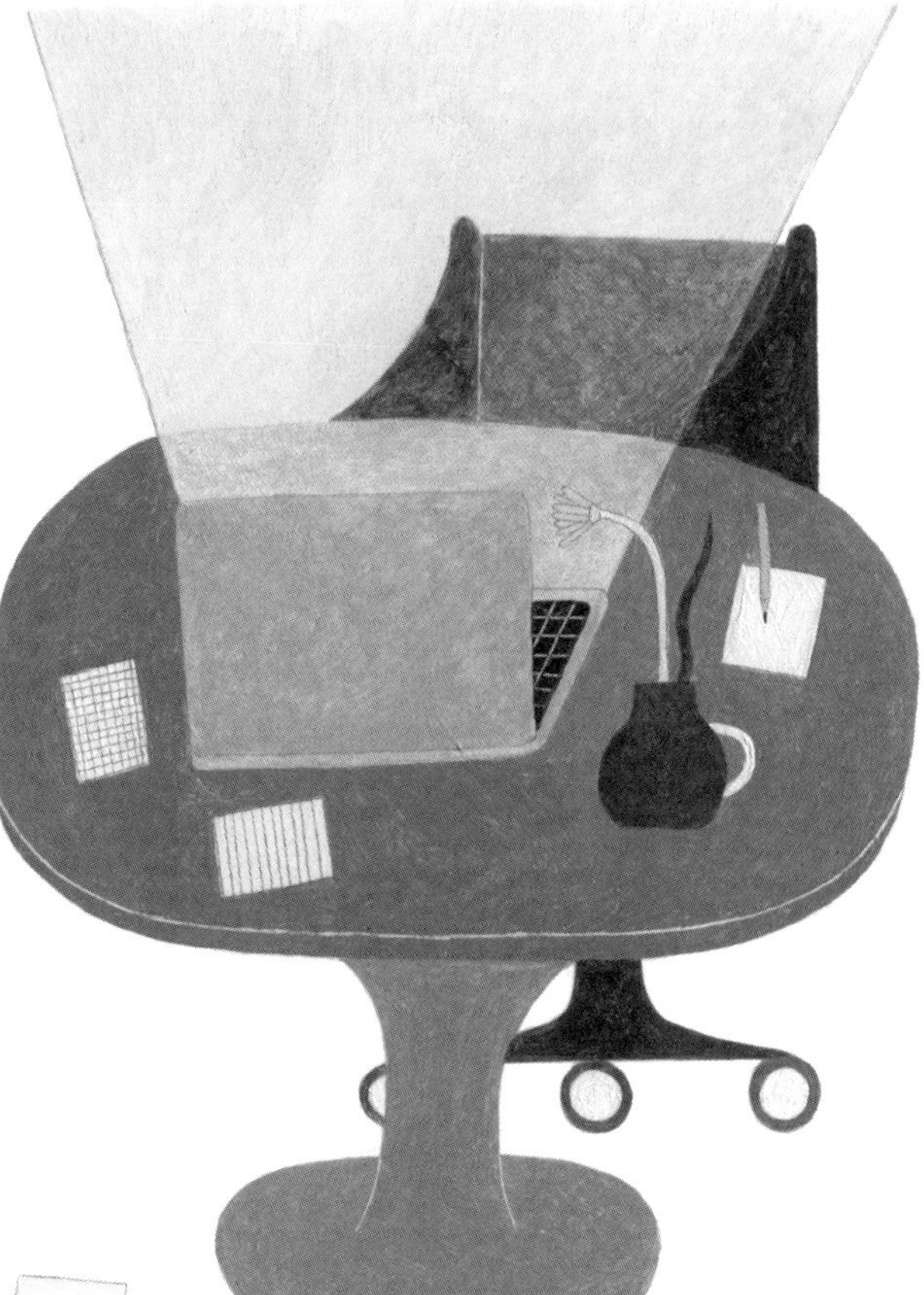

12.24

首まわりのコリも肩コリの原因です

昨日、手首のコリが腕や肩のコリにつながるとお話ししましたが、それ以外にも、肩コリの原因になる部位があります。

それは、首の「胸鎖乳突《きょうさにゅうとつ》筋」のコリ。胸鎖乳突筋とは、耳の後ろから鎖骨の内側に向かってついている筋肉で、横を向いたときに首に浮き出る筋肉です。首を回したり、曲げ伸ばししたりするときに使われ、頭を支える役割もあります。

この筋肉を親指と人さし指を使ってやさしくつまみ、上から下までマッサージしましょう。フェイスラインをスッキリさせる効果も期待できます。

もうひとつ、見落としがちなのが「鎖骨まわり」です。鎖骨にあるリンパ節は老廃物がたまりやすく、流れが悪くなると肩コリの原因になります。右手の親指と人さし指を使って左の鎖骨を挟むようにし、体の中心に近いところから外側へ向かって、骨に沿ってやさしくさすりましょう。反対側も同様に行います。

毎日の習慣にしていると、首や肩のコリ改善に役立ちます。

12.25

明日のことは、明日しましょう

診察にいらっしゃる患者さんのお話をうかがっていると、とにかく忙しく、仕事に家事に……と休みなく働いている方が大勢いらっしゃいます。

そのような患者さんにお伝えしているのが、「明日やればいいことは、今日やらないで」ということ。

まじめさや責任感の強さから、時間が許す限り先へ先へと限界まで働いてしまい、疲労をためて心身の不調を抱えている方が本当に多いからです。

気力にも体力にも限りがあります。がんばればできるというものではありません。明日以降すればいいことを、今日のうちに片づけようとせず、心身を休めることを優先しましょう。

夜はゆっくりと入浴する、温かい飲み物を飲みながら好きな音楽を聴くなど、リラックスタイムを楽しみ、しっかりと睡眠をとること。そうすることで疲労がとれ、翌朝からしっかりと体を動かすことができます。

今日はクリスマスです。仕事を早めに切り上げて、ゆっくりと食事や会話を楽しんでみませんか。

クリスマスを過ぎたら花粉対策を始めましょう

今や国民病ともいわれる花粉症。鼻水や鼻詰まり、目のかゆみなどで苦しむ方が年々増えている印象があります。とはいえ、日本国内で花粉が飛び始めるのは早くても1月頃。12月になぜ花粉対策の話をするのか、不思議に思われるかもしれませんね。

花粉が飛び始め、症状がつらくなってから市販薬を買い求めたり、病院を受診したりする方が多いと思いますが、いったん症状が出てしまってからでは、薬を服用しても、すぐには症状が治まらないこともあります。

そのため、例年花粉症に悩む患者さんには、「クリスマスが終わったら、毎年使用している薬の服用を始めるなど、花粉対策を始めて」とすすめています。花粉症の薬を早めに服用しておけば、症状が軽くすむことが期待できるので、この時期から準備しておきましょう。

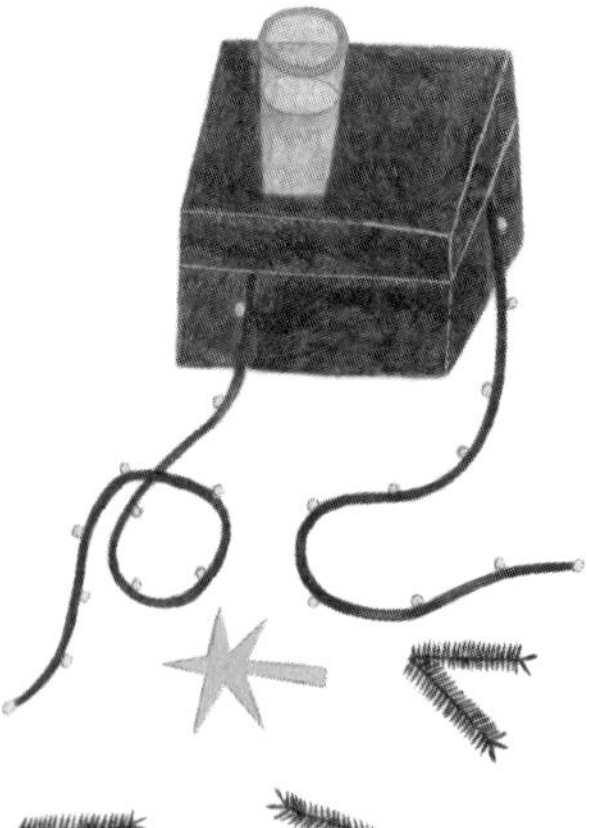

12.27

花粉による鼻炎の症状には「小青竜湯《しょうせいりゅうとう》」

花粉症の症状を抑えるため、西洋医学では抗アレルギー剤や鼻噴霧用ステロイド薬などで治療します。これらは、鼻水や鼻詰まりなどの症状を軽くすることが期待できる薬です。

漢方医学では、花粉症の症状は主に「水毒」によるものととらえます。そのため、症状を改善させるには、体にたまった余分な「水」を解消することが必要と考えられています。

漢方薬には、花粉症の主な症状であるくしゃみや鼻水に効果が期待できる「小青竜湯」という薬があります。体を温めながら水分代謝を改善し、「水」の巡りを整え、鼻炎の症状を緩和させる薬です。

鼻炎症状の緩和とともに体質改善の効果も期待できるため、「小青竜湯」が適した患者さんには、クリスマスが終わった頃からの服用をすすめています。ただし、胃が弱い方には、長期にわたっての服用が向かない漢方薬のひとつでもあるため、まずは医師に相談してください。

鎮痛剤の服用はタイミングを逃さないことが大切

ふだんから養生を心がけ、なるべく薬に頼らず生活できたらいいですよね。「薬を飲む」ということが体によくない気がして、限界まで薬を服用せずにがまんする方もいらっしゃるようです。しかし、決められた用量を守り、適切なタイミングで服用してこそ、薬は効果を発揮します。

たとえば鎮痛剤。痛みを感じたとき、体からは「痛みを起こす物質」と「痛みを増強させる物質」が発生しています。鎮痛剤には痛みを増強させる物質を抑える働きがあるため、痛みだしたばかりでその物質の量が少ない間に服用すれば、痛みをすみやかに和らげることができます。一方、痛みが強くなってからではその物質が大量に出た後となり、効果を感じるまで時間を要します。その結果、薬を使う回数が増えてしまう方も。それでは本末転倒です。

たまに起こる痛みであれば、鎮痛剤はタイミングを逃さず、早めに服用しましょう。ただし、薬は用量・用法を守り、指示通り正しく服用することが原則。痛いからといって必要以上に使用回数を増やすことは控えてください。

適量のお酒は健康に役立つこともあります

年末にかけ、飲酒の機会が増えた方も多いのではないでしょうか。

「酒は百薬の長」ということわざがあります。適量の酒は、どんな良薬より健康によいというような意味です。

適量のお酒を楽しむことは、消化促進、食欲増進のほか、リラックスにつながる場合も。体質の問題や医療的な制限がなければ、適量のお酒は、ことわざの通り、心身によい影響を与えることがあります。

たとえば、仕事を終えた後にお酒を飲んで「プハ〜」となる瞬間は、メンタル面でも、オンとオフの切り替えに役立つことがあるでしょう。

また、市販されているお酒には薬用酒と呼ばれるものがあり、体への作用がおだやかな「人参《にんじん》」や「甘草《かんぞう》」、「黄耆《おうぎ》」など、漢方薬にも使用される生薬をアルコールで抽出したものが配合されている商品もあります。

ただし、薬用であってもお酒なので、薬用酒を飲んだときに車を運転するのは厳禁です。

12.30

中国の飲食店でビールを頼むと、常温の状態で出てくることがあります。漢方医学のルーツがある中国には、冷たいものを飲むと健康に悪いという感覚があるからではないでしょうか。

とはいえ、日本の飲み会では「とりあえず生！」と、キンキンに冷えた生ビールを頼むのが一般的ですよね。けれども、冷たいビール、氷の入ったハイボールや酎ハイばかり飲んでいると、体が内側から冷えきってしまいます。

2杯目からは温かいお酒を

1杯目のビールのおいしさは格別ですから、それはOK。2杯目からは、自分が好きなお酒を温めて飲むようにしましょう。日本酒なら熱燗、焼酎ならお湯割り、ワインならクローブやシナモン、はちみつを入れて甘くしたホットワインもよいでしょう。

冷たいお酒しかない場合は、せめて氷を取り除いたり、チェイサーとして常温の水や温かいお茶を飲むなど工夫しましょう。

「先天の気」と「後天の気」

子どもの頃は病気がちだったのに、大人になって元気になる方、反対に子どもの頃は病気知らずだったのに、大人になったら元気がなくなってしまう方もいらっしゃいますよね。その違いはどこから来ると思いますか。

漢方医学には「先天の気」と「後天の気」という考え方があります。「先天の気」とは、親から与えられた生命力。生まれ持ったものなので、自分で量を決められず、加齢とともに減ります。不摂生などでも減るため、もともと十分な量を持っていた方も、不摂生を重ねると急激に減り、老け込んでしまいます。

一方、「後天の気」とは、生まれた後に呼吸や食べ物などから得られる生命力。生活習慣によるところが大きいので、自分次第といえます。

最初に例に挙げたような、子どもの頃は体が弱かったのに大人になって健康で生き生きとしている方は、きっと日々の生活で養生して、「先天の気」を減らし過ぎることなく「後天の気」を補い、巡らせてきたのでしょう。

明日からの新しい年はさらに漢方医学について知識を深め、生活の中に養生を取り入れましょう。「先天の気」「後天の気」どちらも大切にして、すこやかに暮らしていきましょう。

「いつもと違う」に気づくことが大切です

新しい1年が始まります。今年も養生を心がけていきましょう。

養生の基本は自分を知ること。漢方医学では、目で見る、においを嗅ぐ、音を聞く、体を触るなど、五感から得た情報で心身の状態を判断します。すこやかに暮らすため、毎日、自分の顔を鏡でのぞいたり体に触れたりして、チェックする習慣をつけましょう。

鏡で顔を見るときのポイントは、顔色はどうか、むくみやクマができていないか、肌がカサカサしていないか、吹き出物ができていないかなどです。

さらに体重や尿、便もチェックします。体重は適正体重か、大きく減ったり増えたりしていないか、尿や便の量や色、においはどうか、下痢や軟便、便秘になっていないかなどを確認しましょう。

チェックする大きな目的は、ふだんとの違いに気づくこと。それが、隠れたトラブルの早期発見・早期対処にもつながります。

毎日の習慣にして、不調を見過ごさないようにしましょう。

1.2

自分の舌を鏡でじっくり見たことがありますか？

漢方医学の重要な診察法には舌の状態を診る「舌診《ぜっしん》」があります。自分で行えば、健康状態を知る手がかりになります。ぜひ実践してみましょう。

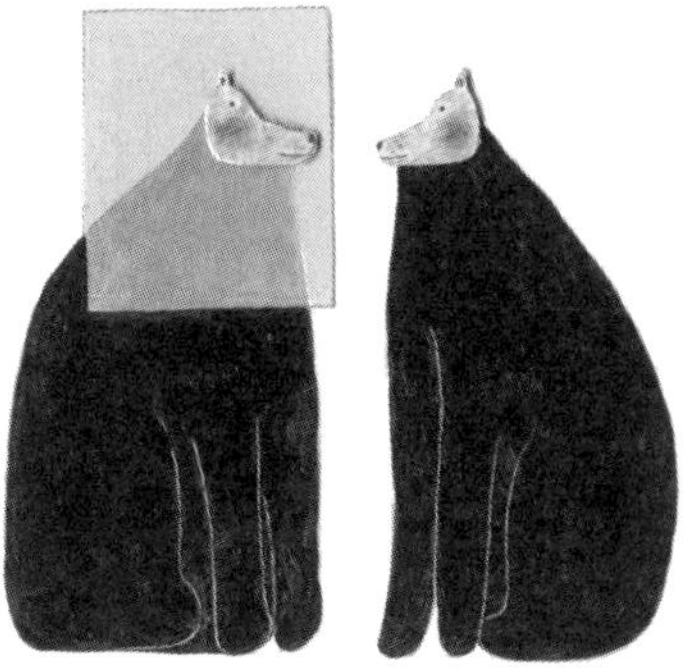

朝イチの舌は体調をあらわしています

診るポイントは色、形、苔（舌苔《ぜったい》）の3つです。歯を磨いた後だと、苔の状態が変化してしまうので、朝起きてすぐに行いましょう。

健康な舌はピンク色とされます。色が薄く白っぽくなっていたら、エネルギーや栄養不足の「気虚」や「血虚」のサイン。疲れや冷え、貧血、肌の乾燥を起こしているかもしれません。また、「血」の巡りが滞った「瘀血」では、暗赤色や紫っぽい色になるとされます。赤みが強かったり、赤い点々を認めたりするときは、体に余分な熱がたまっているサイン。このようなときは吹き出物ができたり、便秘になりがちです。

1.3

舌の色と形、苔の状態をチェックしましょう

舌の色をチェックしたら、次に全体の形や厚みなどを確認します。

舌が腫れぼったい、舌の側面に歯形がついてギザギザになっているという場合には、エネルギー不足の「気虚」や「水」の分布がアンバランスな「水毒」などが考えられます。また、薄くやせた舌は「気虚」や「血虚」などのサインです。

次に舌についている苔の状態をチェックしましょう。

健康な舌にはうっすらと白い苔がついているとされます。苔がなく表面がツルツルしていたら、エネルギーや潤いが不足している可能性があります。

白い苔が厚くなっているのは、胃腸機能が低下しているサインです。

最後に舌の裏をチェックしましょう。青黒い静脈の筋が太く見えていたら、「血」の巡りが滞った「瘀血」のサインです。

毎日見ていると、「少し食べ過ぎたから苔が厚くなっているのかな」というように、自分の体調によって、舌の状態も変化することがわかるようになってきます。

1.4

入浴前には全身を見て触れてチェック

入浴時、裸になるときは体全体や皮膚の状態をチェックするベストタイミング。全身をよく見て、触れ、皮膚が乾燥していないか、赤くなっていたり、引っかき傷ができたりしていないか、むくんでいる部分はないか、痛みを感じる部分はないかなどを確認しましょう。また、たるんでいるところ、贅肉がついているところもチェック。体重が減っても、筋肉が減り脂肪がついてたるんでいたら、好ましくないですし、筋肉がしっかりついて、引き締まった体形であれば、一時的な体重増加を悩む必要はありません。

そして、定期的に乳がんのセルフチェックを。鏡の前に立ち、乳房や乳頭に、くぼみやひきつれなどの変形・ただれ・変色などがないかをチェック。次に、乳房全体・両わきを触ってしこりがないかを、乳頭を軽くつまみ、血が混じったような異常な分泌物などが出ないかも確認します。閉経前の方は生理が終わって4〜7日後のタイミング、閉経後の方は毎月、日にちを決めて行いましょう。異常を見つけたら、すぐに乳腺科で相談してください。

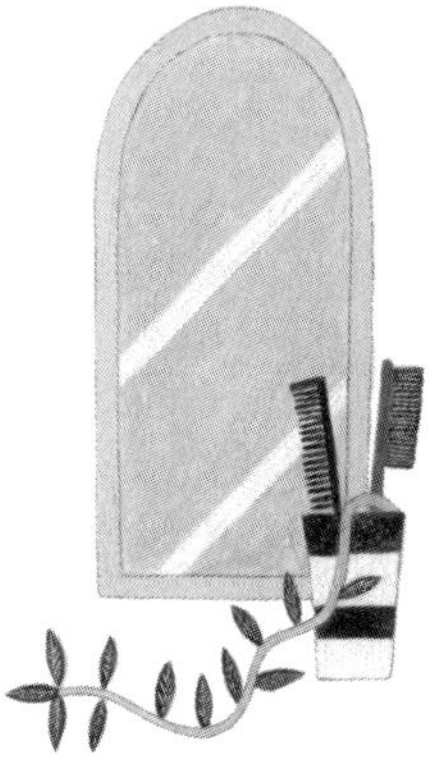

1.5

生理があるうちは基礎体温で体調のリズムをつかみましょう

基礎体温を測ったことがありますか？　面倒だからやめてしまったという方も多いかもしれませんね。

基礎体温は、「妊娠しやすい時期を知るために測るもの」というイメージがあるかもしれません。もちろんそれもありますが、女性が自分の体のリズムを知るうえで、大事な手がかりになります。できる範囲で計測を続けていると、生理周期がより把握しやすくなります。

生理周期をきちんと把握しておけば、毎日の中で、いつが体調よく過ごせる時期で、いつが不調になりやすい時期といった判断がつきやすくなります。

特に、生理前のイライラや落ち込み、便秘や肩コリ、吹き出物に代表されるPMS（月経前症候群）がどのタイミングで起こるか予想できるので、あらかじめトラブルに備えることも可能です。

基礎体温をグラフ化できる専用アプリを利用するなど、続けやすい方法で習慣にしてみましょう。

1.6

物忘れ予防には「すぐ検索」をやめる

お正月は帰省した方も多いことでしょう。久しぶりに親や祖父母に会って、物忘れが激しくなったと感じた方もいらっしゃるかもしれませんね。

今やスマートフォンなどで情報収集することが当たり前のようになっていますが、頻繁な情報収集と物忘れには意外な関係があります。

文字や映像などの情報は、脳の前頭前野というところで処理されています。頻繁に情報収集し、膨大な情報が絶え間なく入ってくると、脳も疲れてしまい、情報処理が追いつかなくなってしまいます。

前頭前野は「意思決定」、「記憶」、「感情制御」など重要な役割を担っているところ。その機能が落ちてしまうと、物忘れや判断力低下を引き起こします。また、安易な検索は、自分で思い出したり考えたりする機会を減らしてしまうため、認知機能低下につながるとも考えられています。

思い出せないことがあってもすぐ検索せず、懸命に思い出そうとする、会話の中で「あれ、それ」を使わず固有名詞を口にする、時にはデジタルデトックスする。このような取り組みが物忘れを防ぐことにつながります。

1.7

認知症予防に聴力のサポートをしましょう

以前より音量を上げないとテレビの音が聞こえない、会話が聞き取りにくくなった……。このように、自分や家族の聴力の変化を感じることはありませんか？

個人差はあるものの、年齢による聴力低下は徐々に進むため、当の本人は気づいておらず、まわりから指摘されてはじめて気づくケースもあります。

聞こえづらいまま、何の対処もせず放置することは、好ましいことではありません。聴力が低下し、コミュニケーションがとりづらくなると、会話が億劫になって、人との接触を避けるようになってしまいがちに。すると、社会的に孤立しやすくなり、認知症のリスクが高まると指摘されています。

そうならないために、聴力の衰えに気づいたら、早めに耳鼻科を受診しましょう。診断に基づいた治療や対処法が提案されます。補聴器を使用するなどして聴力低下をカバーすることは、生活の質を保つうえでも大切なことです。早め早めの対処を心がけましょう。

1.8

デジタルデトックスの時間をつくる

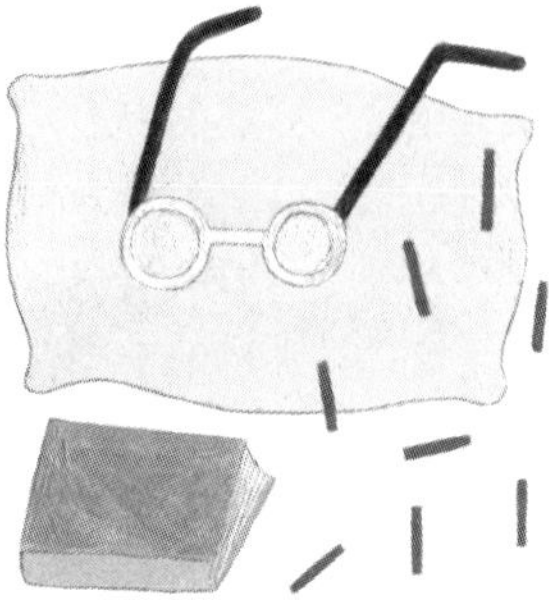

暇さえあればスマートフォンやパソコンを見ていませんか？

スマートフォンやパソコンからは、ブルーライトという光が発生しています。ブルーライトは、網膜にまで到達する性質があり、長時間浴びると目や体に大きな負担がかかります。

特に問題なのは、ブルーライトが睡眠の質を低下させてしまうこと。脳は睡眠中に情報を整理し、記憶を定着させます。また、アルツハイマー型認知症の発症に関係があると考えられている「アミロイドβ《ベータ》」という物質は、睡眠中に脳から排出されるといわれています。記憶力維持のためにも、睡眠の質が落ちるようなことは避けたいものです。

まず、入眠を妨げないために、就寝30分～1時間ほど前からスマートフォンやパソコンから離れる、テレビを観ないようにするといったデジタルデトックスの習慣を身につけるようにしましょう。

よく寝てよく動き脳に「アミロイドβ《ベータ》」をためない

先にお話しした「アミロイドβ」はアルツハイマー型認知症の発症に関係しているのではないかと注目されている物質です。

健康な方の脳にも存在しますが、通常は短期間で分解・排出されます。しかし、何らかの理由でスムーズに排出されずに蓄積してしまうと、脳に悪影響を及ぼすと考えられています。また、認知症が発症する20年以上前から、脳内への蓄積が始まるといわれており、蓄積予防が重要視されています。

アミロイドβが蓄積するメカニズムはまだ明確には解明されていませんが、睡眠障害が関わると考えられています。蓄積を防ぐため、睡眠時間を十分確保し、就寝・起床時間のリズムを崩さず、良質な睡眠をとるために睡眠環境を整えましょう。

また、運動にはアミロイドβの蓄積を減らす効果が期待されています。適度な運動は睡眠の質も上げてくれるので一石二鳥です。毎日、しっかり体を動かしましょう。

免疫力アップが期待できる「補中益気湯《ほちゅうえっきとう》」

乾燥する冬は、風邪やインフルエンザなど、感染症が流行しやすい季節です。予防するには、ふだんから免疫機能を整えておくことが重要です。規則正しい生活を心がけ、しっかりと食事や睡眠をとることが基本ですが、インフルエンザに毎年かかってしまう方や、疲れやすくて毎年、寒い時期によく風邪をひいてしまうという方には、漢方薬の「補中益気湯」を上手に使うことをおすすめすることがあります。

体の中に足りないものを補う漢方薬を「補剤《ほざい》」と呼びますが、「補中益気湯」は代表的な「補剤」で、胃腸が弱くて疲れやすい方によく用いられます。また、「補中益気湯」には、免疫力を高める作用が期待できるので、感染症に対する抵抗力が弱い方にもよく処方されます。ただし、服用後すぐに免疫力が上がるわけではないので、感染症が流行しやすい時期には、流行前から服用していただくことが多いです。

また、ふだんは丈夫な方にも、疲れがたまっているときなどは、体力を補うために一時的な服用をおすすめすることがあります。

疲れた胃には生のしょうがを

年末年始とイベントが続き、暴飲暴食で胃腸が疲れているという方もいらっしゃるのではないでしょうか。

胃腸の調子が悪いとき、おすすめしたいのが生のしょうがです。

しょうがは、1、2を争うほど多くの漢方薬に配合されている生薬です。せっかく漢方薬を服用したとしても、胃腸が弱っていると、薬の成分を十分に吸収することができません。そのため、胃を健康にする「健胃」作用があるとされる、しょうがを配合している漢方薬が多いのです。

しょうがの皮に近い部分には、ジンゲロールという胃腸の働きを助ける成分が多く含まれています。

胃が疲れているときは、しょうがを皮をむかずにそのまますりおろして薬味として使う、しぼり汁を味噌汁やスープなどに加えるなど、生の状態でとるのがおすすめです。

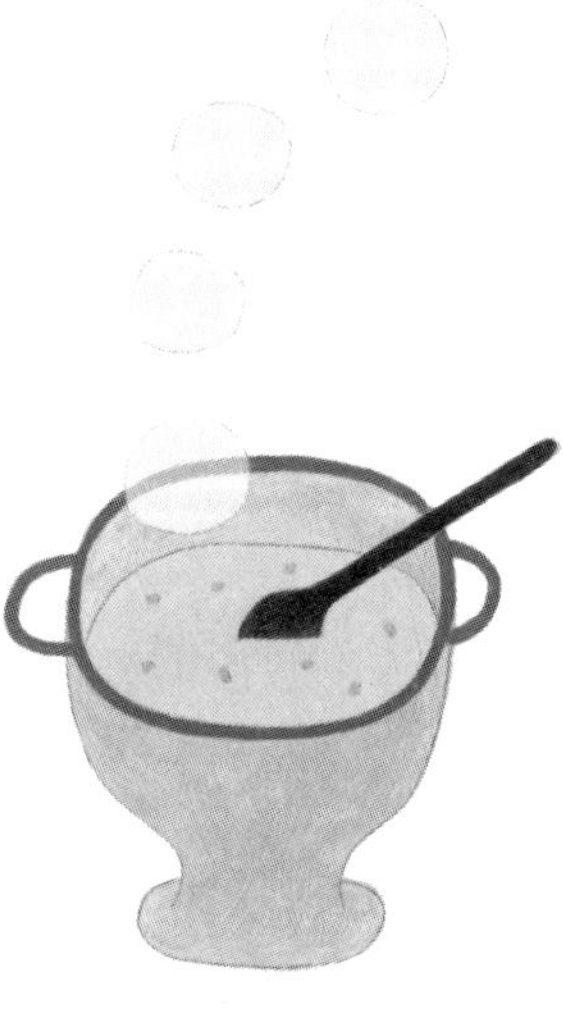

1.12

古代中国の哲学的概念です「五行説《ごぎょうせつ》」は

これから、漢方医学についてより深くお話をしていくために、ここで「五行説」について、お話ししましょう。

「五行説」とは、自然界のあらゆるものが「木・火・土・金・水」の5つの要素から成り立ち、それぞれ助け合ったり、抑制し合ったりしてバランスをとっているという考え。漢方医学のルーツがある古代中国の哲学的な概念です。

「木・火・土・金・水」それぞれの性質は、次のようになります。

- ●木……樹木が成長するように伸展、膨張、始動する性質をあらわす。
- ●火……炎のように熱を与える、物を溶かす、上に向かう性質をあらわす。
- ●土……地中から発芽するように、万物を生み出し育成する性質をあらわす。
- ●金……鉱物・金属のように冷たさ、硬さ、収縮、鎮静などの性質をあらわす。
- ●水……泉から湧き出る水のように、冷たさ、潤い、下へ向かうなどの性質をあらわす。

「五行説」は体の働きにも当てはめられる

「五行説」の「木・火・土・金・水」はそれぞれが働きを助け合ったり、あるいは抑制し合ったりする関係にあります。たとえば「水」は「木」の成長を助ける一方で、「火」の力を弱めます。

また、「木・火・土・金・水」が持つ性質や関係性が、生命活動を維持するための体の働き、感情、季節、食べ物の色、味などにも当てはめて考えられています。

同じ行（木・火・土・金・水のいずれか）に属するものは、基本的にその働きを助けるとされます。たとえば、「水」の行に属する季節の「冬」には、同じ「水」に属する色「黒」の食材を食べると体によいといった関係です。この本の中では「五行説」に関する話題が出てきますので、わかりづらいときには次の表で関係性を見直してみてください。

五行	木	火	土	金	水
五臓	肝	心	脾	肺	腎
五志	怒	喜	思	憂	恐
五季	春	夏	※土用 長夏	秋	冬
五色	青	赤	黄	白	黒
五味	酸	苦	甘	辛	鹹

※土用：立夏・立秋・立冬・立春の前の約18日間
長夏：夏の終わりから秋にかけての暑くて湿度の高い時期

1.14

「五臓」は生きるための体の働き

「五臓」とは、生命を維持し活動するための人体機能を、先にお話しした「五行説」に当てはめ、5つに分類したものです。

「五臓」は「肝《かん》・心《しん》・脾《ひ》・肺《はい》・腎《じん》」のことを指し、木は「肝」、火は「心」、土は「脾」、金は「肺」、水は「腎」と対応します。

西洋医学の臓器の名前に似ていますが、完全に一致するわけではありません。たとえば「肝」＝「肝臓」といったように、単に臓器のことを指すわけではなく、身体の生理的な働きとその効果、および、精神的な部分も含めた広い機能を指します。

たとえば「肝」には、「気」を巡らせる働き、「血」を蓄える働き、自律神経や感情をコントロールする働きなどがあります。

西洋医学でいうところの臓器とその働きからはかけ離れているものもあるため、戸惑うこともあると思います。単に臓器の名称ではなく、さまざまな働きのことも含む、東洋医学特有の概念なのだなととらえていただければ大丈夫です。

「五臓」は連携しながら働きます

「五臓」にはそれぞれ役割があり、下図のように、黒矢印方向の相手を生み出し、育て（相生《そうせい》）、青矢印方向の相手を抑える（相克《そうこく》）という関係があります。たとえば「肝」は「心」の働きを高め、「脾」の働きを抑えるという関係です。

このように、「五臓」は、互いの性質を助け合い抑制し合うことで、バランスをとっています。そのため、いずれかの働きが強くなり過ぎても、反対に弱くなり過ぎても、そのバランスを崩すことになると考えられています。

〈五臓の関係〉

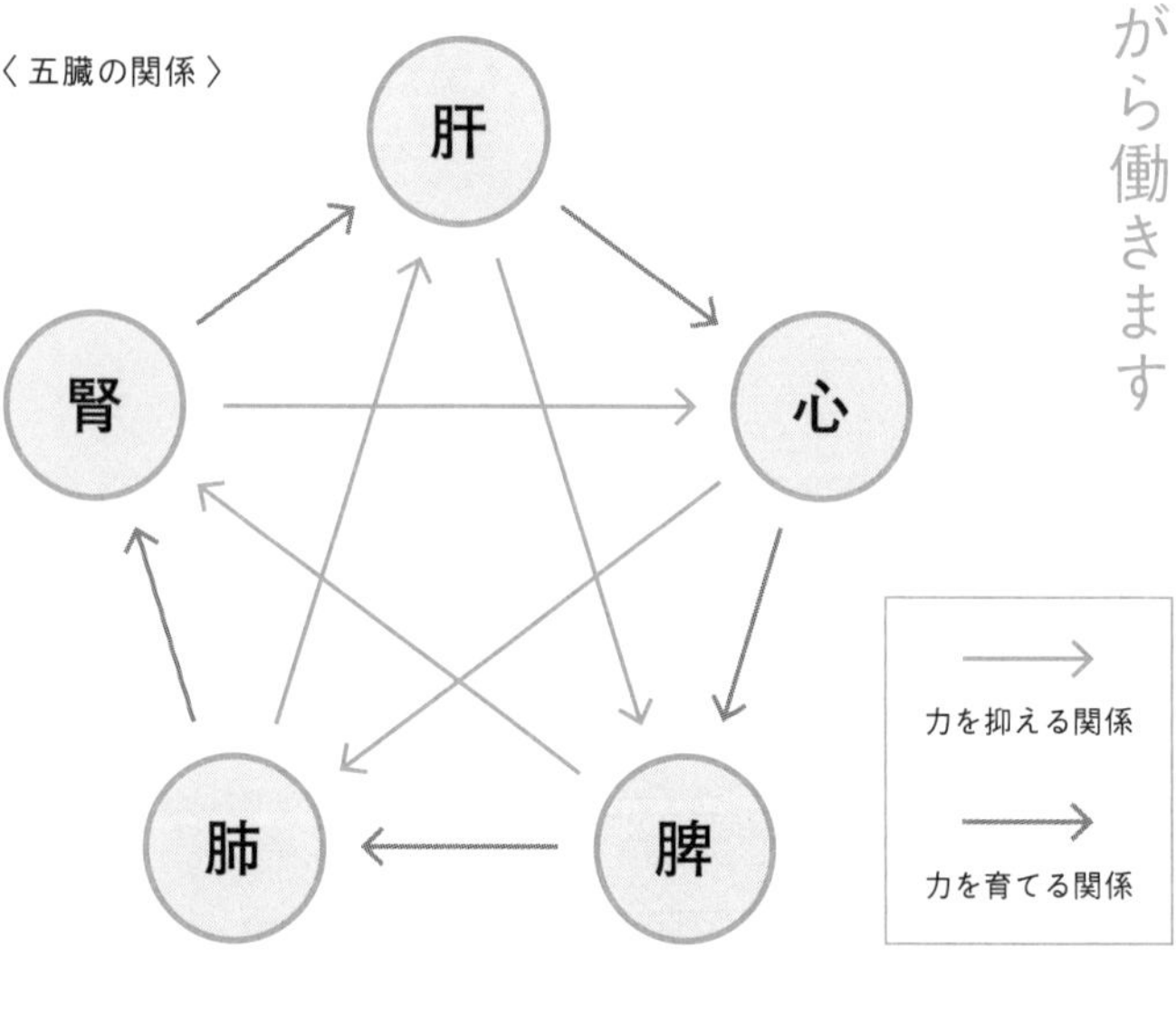

1.16

「五臓」はそれぞれが働きを担っている

「五臓」は、それぞれが重要な働きを担っています。

まず、「肝」は「血」を蓄えて浄化し、各所に必要な量を分配し、全身に栄養を供給する働き、全身の「気」を順調に巡らせ、精神を安定させる働きがあります。また、筋肉の緊張維持、運動や平衡感覚の制御にも関わります。感情においては、「怒」と関連があります。また、「肝」の状態は爪や目にあらわれるとされ、状態が悪いとそこに不調が出やすくなります。

「心」は「血」をつくり、全身に巡らせるほか、意識・思考・睡眠など精神活動をコントロールする働きがあります。そのほか、熱の産生、体温調節、汗の分泌にも関わり、「五臓」を統括する役割も。感情においては「喜」と関連しています。「心」の状態は、顔や舌にあらわれるとされています。

「脾」は主に消化・吸収機能を司り、飲食物から「気・血・水」をつくり出して全身に巡らせるほか、「血」が漏れ出すことを防ぐ働きがあります。そのほか、筋肉の形成と維持にも関わっています。感情においては、「思（思い悩む）」と関連し、「脾」の状態は、唇や口にあらわれるとされています。

季節の養生は「五臓」も意識して

「五臓」の働きで、「肝」・「心」・「脾」に続き、「肺」と「腎」についてお話しします。

「肺」は呼吸を行い「気」を全身に行き渡らせるほか、「水」を巡らせ分散し、体を潤す働き、皮膚の機能を制御する働きがあります。また、病気の原因となるものの侵入を防ぐバリア機能を担っています。感情においては、「憂」と関わります。「肺」の状態は皮膚・体毛、鼻にあらわれるとされています。

「腎」は成長や発育・生殖を促し、生命活動を維持するほか、骨や歯牙の形成に関わっています。そのほか、泌尿器機能、体内の水分調整、呼吸機能の維持、思考力・判断力・集中力の維持にも関わります。感情においては、「恐」と関連しています。「腎」の状態は髪や耳にあらわれるとされています。

このように、「五臓」はさまざまな働きを持ち、それぞれに影響を受けやすい季節もあります。1年を通して、そのことにも配慮した養生を行っていきましょう。

1.18

食べることで心身を整えるのが食養生

「アイスクリームをたくさん食べたらお腹を壊した」とか、「風邪をひいたときに雑炊を食べたら、体が温まって熱が下がった」といった経験はありませんか？

何をどう食べるかは、体の状態に大きく影響します。漢方医学には、自分の体質や体調に合わせた食材を選んで食事をしていれば、病気になりにくく元気に過ごすことができるという考え方があり、これを「食養生」といいます。

では、自分に合った食材をどう選べばよいのでしょうか。そのヒントになるのが「五味《ごみ》・五性《ごせい》」。先にお話しした「五行説」にのっとって、食材の味と性質を分類する考え方です。

「五味」とは食材の味のことで、「酸《さん》・苦《く》・甘《かん》・辛《しん》・鹹《かん》」の5つ。そして「五性」とは、あらゆる食材を「体を温めるか冷やすか」で、「熱《ねつ》・温《おん》・平《へい》・涼《りょう》・寒《かん》」の5つに分けたものです。

それぞれの味や性質は、「五臓」（肝・心・脾・肺・腎）など内臓の働きにも影響を与えると考えられています。

自分の体質や体調を把握したうえで「五味・五性」などを意識し、食事をする。これが食養生の基本なのです。

1.19

「五味」の特徴を知って体調管理につなげる

食材の味を5つに分類した五味（酸・苦・甘・辛・鹹）は、それぞれ体にどのような作用をもたらすのでしょうか。

「酸味」には、引き締めることで出過ぎるものを抑える作用があるとされ、長引く下痢や出過ぎる汗などを抑える働きが期待できます。

「苦味」には、体内にこもった熱や湿気を取り除く作用があるとされます。

「甘味」には、心身の衰えを補う作用があるとされます。疲れたときに甘いものが欲しくなるのは、「気」や「血」

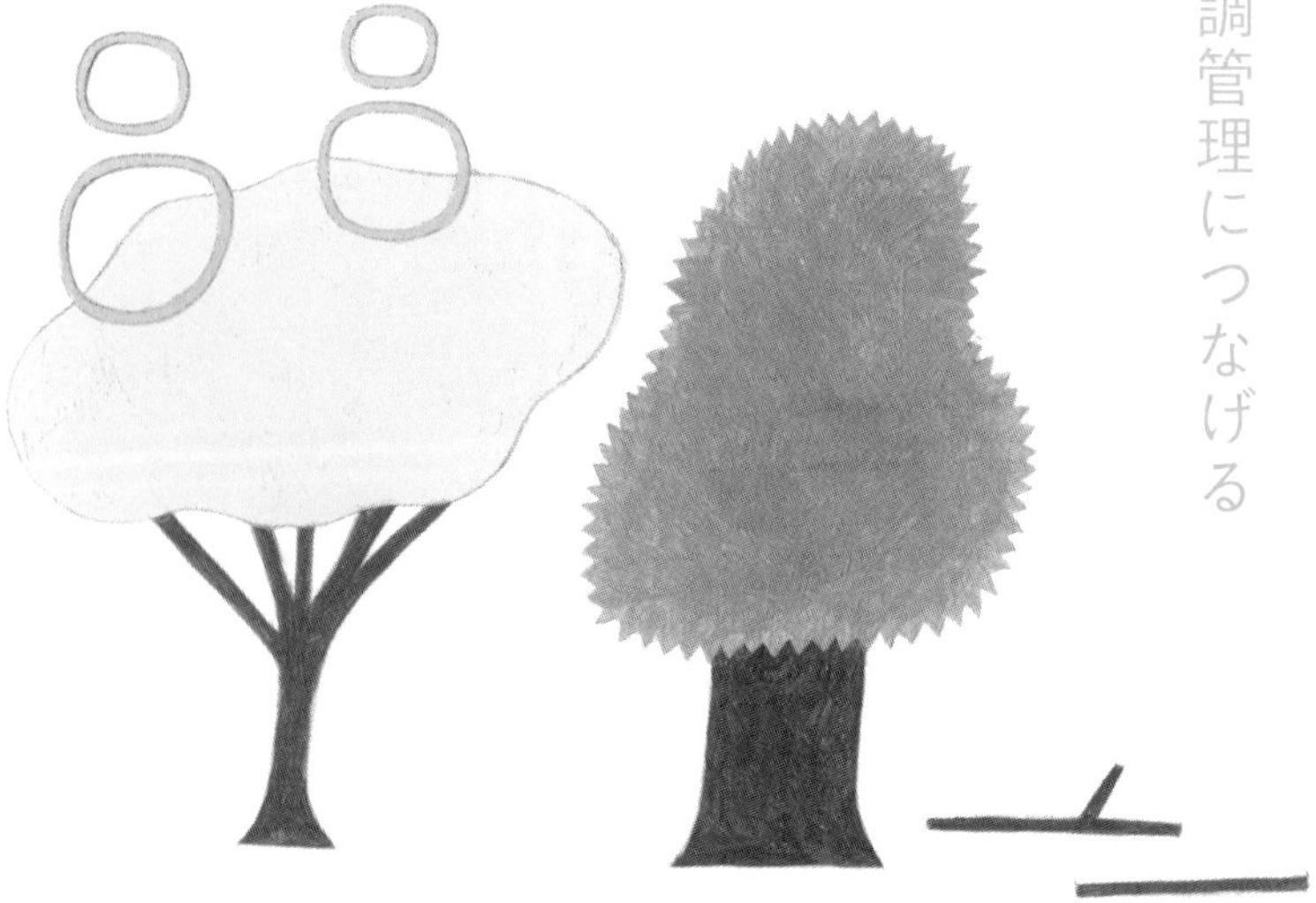

の不足も原因のひとつで、「甘味」にはこれらを補う働きも期待できます。また、緊張や痛みをとる作用もあるとされます。

「辛味」には、体を温めて発汗を促し、「気」や「血」の巡りをより良くする作用があるとされます。

「鹹味」とは塩からさのこと。硬いものを軟らかくする作用があるとされ、便秘やリンパ節の腫れなどを改善するのに役立ちます。

「五味」の特徴を知り、体調管理のために活用しましょう。季節や「五臓」との関係も少しずつ紹介していきますね。

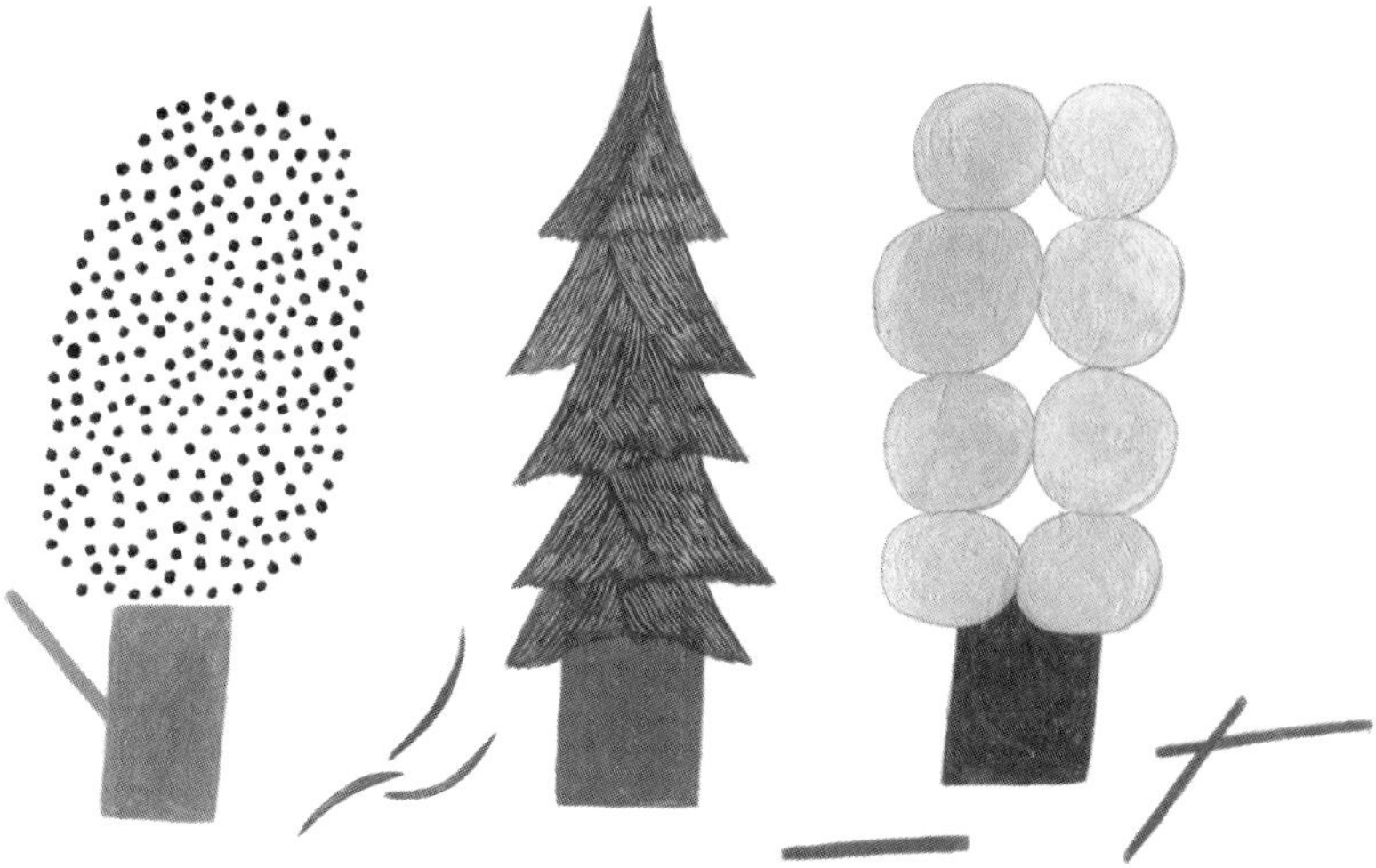

食材の「食性」を上手に取り入れる

食材が持つ、温めたり冷やしたりする性質を「食性」といいます。

体を強く温め、エネルギー代謝を上げる性質の「熱性」、体を「熱性」よりはおだやかに温め、体を活性化する性質の「温性」、温めるわけでも冷やすわけでもない性質の「平性」、体を冷やす性質や炎症を鎮める性質の「寒性」、「寒性」よりおだやかに冷やす性質の「涼性」の5つで「五性」です。

冷えを感じやすい方は、主に温める性質の食材を取り入れるとよいでしょう。「熱性」の食材ほど体が温まりそうですが、とり過ぎると汗をかき、かえって冷えてしまうといった心配があります。そのため、体を温めたい場合には、主に「温性」の食材を取り入れ、「熱性」のものは、「ほどよく」加えるとよいでしょう。

一方、ほてりやのぼせを感じる方や熱がこもりやすい方は、主に「涼性」の食材を選び、「寒性」の食材を「ほどよく」取り入れるようにしましょう。「平性」の食材は寒熱のバランスを崩す心配がなく、どのタイプの方も取り入れやすい食材といえます。

「五味・五性」を食材選びに活かすことを、気負わず楽しんでみてください。

冷やす食材は温める食材と組み合わせる

冷えやすい方には温める性質の食材を、熱がこもりやすい方には冷やす性質の食材をすすめましたが、それは、反対の性質のものを「食べないほうがよい」ということではありません。

食材にはそれぞれ、さまざまな栄養素が含まれています。体を健康に保つためには、摂取する栄養素が偏らないように、いろいろな食材をバランスよく食べるということも重要です。

冷えている方が「寒性」や「涼性」の食材をとるときには、温める食材を組み合わせるのもひとつの手。たとえば、あさりは「寒性」の食材ですが、「温性」の味噌や小ねぎを入れてお味噌汁にすれば、体を冷やし過ぎることなく楽しめますね。一方、体に熱がこもりやすい方が「熱性」や「温性」の食材をとるときは、量を調整し、冷やす食材も追加するなど、工夫して食事を楽しみましょう。

なお、どのような体質の方も、腫れた吹き出物やのどの痛みといったように、強い炎症や痛みを伴うような症状があるときには、その症状が落ち着くまで、温める食材のうち、特に「熱性」のものは控えるようにしましょう。

体を冷やす食べ物と温める食べ物

おなじみの食材の中で「熱性・温性・平性・涼性・寒性」とされる食材には、次のようなものがあります。毎日の食養生の参考にしてください。

- 「熱性」体を強く温める食物
  唐辛子、コショウ、シナモン、山椒など
- 「温性」体をほどよく温める食物
  もち米、かぼちゃ、シソ、かぶ、ししとう、長ねぎ、ニラ、みかん、穴子、イワシ、酢、はちみつ、にんにく、しょうが、黒砂糖など
- 「平性」温めたり冷やしたりしない食物
  米、さつまいも、大豆、キャベツ、ブロッコリー、山芋、豚肉、牛肉、サンマ、サケ、カツオ、ホタテ、牛乳など
- 「涼性」体をほどよく冷やす食物
  小麦、そば、大根、ほうれん草、なす、レタス、リンゴ、イチゴ、わかめ、もずく、緑茶、バター、ごま油など
- 「寒性」体をよく冷やす食物
  きゅうり、たけのこ、メロン、スイカ、ハマグリ、あさりなど

1.23

寝る前に体の力みを抜いてスッと眠る

最近、よく眠れていますか。

睡眠の質は心や体の状態と深い関係があります。ストレスや不規則な生活によって、「気」の巡りが滞る「気滞」、または「気」が逆上する「気逆」の状態になってしまうと、緊張や興奮状態が収まらず、なかなか寝つけません。また、「血」が不足する「血虚」の状態では、疲れがたまってしまうと寝つきが悪くなり、眠りも浅く、途中で目が覚めてしまうこともあります。

疲労や緊張があると、無意識のうちに体が力んでこわばってしまい、それが快眠を妨げます。寝るときにはできるだけ力を抜いてリラックスを。しかし、なかなか力が抜けないという日もあるかもしれません。そのようなときには、まず一度、体に力を入れ、その状態から力を抜いてみるのがおすすめです。脱力の感覚がわかりやすくなります。

右脚→左脚→腰→右腕→左腕→肩の順で、ゆっくり時間をかけて行いましょう。肩まで力が抜けたら、次に歯をくいしばってから力を抜き、最後に目をぎゅっと閉じ、目を閉じたままそっと力を抜きましょう。ここまでできたら、全身がベッドに沈み込んでいく感覚を持ってみてください。体の緊張がスーッと取れて寝つきやすくなります。

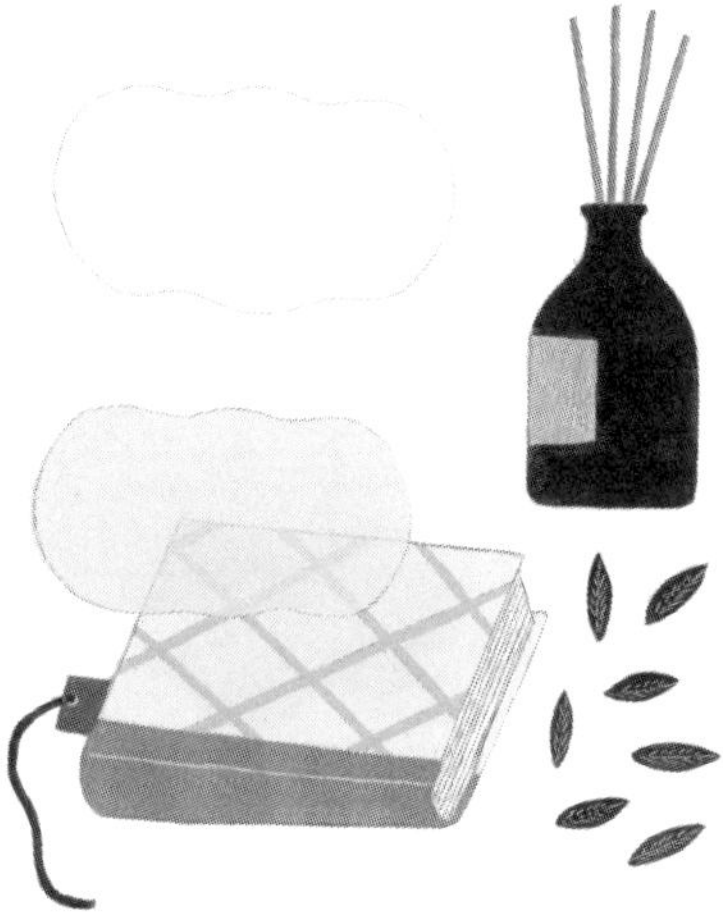

目を温めて眠りを促す

今日は、パソコンやスマートフォンの画面をどれくらい見ていましたか？　画面を見続けていると、ピントを合わせるために働いている筋肉は常に緊張し、負担がかかってしまいます。せめて寝る前の1時間くらいは画面を見るのをやめ、目を休ませましょう。このときホットタオルなどで目を温めてみませんか。目の周りを温めると血流がよくなり、目の周りの筋肉もゆるみやすく、眼精疲労改善やリラックス効果、眠りを促す効果が期待できます。

ホットタオルのつくり方は簡単。タオルを濡らしてかたくしぼり、電子レンジでじんわりと温かく感じるくらいに温めるだけです。リラックス効果が期待できるアロマオイルを1滴加えてもいいですね。もちろん、市販の温められるアイピローを使ってもOK。寝つきが悪い方はぜひ試してみてください。

冬の寝床は枕の下を湯たんぽで温める

体が冷えてなかなか眠れないという方、冷たい布団に入ると眠気が覚めてしまうという方におすすめのアイテムは、何といっても湯たんぽです。

寝ている間は脳や内臓をしっかり休めるため、手足から熱が放出されて体温が下がるようになっています。たとえば、電気毛布を使って一晩中温めてしまうと、この熱の放出が妨げられやすく、眠りの質が低下してしまう可能性があります。しかし、湯たんぽは自然とゆっくり冷めていくため、それがありません。

また、温めたい場所をピンポイントで温めることができるのも、湯たんぽのいいところです。

寝る前に、枕の少し下に湯たんぽを置いて温めておきましょう。首に当たる部分が温かく感じるはずです。首の後ろが温まると、手先・足先も含め全身がポカポカと温まります。

布団に入ったら、湯たんぽを足元に移動させましょう。ただし、足元が温まったら低温火傷の防止のため、皮膚に当たらないよう注意しましょう。こうすることで、冷えを感じることも熱の放出も妨げることなく眠りにつくことができ、質の良い睡眠をとる助けになります。

温かい飲み物で胃を温めると寝つきがよくなります

睡眠中は深部体温（体の内部の温度）が下がった状態が続きます。深部体温をしっかりと下げることで、脳や内臓を休めているのです。深部体温が下がったときが、眠りに入るベストタイミングといえます。

深部体温をスムーズに下げるには、まず一度体温を上げ、体温が下がりやすい環境をつくってあげること。

最適なのは、12月18日にもお話ししたように、寝る1時間前に、入浴で体温を上げておくことですが、入浴できない日や、タイミングがずれてしまったときには、温かい飲み物をゆっくり飲んで、胃を温めるのもいいでしょう。

おすすめなのは、眠りを誘うハーブとして有名なカモミールのお茶です。ストレスによる疲れや緊張をほぐし、心身をリラックス状態に導くとされます。

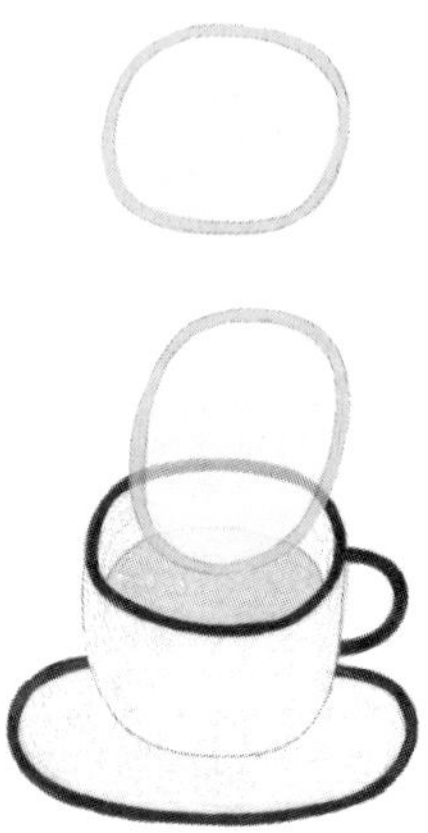

眠るための飲酒は睡眠の質が下がります

お酒を飲むと、眠くなることがあります。寝つきをよくするために、就寝前に毎日お酒を飲むという方がいらっしゃいますが、それはおすすめできません。確かに入眠しやすくはなるのですが、睡眠の質を落としてしまったり、夜中の排尿を誘発してしまったりといったデメリットも多いからです。

とはいえ、適度の飲酒で、心身の緊張がほぐれてリラックスできることもあります。緊張が続いてリラックスできず、なかなか眠れそうにないといったときなど、たまに飲むのはいいでしょう。

その場合、冷たいビールや酎ハイなどは体を冷やし、かえって眠りを妨げてしまいますし、ブランデーなどアルコール度数の高いお酒は、特に眠りの質を下げてしまうので避けましょう。

おすすめは、梅酒のお湯割りです。ほんのりとした甘さでリラックス効果を高めてくれますし、体がポカポカと温まります。お湯で割ることでアルコール度数も下がります。

冬は「腎」が弱りやすい季節です

漢方医学では、季節が体調に大きな影響を与えると考えます。このため、季節ごとに養生法も異なります。

1月13〜17日に、心身の働きを「肝・心・脾・肺・腎」の5つに分類した「五臓」という考え方があることをお話ししました。「五臓」は季節ごとに影響を受けやすいものがあり、冬は寒さによって「腎」が弱りやすい時期とされています。

「腎」は西洋医学でいうところの腎臓や膀胱だけでなく、脳や骨、耳、生殖器などの働きも含み、生殖や成長、水分代謝をコントロールする大事な役割があります。また、親からもらった生命のエネルギーである「先天の気」は「腎」と深く関係しており、「腎気」とも呼ばれます。

「腎」が弱ると老化が進み、排尿のトラブルや難聴、骨の衰えなどにつながるとされます。

年齢を重ねても元気で生き生きと過ごすため、冬は「腎」を補うケアを心がけましょう。

1.29

黒い食べ物は「腎」を補う

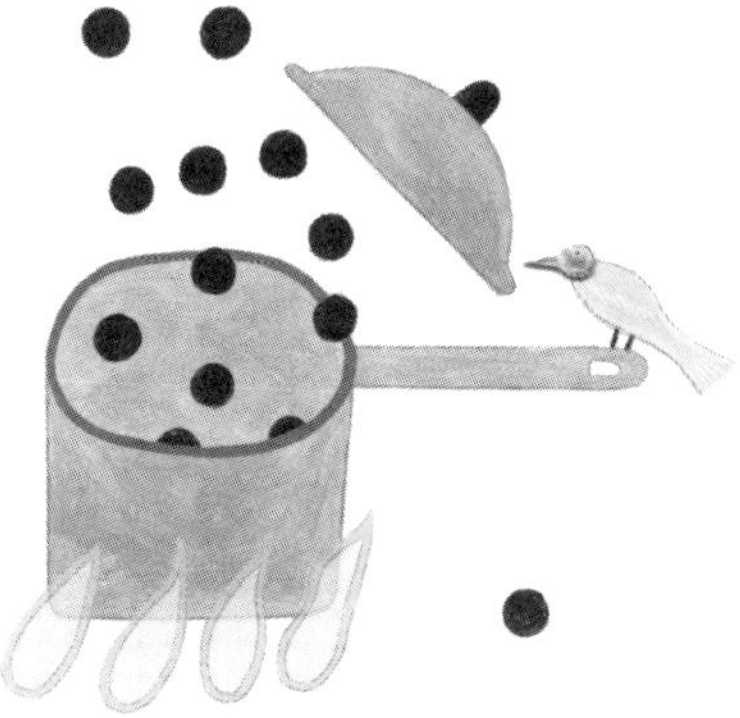

「腎」の働きを補う力が強いとされるのが、黒い食材です。

特に黒豆は滋養強壮効果が高く、老化の進行を抑えるパワーがあると考えられています。黒豆を甘く煮たり、炒ったりしておやつ代わりに食べるのもいいでしょう。また、市販されている黒豆茶を飲むのもおすすめです。

このほか黒米、黒ごま、わかめ、ひじき、黒きくらげなども、料理の材料として積極的に取り入れましょう。

また、鹹味（塩からさ）にも「腎」の働きを補う力があるといわれます。ただし、塩からいものが多過ぎると、「腎」から「水」をとり過ぎてしまい、かえって弱めてしまうことがあるので、ほどほどにしておきましょう。

なお、甲状腺疾患の方は海藻類を控える、高血圧や腎疾患の方は塩分を控えるなど、主治医の指示に従ってください。

冬が旬の食べ物も「腎」を助けます

冬に旬を迎える食材の中には、「腎」の働きを補うといわれている食材がたくさんあります。ニンジンやゴボウ、大根などの根菜類、牡蛎、ほたて、金目鯛などの魚介類などはその代表です。

また、昆布などの海藻類、味噌、醤油などの発酵した調味料にも「腎」の働きを補う力が期待できます。昆布で出汁をとり、前述の食材や調味料を使って味付けした鍋物は、体を温めることもでき、冬にはもってこいです。

また、精のつく食材としてよく使われる山芋やニラなどにも「腎」の働きを補う力があるとされます。

冬が旬×「腎」の働きを補うといわれている食材や調味料の組み合わせで、いろいろな料理を楽しめそうですね。

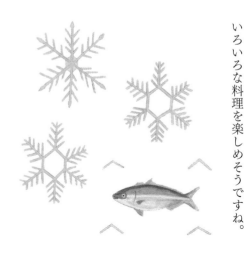

冬の食器洗いは手袋で手荒れを防ぐ

冬に食器を洗うとき、水は冷たいし、お湯を使うと汚れ落ちがいいからと、お湯で洗うという方が多いのではないでしょうか。

汚れ落ちがいいということは、油脂を洗い流す力が強いということ。手指表面の皮脂も洗い流されてしまいます。

皮脂が少なくなると、皮膚が乾燥してバリア機能が低下し、かゆくなって湿疹ができたり、ひび割れが起こったりしやすいので、注意しましょう。

高温のお湯ほど皮脂を洗い流す力が強いので、素手で食器を洗うときは、ぬるめのお湯を使います。終わったら手の水気を丁寧に拭き取り、ハンドクリームを塗って油分を補い、乾燥を防ぎましょう。

高温のお湯を使いたいときは、ゴム手袋などで手を保護するのがおすすめです。手が荒れないだけではなく、手袋をつけている間は手袋の中の湿度が上がるので、保湿効果も期待できます。

体を守る「衛気《えき》」の不足が体調不良を招く

漢方医学では、皮膚の表面には「衛気」と呼ばれる、体を守るバリアのような「気」が巡っており、体調不良や病気を引き起こす原因となる「有害なもの」が体に入り込むのを防いでいると考えられています。

「気」が不足すると「衛気」の働きも低下します。防御力が弱まり、外部から有害なものが侵入した結果、体調不良が起こりやすくなってしまいます。

このようにして起こる体調不良を防ぐには、「衛気」を高めることが大切です。バランスの良い食事で「気」を補うことを心がけるだけでなく、適度に休憩したり、睡眠時間を十分確保したりして、「気」を消費し過ぎないようにすることも大切なことです。

「衛気」は寒さや汗のかき過ぎによっても、その働きが低下してしまいます。そのため、四季を通じて寒さ対策を行いましょう。また、適度に汗をかくのはいいことですが、「かき過ぎないように」注意してください。

2.2

風邪のひき始めには温まる食材をとりましょう

ゾクゾクと寒気がしたり、のどがイガイガしたりして、「風邪のひき始めかな」と感じたときは、体を温めるものを食べましょう。体温を上げてウイルスへの抵抗力を高めることが、症状の悪化を防ぐ助けになります。

体を温める働きが期待できる「温性」食材のねぎ、しょうが、にんにくなどの薬味をたっぷり使ったものや、保温効果が高く、胃腸を温めることができるとろみのあるものがおすすめ。たとえば、ねぎとしょうがをたっぷり入れた、あんかけうどんなどを食べると、体がポカポカと温まります。生のしょうがは、胃腸の働きを助けるとされますが、温める働きを期待するなら加熱して食べましょう。汗が出てきたらそのままにせず、すぐに拭いて、体温が下がるのを防ぎましょう。

また、体を温めたいときにおすすめのスパイスは、山椒です。山椒には胃腸を整える働きがあるとされます。ちりめん山椒などを温かいごはんにかけて食べるとよいでしょう。ただし、下痢や胃痛などの症状がある場合は、刺激になるので控えてください。

風邪のひき始めに葛湯《くずゆ》

葛の根を乾燥させた生薬、「葛根《かっこん》」をはじめ7つの生薬から構成される「葛根湯《かっこんとう》」は比較的体力がある方の風邪のひき始めに効果が期待でき、鼻炎や肩コリにも使うことが多い漢方薬です。

葛から取ったでんぷんを精製した葛粉を水で溶かし、加熱しながらよく混ぜると、透明でとろみのついた飲み物ができます。それが葛湯です。血行や発汗を促すといわれ、昔から風邪のひき始めによく飲まれています。

葛のでんぷんは消化・吸収が良く、胃腸が弱っているときも負担をかけずに飲むことができます。また、とろみのおかげで冷めにくく、体の中から温めることができます。冷えを感じるときにも利用したい飲み物です。なお、市販の葛粉には葛以外のでんぷんを使用した商品もあるので、原材料名をチェックするようにしましょう。

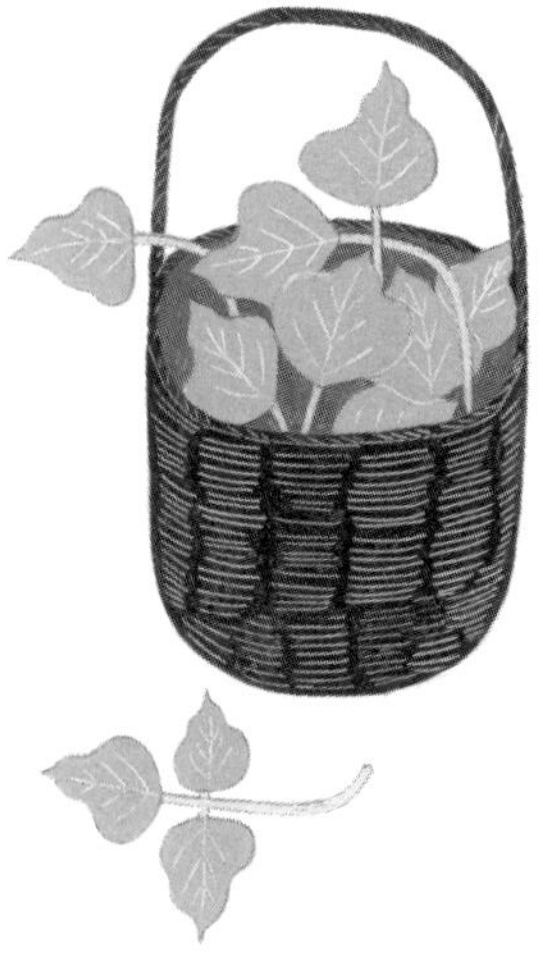

2.4

のどを癒すはちみつは天然のサプリメント

自然な甘さが人気のはちみつ。はちみつの主成分はブドウ糖と果糖です。ブドウ糖と果糖はそれ以上消化する必要のない糖類なので、素早く吸収され、体のエネルギー源となります。

そのほか、ビタミン、ミネラル、アミノ酸、酵素、ポリフェノールなどさまざまな栄養素を含んでおり、天然のサプリメントともいえる食材です。

含有成分には、のどの炎症や咳、便秘の改善をサポートする働きが期待できます。

はちみつはさまざまな植物の花の蜜から採取され、香りや甘みが異なります。食べ比べる楽しみがありますね。とはいっても、とり過ぎるとカロリー過多や下痢などの消化器症状にもつながりますので注意してください。

また、1歳未満の乳児には決して与えてはなりません。はちみつにはボツリヌス菌が混入していることがあります。1歳未満では腸内環境が整っていないこともあり、菌が増えて毒素を出してしまうことがあります。与えるのは1歳を過ぎてからにしましょう。

2.5

乾燥の季節は鍋物で部屋を加湿

厳しい寒さが続いていますね。

一般的に、ウイルスは湿度が低いところを好む性質があります。空気が乾燥しやすい冬は、空気中を漂うウイルスが増える季節です。湿度が低いと、のどや鼻の粘膜が乾燥し、異物を外に押し出す力が弱まることも相まって、冬は風邪やインフルエンザにかかる方が増える傾向にあります。

温度しかチェックしていなかったという方も、今後は湿度にも目を向けましょう。ウイルスが好む環境をつくらないためにも、また、のどや鼻だけでなく肌の乾燥を防ぐためにも、加湿器を使うなどして、室内の湿度は50～60％を保つように調整しましょう。

寒さも乾燥も厳しいこの時期、ぜひ食卓に取り入れていただきたいのは鍋物です。部屋で鍋物をすると温度・湿度ともに上がり、体も温まって栄養もとれます。いいことずくめですね。冬は体を温めるとされる食材も豊富。いろいろな鍋を楽しみましょう。

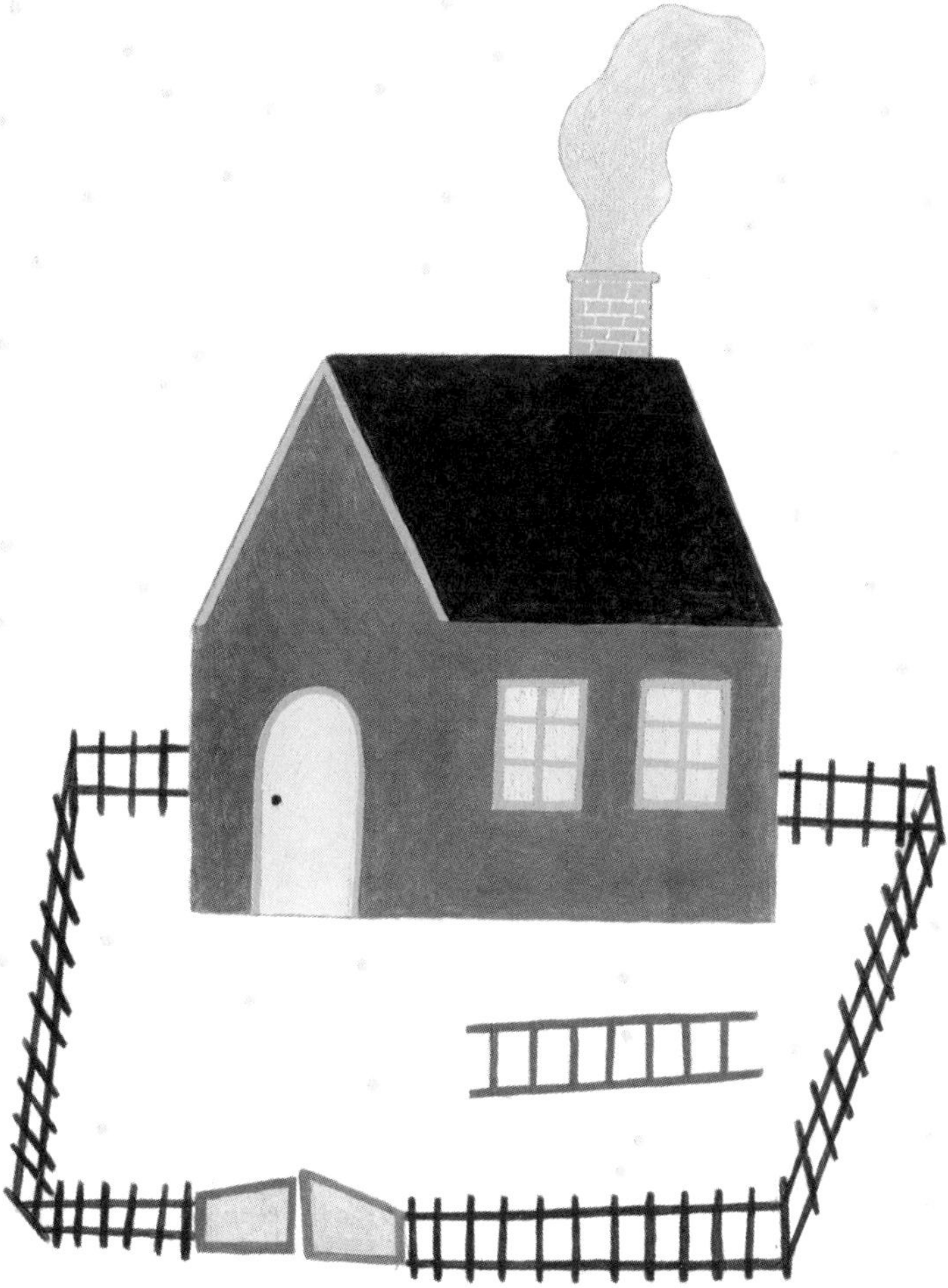

新型コロナウイルス感染症では、感染経路として、飛沫感染や接触感染が注目されてきました。

飛沫感染とは、感染者が咳やくしゃみをしたときに、口や鼻からウイルスが放出され、それを近くにいる方が吸い込んでしまい感染することです。

接触感染とは、感染者に直接触れたり、ウイルスが付着しているものを触れたりした手で、目や鼻、口の粘膜に触れてしまい感染することです。

これらを防ぐため、マスクによる防御・手洗い・うがいは、重要な対策として推奨されてきました。皆さんの生活の中にも十分浸透したと思います。

感染症を予防するには やはり手洗いとうがいです

感染源の種類を問わず、手洗い・うがいは、今後もしっかり続けていただきたい感染対策のひとつです。

トイレ使用後はもちろん、外出後、調理前、食事前にはしっかりと手を洗いましょう。アルコール消毒をすればよいと思われがちですが、アルコールに強いウイルスや細菌も存在するため、石鹸を使った丁寧な手洗いは必須です。また、外出から戻った際にはうがいも忘れないようにしましょう。

手洗いは指の間や手首まで丹念に行う

ふだん、どのように手を洗っていますか。丁寧に洗っている方も見かけますが、手の甲や手のひらだけ、さっと水をかけるだけの方も見かけます。

昨日、手洗い・うがいは今後も続けていただきたい感染対策であるということをお話ししました。今一度、ご自身の手洗いを見直し、今後は丁寧に洗うことも意識してください。

以下に手順をお示しします。

①時計や指輪をはずす
②手を水でぬらしたら、せっけんやハンドソープをよく泡立てる
③手のひらと手の甲をよく洗う
④指先と爪の間をよく洗う
⑤指の間を洗う
⑥親指は反対の手のひらで包み、ねじるようにして洗う
⑦手首を洗う
⑧水でよく洗い流し、清潔なタオルやハンカチで拭く

うがいはブクブクしてからガラガラします

感染症対策として、手洗いと同様に大切なのがうがいです。外出先から戻ったら、うがいも忘れず行いましょう。

さて、ふだん、うがいはどのように行っていますか。ブクブクうがいとガラガラうがいがありますが、食後や歯磨きなど口をゆすぐときはブクブク、外出先から帰ったときはのどまで洗うガラガラ、と分けている方が多いのではないでしょうか。

外から家に帰ったとき、うがいのしかたは「ブクブクしてからガラガラ」と2段階に分けて行うのが正解です。

まず、水やうがい液を口に含み、「ブクブク」と強めに口の中をゆすいだら吐き出します。次に上を向いて、水がのどまで届くようにして「ガラガラ」とうがいをします。

こうやって2段階のうがいを行うことで、口の中の異物をのどへ押し込むことなく、のどの粘膜についた異物も洗い流すことができます。

冬の便秘には潤い不足が影響しています

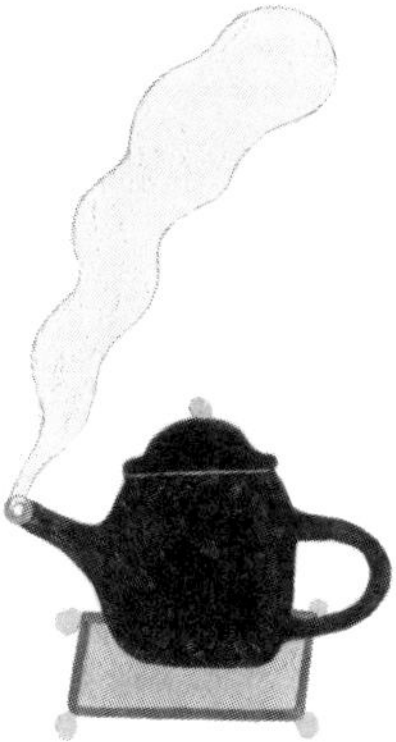

便秘は女性に多いお悩みですが、冬は特にひどくなるということはありませんか？　冬に便秘がひどくなる原因のひとつは、体内の潤い不足です。冬は湿度が低いうえ、寒さのせいか、水分補給が減ってしまう方も多く、無意識のうちに体内の水分量が不足してしまいます。すると、便の水分量も減って硬くなり、排出しづらくなります。まずは、こまめに水分をとることを心がけてみましょう。

体が一度に吸収できる水分量には限りがあります。のどの渇きを感じるなど水分不足の状態になってから、一気に飲むのではなく、渇かないうちに少しずつ、こまめにとるのがポイント。

水筒にお湯を入れておけば、いつでも温かい飲み物で水分補給ができます。スライスしたしょうがを入れて沸かしたお湯にするとより体が温まるとされ、冷えによる便秘改善にも役立ちます。

2.10

「尻腹巻き」で腸の働きを活発に

手足は冷えていないのに、お腹を触ると冷たい方がいらっしゃいます。お腹が冷えると、腸の活動が低下しやすくなってしまいます。まずは腹巻きを使って、お腹まわりを温めてあげましょう。

腹巻きというとお腹だけを温めるものが一般的ですが、お腹からお尻まですっぽり覆うことができる、長さのあるタイプがおすすめです。

お尻にある仙骨という骨の周辺には下半身に向かう太い血管があり、ここを腹巻きで温めると、お腹やお尻だけでなく下半身も効率よく温めることができます。また、胸の下からお尻の下まで覆うことができる、超ロングタイプもいいでしょう。腹巻きがついているパンツも市販されています。腹巻きだとずれやすいという方は、試してみてはいかがでしょうか。

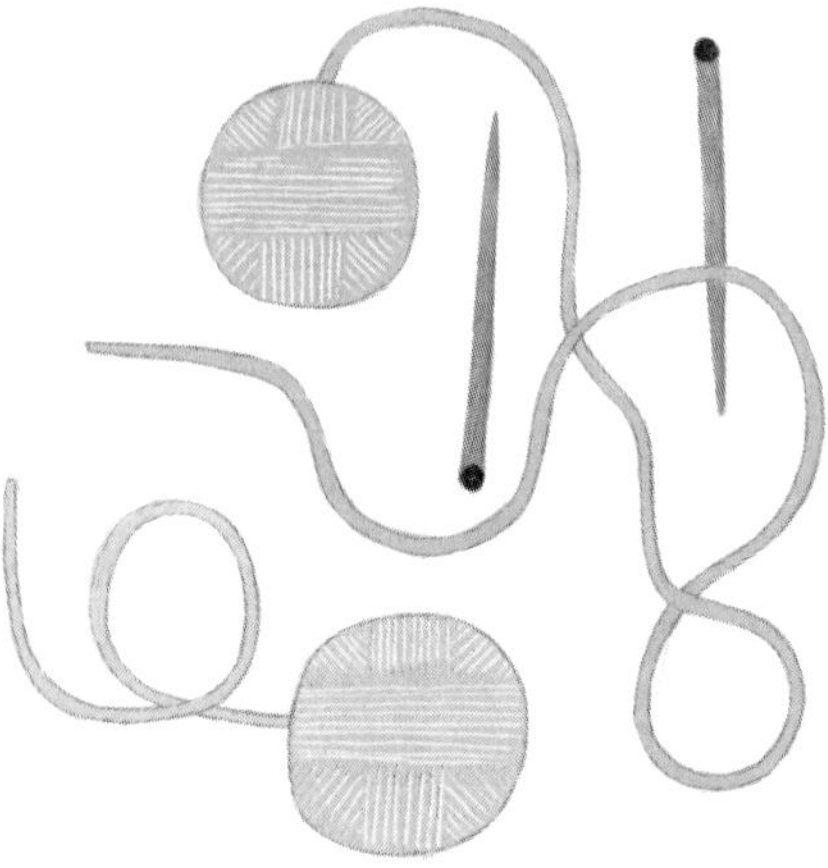

2.11

ヨーグルトでお腹が張ってしまうケースもあります

便秘の改善に、腸内環境を整える助けになる食べ物といえば、ヨーグルトを思い浮かべる方が多いと思います。しかし、すべての方に良い影響を与えるわけではありません。

ヨーグルトを発酵させる菌には、さまざまな種類があります。その菌と、食べる方の腸内環境との相性があまりよくないと、かえってお腹が張ってしまうことや、便通が整わないことがあります。積極的にヨーグルトを食べても胃腸の調子が整わないと感じている方は、これまで食べていたものとは別の菌種のヨーグルトを試してみるのもよいでしょう。お腹が張りやすい方や、軟便・下痢傾向の方の中には、ヨーグルト自体が合わないという方もいらっしゃいますので、注意してください。

また、ヨーグルトには乳脂肪分が含まれていることを忘れないでください。とり過ぎると、コレステロールや中性脂肪の増加を招く可能性があります。食べる量や回数を調整する、無脂肪や低脂肪の製品にするなど、乳脂肪分をとり過ぎないことも意識しましょう。

冬のうつうつには日向ぼっこ

最近、太陽の光を浴びていますか。

寒いと外出が億劫になり、室内に閉じこもりがちですが、1日中光を浴びない生活スタイルが、うつ症状の引き金となりうることをご存じでしょうか。

秋から冬にかけ、ゆううつな気分や無気力に……。このような季節性の気分障害を「冬季うつ」といいます。

冬季うつは、精神を安定させる作用のあるセロトニンという物質の減少が原因と考えられています。セロトニンは、光を浴びる時間が少ないと、体内で合成される量が減ってしまいます。また、睡眠リズムを調整しているメラトニンというホルモンはセロトニンからつくられており、セロトニン量が減るとメラトニン量も減るため、結果として、睡眠の質を落としてしまいます。

冬のゆううつな気分を改善するためには、太陽の光を浴びることが重要です。曇りや雨の日も、カーテンを開けて光を取り入れましょう。日中、少しの時間でもいいので外に出て、体を動かすように心がけましょう。

2.13

寒くて元気が出ない日は石狩鍋で温まる

精神の安定に関わるセロトニン。体内で十分な量をつくっておきたいものです。

セロトニンの材料として必要なのは、トリプトファンというアミノ酸です。トリプトファンは、体内でつくることができない必須アミノ酸なので、食事からとる必要があります。

トリプトファンを多く含む食材は豆腐、納豆、味噌などの大豆製品や、牛乳、ヨーグルトなどの乳製品などです。

また、トリプトファンからセロトニンがつくられる過程では、ビタミンB_6が必要なので、トリプトファンとビタミンB_6を同時にとると効果的です。ビタミンB_6を多く含むのは、サケ、マグロ、サバなどの魚や鶏むね肉、ささみ、ごまなど。

たとえば、サケと豆腐、野菜を煮込んで味噌で味付けした「石狩鍋」は、セロトニンをつくるために必要な栄養素がたっぷり入った最強の組み合わせです。元気が出ないと感じたら、石狩鍋で温まりましょう。

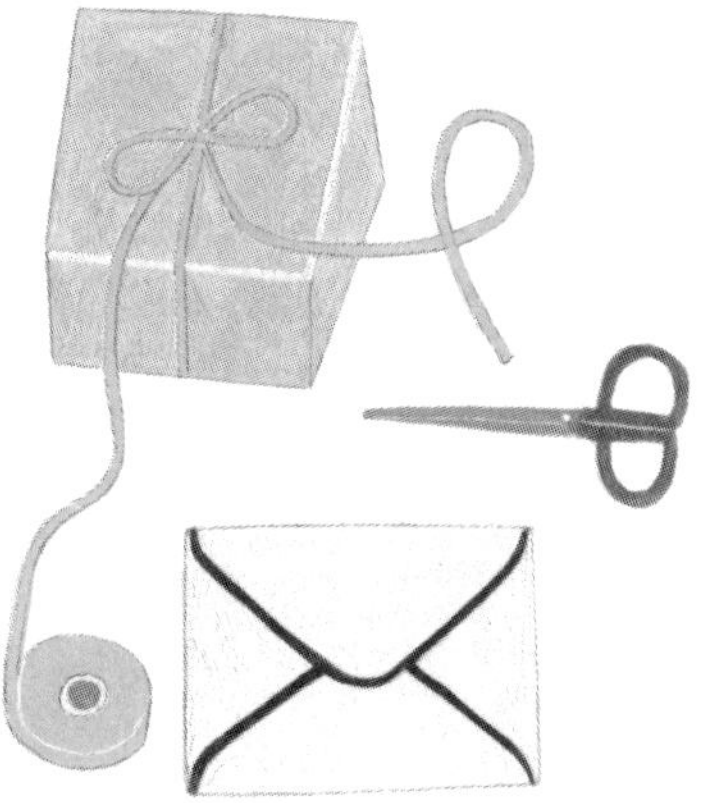

甘いものは「気」や「血」を補う

今日はバレンタインデー。チョコレートが街中にあふれているのを目にすると、自分でもついつい食べたくなりますよね。

漢方医学では、甘い食べ物は「気」や「血」を補い、心身の衰えをカバーし、緊張をゆるめる作用があるとされます。「食べてはいけない」と、無理にがまんする必要はありませんが、とり過ぎには注意してください。

一般的に、洋菓子は脂質を多く含み、高カロリーです。一方の和菓子は洋菓子より脂質が少なく、一見、ヘルシーなように思えますが、糖質を多く含みます。なかには洋菓子より糖質が多いものも。いずれも、毎日食べたり、たくさん食べたりするのは控えましょう。

食べる頻度や量が適度なら、甘いものは滋養強壮につながります。たまに食べるときには罪悪感をもたず、好きなものを選び、その味わいを心ゆくまで楽しんでください。

2.15

ツボは「気」や「血」の巡りを促し体の各部位とつながるポイント

肩や腰などのコリに悩む方の中には、ふだんからツボ押しグッズなどを使って、ツボを刺激したりほぐしたりする方も多いのではないでしょうか。

12月23日に、手首にある「ツボ」（神門《しんもん》）を紹介しましたが、そもそも「ツボ」とは何なのでしょうか。

漢方医学では、人の体には「経絡《けいらく》」という目に見えない「気」・「血」の通り道が何本もあると考えられています。経絡の上に点々と存在するのが「ツボ」で、正しくは「経穴《けいけつ》」といいます。

ツボにはそれぞれに対応する臓器や器官があるとされ、ツボを刺激するとその対応部位の不調が改善し、「気」・「血」の巡りを促すことができるとも考えられています。

たとえば、手首の横じわの中央からひじに向かって指3本分離れたところにある「内関《ないかん》」というツボは、胃と対応するツボのひとつです。ここを刺激すると胃の働きが整いやすく、吐き気や胃もたれなどの症状改善によいとされます。

2.16

ツボは診察と治療の大事なポイント

ツボがあるという位置を触って押してみても、位置や刺激のしかたが合っているのかわからない、ということがあるのではないでしょうか。

「指1本分下」とか「指3本分外側」というように、ツボの位置を示す言葉には「指」がよく使われます。これは、指の幅のことです。指をそろえて距離を測りましょう。

おおよその位置に指を置いたら、少しずつ動かして周辺の反応を探ります。体の異変に呼応したツボは、押すと痛い、コリがある、皮膚がザラザラしていたりくぼんだりする、といった反応があることが多く、ツボは治療点であるとも、異変を知る診察点であるともいえます。

ツボを刺激するとき、いきなりグリグリと強く押すのは控えてください。まず、「1、2、3」と少しずつ力を入れていきます。よくいわれる「痛気持ちいい」ではなく、「気持ちいい」と感じるくらいの力で5秒ほど押したら、今度は「1、2、3」とゆっくり離していきましょう。このリズムで数回行います。

ツボに触れたときに強い痛みを感じる場合は、その部位に炎症を起こしている可能性があります。刺激するのをやめましょう。

冷えているときは血海と三陰交を刺激

脚には女性にとって大切なツボがたくさんあります。その中で、冷えと生理に関係する不調の緩和に役立つツボを2つご紹介しましょう。

まずは「血海《けっかい》」。ひざの皿の上部の内側の角から指3本分上にあるツボです。冷えや血行不良、ＰＭＳや生理痛など女性特有の症状を改善するとされます。特に「血」が不足したり、その働きが低下気味の、「血虚」タイプの方におすすめのツボです。

もうひとつは「三陰交《さんいんこう》」というツボです。内くるぶしのいちばん高いところから指4本分上にあるツボで、血流を促して冷えを改善し、生理痛や生理不順などを緩和するとされます。「血」の巡りが滞ってしまった「瘀血」タイプの方におすすめのツボで、少し強めに押すと効果的です。

ふだんから刺激しておくと不調の予防につながりますし、不調を感じたときに刺激すると、つらい症状の緩和が期待できます。

眠れない足の冷えには足ツボ

足（足首から下）は心臓からいちばん遠いところにあり、特に血流が届きにくいところです。「布団に入っても足先が冷えて寝つけない」という方は、足を洗うときや湯舟に浸かっている間など、入浴の時間を利用して、血流を促す足ツボを刺激してみましょう。

　足には全身の血流促進に役立つツボが集まっています。土踏まずの中央の少し上で、足の指を内側に曲げたときにくぼむところに「湧泉《ゆうせん》」というツボがあります。ここを刺激すると血行が促され代謝が高まるとされます。また、足の甲側、親指と人さし指の骨が交わるところにあるくぼみは「太衝《たいしょう》」というツボで、刺激すると「気」・「血」の巡りが促され、ストレスの緩和にも役立ちます。ツボ刺激後は、靴下をはいておけばポカポカした状態が続きます。

　布団に入り温まったら、靴下は脱ぎましょう。靴下をはいたままだと汗の逃げ場がなく、かえって冷えてしまいます。どうしてもはいておきたい方は、布団の中では、足先のない靴下やレッグウォーマーに切り替えてください。

手の冷えを防ぐ指ツボマッサージ

体の末端は冷えやすく、手足は冷えきってしまいがち。寒い日は、手指が冷えて動きにくくなることもあるでしょう。そのようなときは、手の血流改善と温め効果をねらって、ツボの刺激やマッサージを行いましょう。

まず、右手の親指と人さし指で、左手の親指の爪の両わきをギュッとつまみ上に引っ張った後、ゆるめます。小指まで順に行いましょう。左手で右手の指先も同様に刺激してください。指先の刺激で血流が促されるだけでなく、爪の両わきには「井穴《せいけつ》」というツボがあり、ここへの刺激は自律神経の乱れを整えるとされるため、一石二鳥です。

すべての指の刺激・マッサージを終えたら、次に、「合谷《ごうこく》」というツボを刺激しましょう。「合谷」は、手の甲側、親指と人さし指の骨が交わる部分から、少し人さし指側にあるくぼみの部分です。ここに反対側の親指の腹を当て、親指と人さし指で手を挟むようにして、ゆっくり力を入れていきましょう。冷えだけではなく、目の疲れや頭痛、肩コリの改善にも役立ちます。

風邪のひき始めに「大椎《だいつい》」のツボを温める

ツボは、押すだけではなく、温めて刺激するという方法もあります。

風邪のひき始めには、首の付け根がゾクゾクすることがよくあります。そんなときに温めたいのが「大椎」というツボ。大椎は全身を温め、首や肩のコリをやわらげるといわれるツボです。「大椎」は、首の付け根の中心で、頭を前に倒したときにポコッと飛び出る大きな骨の下にあります。寒気がして風邪をひきそうだと思ったら、このあたりに、体が温まってきたと感じるまでドライヤーの温風を当てましょう。

ドライヤーのかわりにホットタオルを当てると、首まわりの緊張もゆるみやすくなります。また、首の付け根に温熱シートやカイロを貼るのもいいでしょう。直接肌に貼るタイプ以外のものは、必ず服の上から貼るようにし、低温火傷を防ぐため、熱いと感じたらすぐにはがしましょう。

しっかり温めて体に熱をキープし、風邪の症状が悪化するのを防ぎましょう。

冷え頭痛を防ぐには耳を温めましょう

長時間寒い場所にいたり、寒い日に外を歩き回ったりした後に、頭が痛くなったことはありませんか？　このような頭痛は「耳の冷え」が引き金になっていることがあります。

耳は顔と同様に、何も身につけずにいることが多く、外気の影響を受けやすい部位です。寒い季節に、耳が痛いほど冷え切ってしまったという経験を、誰もがしているのではないでしょうか。

耳が冷えると血流が悪くなり、脳に向かう血流も悪くなってしまいます。これが、冷えによる頭痛の原因のひとつです。

このタイプの頭痛を防ぐには、耳を冷たい外気から守ることが大事。イヤーウォーマーをつけたり、マフラーや帽子で耳を覆ったりして、耳が冷たくならないようにしましょう。

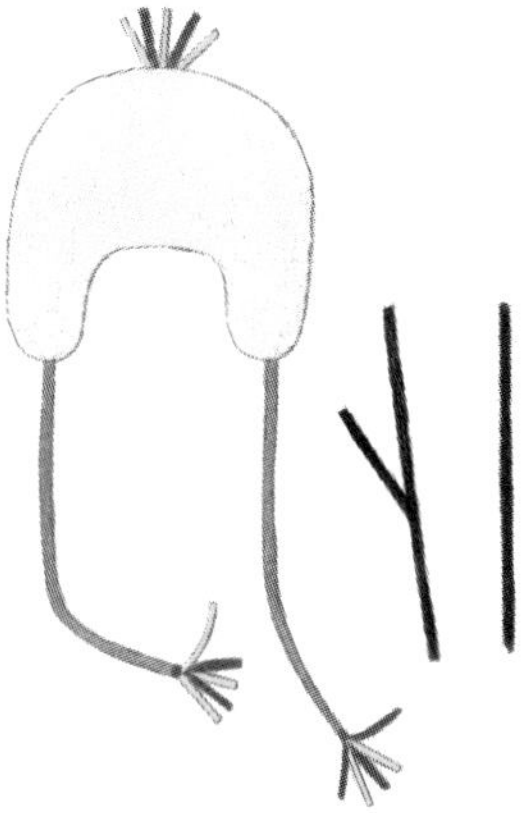

2.22

冷えのぼせは更年期以外でも起こります

下半身は冷えているのに上半身はカーッと熱くなってしまう……。そんな経験はありませんか。これは「冷えのぼせ」という状態です。

寒い外から暖かい屋内に移動すると、顔や頭など、胸から上だけがカーッと熱くなる方や、手のひらや足の裏に汗をかきやすいという方は、冷えのぼせかもしれません。

冷えのぼせはどの年齢の方にも起こりうるという点で、更年期世代の女性が悩まされがちな「ホットフラッシュ」とは区別されます。

主な原因として、女性ホルモンのアンバランスやストレスによる自律神経の乱れが考えられています。自律神経が乱れると、血流調整や体温調整にも影響を及ぼし、上半身に熱が集まってしまうことがあるのです。

冷えのぼせは、それ自体が不快な症状ですし、放置していると、肩コリ、頭痛、疲労といったほかの不調につながることもあります。まずは、生活リズムを整える、ストレス発散、リラックスできる環境をつくるなど、自律神経を整える対策を立ててみましょう。

2.23

冷えのぼせがあるときは着衣を工夫する

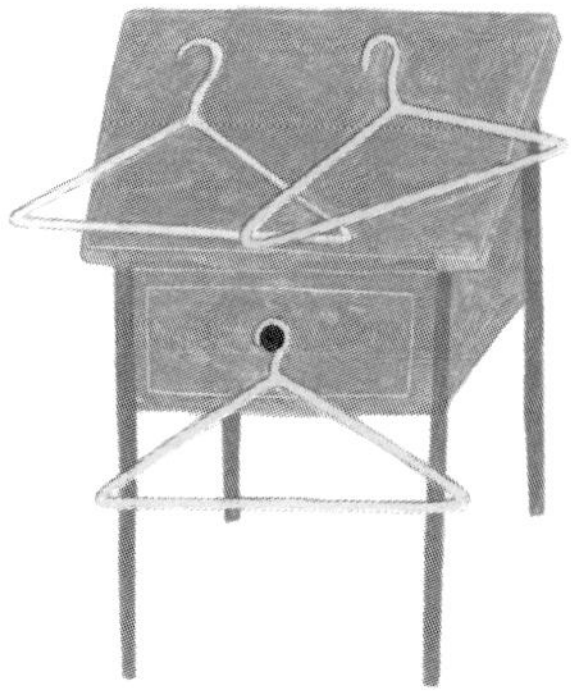

「冷えのぼせ」とは、下半身は寒さや冷えを感じているのに、上半身は熱さを感じている状態です。感じ方が大きく異なるので、冷えのぼせがある方は、着衣や温め方を工夫しましょう。

寒さや冷えを感じている下半身は、しっかり温めましょう。腹巻き、タイツ、レギンスなどで、腰から下を冷やさないようにします。靴下やレッグウォーマーで足元も温めましょう。

一方、上半身は調節できる服装にしておくのが基本です。のぼせて汗をかいたとき、そのままだと、汗が落ち着いた後で寒さを感じやすくなってしまいます。汗をかいたら、まずサッと拭き取ってしまいましょう。下着は通気性のよいものや、汗に対応する機能があるものを選ぶようにしましょう。その上に、脱ぎ着しやすい服や上着を2～3枚重ねます。首まわりは開けて、のぼせたときに熱を逃がしやすくしておき、寒いときはマフラーなどを巻いて調節しましょう。

合わない靴は冷えやむくみを助長します

足もとの冷えやむくみは、靴が関係していることもあります。

足を締めつけるようなきつい靴や細身の靴を履いていると、血管が圧迫されて血流が悪くなります。逆に、ゆるい靴では、足が前後左右にすべりやすく摩擦が起きやすいうえ、足指に無駄な力が入りやすくなり、負担がかかります。また、足裏のアーチも崩れやすくなってしまいます。いずれの場合も、合わない靴を無理して履き続けると、疲れるだけでなく、むくみや冷えを招くことになります。足のサイズだけでなく、甲の高さや幅の合ったストレスのない靴を選びましょう。

とはいえ、仕事などで細身の靴やハイヒールを履かなければならないこともあるでしょう。そういう場合は、せめてデスクワーク時など座っている時間が長いときに、サンダルなど楽な履物に履き替えるとよいでしょう。サンダルだと冷えてしまうという方は、レッグウォーマーなども携帯して、足首を温めるようにしましょう。

改善しない頻尿は　まず泌尿器科で相談を

さっき行ったばかりなのに、また……。トイレが近いと、外出先でも心から楽しめないものです。一般的に尿の量は1回150～300㎖程度。回数は1日に7回までが標準で、8回以上になると頻尿の可能性があります。

頻尿の原因はさまざまで、過活動膀胱、尿路感染症、多尿や残尿、心因性などがあります。水分摂取量が明らかに多い場合は、量を調節することで改善を図ります。それ以外の場合は原因を調べ、適切な対処をとることが必要です。気になる場合は、まず泌尿器科で相談しましょう。

泌尿器科系の問題以外では、意外かもしれませんが、子宮筋腫が原因になる場合もあります。膀胱を圧迫するような位置に筋腫があると、頻尿を引き起こしやすくなるのです。

子宮筋腫はすぐに命に関わる病気ではありませんが、それによって経血（生理中の出血）量が増えると貧血を起こすリスクが高まります。また、痛みや不正出血、不妊につながることもあるので、頻尿が気になるときには婦人科医にも伝えましょう。

頻尿は「腎」や「水」の問題でも起こります

漢方医学では、頻尿の主な原因は、「五臓」における「腎」や、「気・血・水」における「水」に問題があると考えます。

「腎虚」と呼ばれる「腎」が弱った状態になると、頻尿など泌尿器系のトラブルを起こしやすくなります。「腎」は年齢とともにその機能が低下しますが、加齢以外でも「腎」の機能が弱ってしまうことがあります。

また、余分な部位に「水」がたまり、必要な部位で「水」が不足する「水毒」の症状としては、尿の回数や量が減るほうが有名ですが、実は、頻尿も引き起こします。

こういったことから、頻尿で悩む方に処方する漢方薬としては、「腎」を補うもの、「水」のバランスを調整するものを検討することが多いといえます。

たとえば、夜間頻尿によく使われる「八味《はちみ》地黄丸《じおうがん》」や「牛車腎《ごしゃじん》気丸《きがん》」には、「腎」を補う作用があり、「水」の巡りをよくする生薬も含まれています。そのほか、「五淋散《ごりんさん》」、「猪苓湯《ちょれいとう》」、「清心《せいしん》蓮子飲《れんしいん》」など、頻尿に効果を期待できる漢方薬は多数あります。

頻尿対策で極端に水分を控えるのはNG

頻尿が気になると、トイレの回数を減らそうとして、極端に水分を控えてしまう方がいらっしゃいます。しかし、その対策はＮＧです。

必要以上に水分の摂取を控え、体内の水分量が不足してしまうと、冬でも脱水症状を起こすことがあります。また、脱水状態になると、脳梗塞など重大な健康被害を引き起こす危険性が高まります。極端に水分を控えることはやめ、こまめに水を飲む習慣を身につけましょう。

以前にもお話ししましたが、水分摂取のコツは、のどが渇いてから一気に飲むのではなく、のどが渇かないうちに少しずつこまめに飲むことです。そうすることで過不足なく水分補給を行えます。

選ぶ飲み物は、体を冷やさないように、常温のお水にしましょう。コーヒーや紅茶、緑茶などの利尿作用のあるカフェインを多く含む飲み物は、排尿回数を増やしてしまう可能性があるので、頻尿が気になる方は控えめにしましょう。

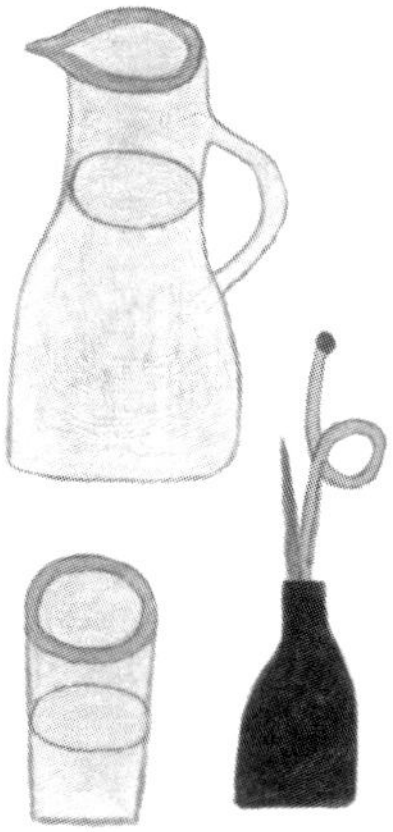

頻尿の改善を助けるツボ刺激

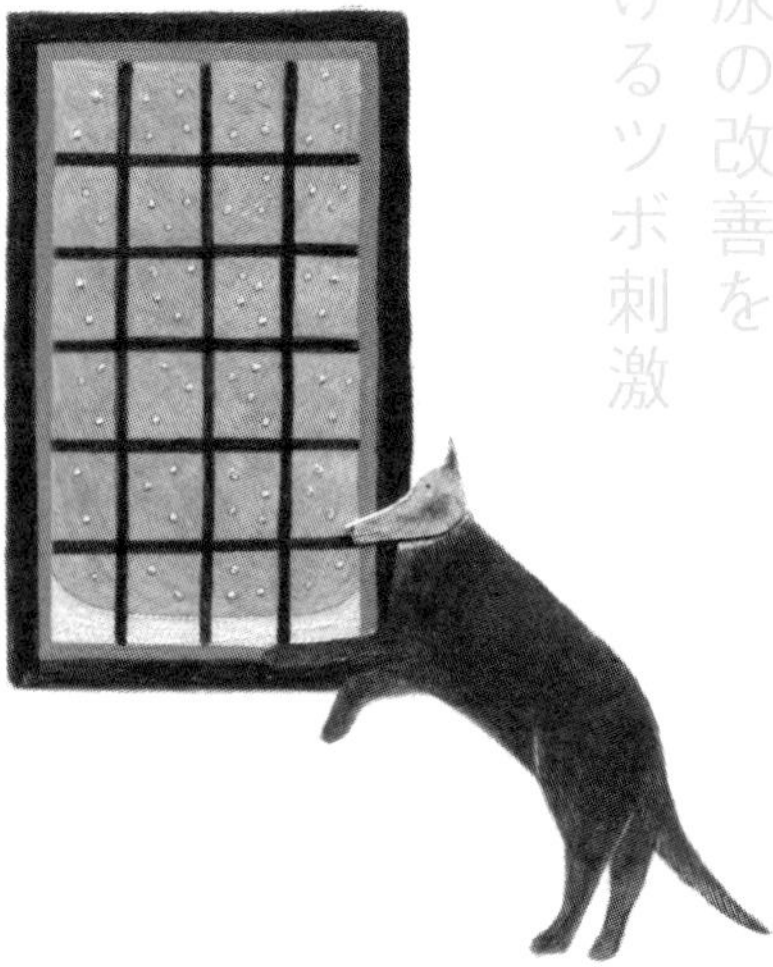

頻尿の改善には、ツボ刺激もよいでしょう。3つのツボを紹介します。一つ目は「中極《ちゅうきょく》」。おへそから指4～5本分下にあります。二つ目は「三《さん》陰交《いんこう》」。内くるぶしのいちばん高い部分から、指4本分上のところにあります。三つ目は「膀胱兪《ぼうこうゆ》」。腰骨の高さにある背骨とお尻の割れ目近くにある尾骨を結ぶ線の中心から指2本分外側、左右両方にあります。これらを指で刺激しましょう。

また、「膀胱兪」周辺をドライヤーで温めるのもおすすめです。皮膚から5～10㎝ほど離し、少しずつずらしながら、じんわり温かいと感じる程度まで温めましょう。ホットタオルを当てる、カイロや温熱シートを貼るなどして温めるのもいいでしょう。腰まわりの冷えを防ぐことで、頻尿改善をサポートします。

春

暖かな春は、変化の季節でもあります。新しい環境での
生活が始まることが多く、気持ちが乱れやすいとき。
心の養生も大切に過ごしましょう。

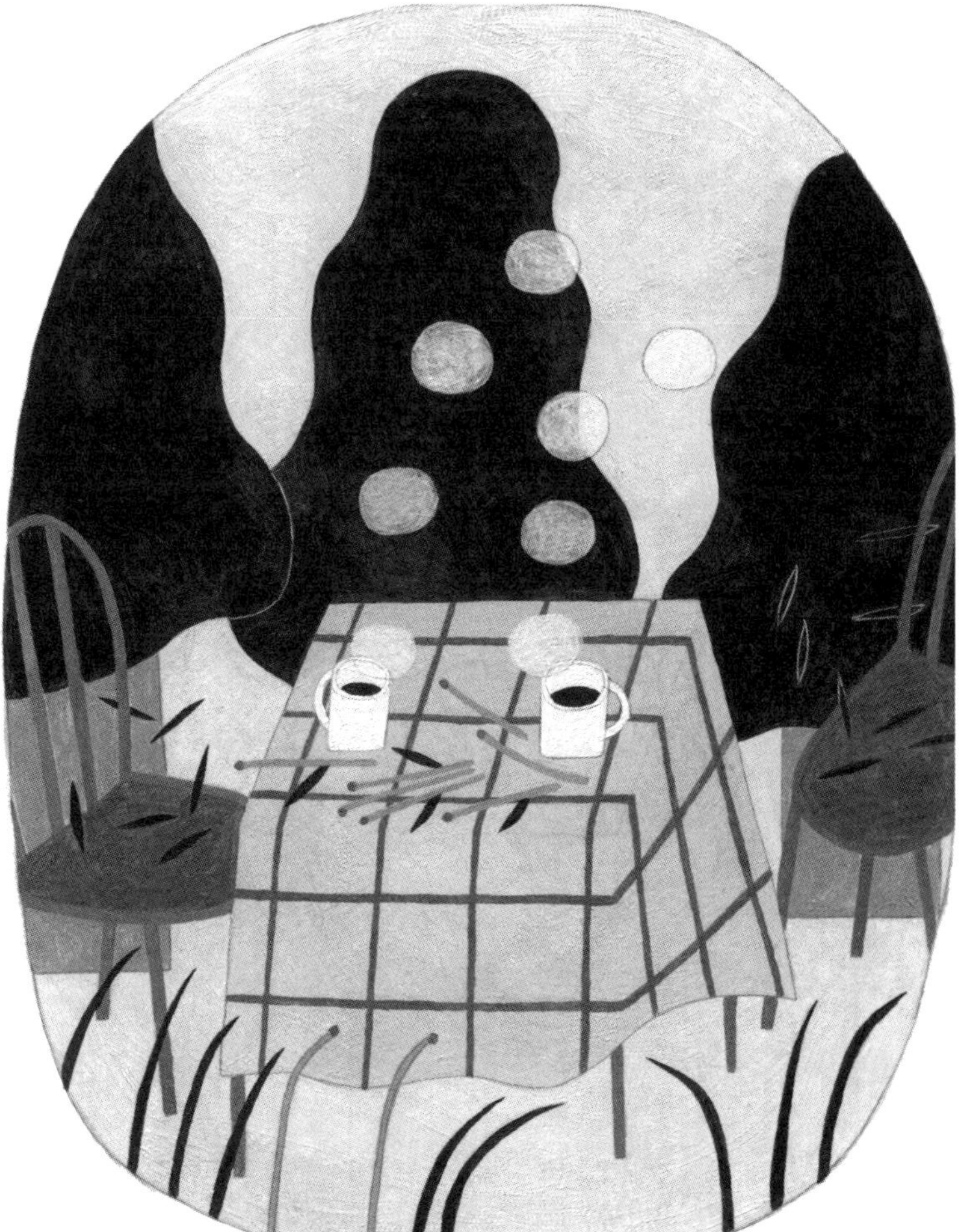

3.1 ――― 5.31

春は「肝」の気が高ぶりやすい季節です

少しずつ春めいてくるこの時期。まだまだ風は冷たいけれど、春の花があちこちで咲き始めます。

1月12〜17日に、漢方医学の考えのもととなる「五行説」・「五臓」についてお話しししました。自然界のあらゆるものを「木・火・土・金・水」と5つの要素に分類する考えが「五行説」。人も自然界の一部であるという考えのもと、人体の働きを「五行説」に当てはめ、「肝・心・脾・肺・腎」の5つに分類したものが「五臓」です。

「五臓」のひとつ、「肝」は「気」の流れを調節して精神状態を安定させ、「血」を貯蔵して、必要なときに必要なところに「血」を届けるなどの役割があるとされます。

春は、この「肝」の負担が大きくなりやすく、特に「肝」の気が高ぶりやすい季節と考えられています。「肝」の気が高ぶると、神経が高ぶってイライラしやすく、頭痛やめまい、不眠などが起きやすくなります。

春は、この「肝」の気の高ぶりを抑え、負担を軽くしてあげることがすこやかに過ごすコツです。

3.2

春の食養生は青いものを食べること

色とりどりの食卓は、栄養バランスもよさそうに見えるもの。漢方医学には、食材を「青」「赤」「黄」「白」「黒」の5つに分類する「五色《ごしき》」という考え方があります。たとえば、ねぎは青、クコの実は赤、トウモロコシは黄、レンコンは白、黒ごまは黒といった具合です。

「五色」は「五臓」（肝・心・脾・肺・腎）とそれぞれ対応しており、青は「肝」、赤は「心」、黄は「脾」、白は「肺」、黒は「腎」の働きをそれぞれ助けるとされています（1月13日を参照）。

春は「肝」に負担がかかりやすく、「肝」の気が高ぶり、イライラするなど、気持ちが不安定になりやすい時期。この時期の食養生は、「肝」を助ける青い食材をしっかりとるとよいのです。

青い食材として挙げられるのは、青々とした野菜。ほうれん草、ねぎ、春菊などがあります。そら豆、さやえんどう、アスパラガス、菜の花、春キャベツなど、春に旬を迎える食材であればさらに効果的です。

春は、食事にこれらの食材を取り入れて、養生していきましょう。

女性ホルモンが女性の体を守っている

今日はひな祭り。女の子のすこやかな成長を願う日本の伝統行事です。桃の花を飾ったお宅もあるのではないでしょうか。桃は長寿の象徴とされる植物ですが、女性は男性より平均寿命が長くなっています。

理由のひとつとして、女性ホルモンの影響が考えられます。女性ホルモンにはエストロゲン（卵胞ホルモン）とプロゲステロン（黄体ホルモン）がありますが、エストロゲンには中性脂肪や悪玉コレステロールを抑える働きがあります。

そのため閉経前の女性は男性に比べて動脈硬化のリスクが低く、脳梗塞や心筋梗塞など命に関わる疾患にかかりにくいのです。閉経後は、女性ホルモンの恩恵を受けられなくなり、動脈硬化のリスクが高まるので注意が必要です。

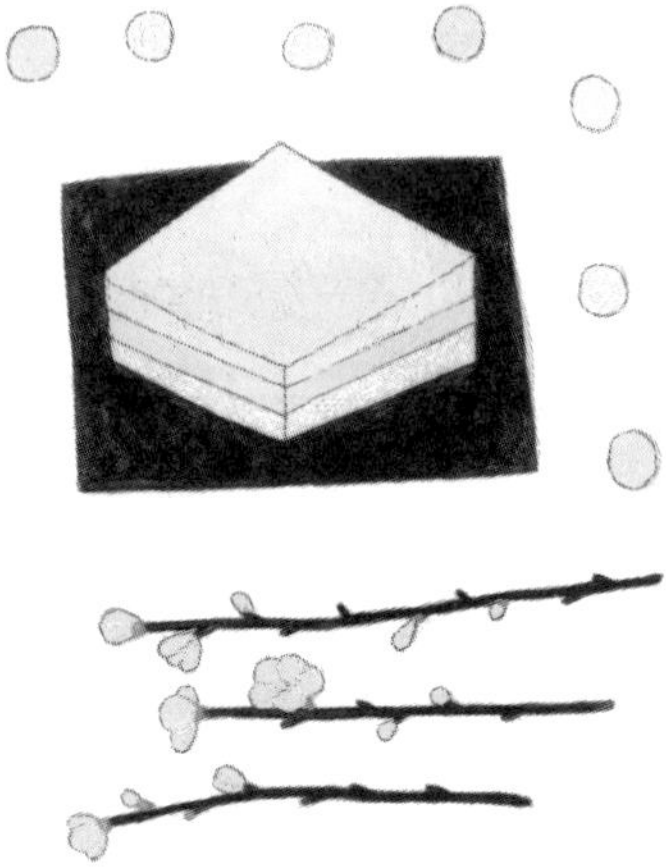

3.4

女性の健康長寿のカギは「骨」

閉経後は女性ホルモンの分泌量が減ることで動脈硬化のリスクが高くなります。そしてもうひとつ、注意したいのが骨量の低下です。

65歳以上の男女を対象とした調査では、要介護となった原因のうち、「骨折・転倒」と「関節疾患」を合計すると、男性が10・4%、女性が30・7%でした。女性が要介護になる原因として、骨に関する問題が3割を占めているのです。※1

女性の健康寿命を伸ばすためには、骨量を維持することがいかに大切かわかります。元気に年齢を重ねていくために、今日から骨を鍛える習慣を身につけましょう。

骨には、運動などで負荷をかけると強くなる性質があります。ふだんからよく歩き、階段の上り下りを心がけて。また、テレビを見ている時間や、スマートフォンをチェックする合間などに、片足立ちするのもよいでしょう。そうしてこまめに骨に適度な負荷をかけ、強くしていくことが大切です。

※1　令和4年版高齢社会白書（内閣府）より

3.5

カルシウムを効率よくとるなら「小魚」

骨量を維持するには食事も大切。骨を構成するカルシウムを多く含む食品をとりましょう。

カルシウムを効率よく摂取するには、ジャコなどの小魚や桜エビなど、「丸ごと」食べられるものがいちばん。

丸ごと食べることは、漢方医学で体によいとされる食べ方のひとつ「一物《いちぶつ》全食《ぜんしょく》」にもなります。「一物全食」とは、食材は丸ごと食べてこそバランスよく栄養を得られるという考え方です。

食べ物からカルシウムをとることはとても大切なのですが、カルシウムは、食べ物からの吸収率が悪いのが難点です。そこで、カルシウムと一緒にとりたいのがビタミンD。ビタミンDはカルシウムの吸収を助ける働きがあります。

ビタミンDはサケやイワシ、サンマなどの魚類に多く含まれています。魚類にはカルシウムも多く含まれるため、メインのおかずとして最適です。また、ビタミンDはきくらげやまいたけなどきのこ類にも多く含まれますので、小魚との組み合わせで副菜にするのもおすすめです。

体を温める湯豆腐に春は「青」の食材を

春といえども、まだ寒い3月の初めは温かいものを食べ、熱エネルギーを胃腸から取り入れたいものです。

鍋物というと冬だけのものと思いがちですが、旬の食材を使えばいつでも、季節の鍋を楽しむことができます。

時間がない、夜遅くにさっと食べたいというときにおすすめなのが、湯豆腐です。豆腐は良質なたんぱく質だけでなく、女性ホルモンと似た働きをしてくれる大豆イソフラボンも豊富。大豆イソフラボンには血行を促し、自律神経の調整や肌の新陳代謝を助けるなどさまざまな働きがあるとされます。体調が不安定になりがちなこの時期にとっておきたい食材のひとつです。

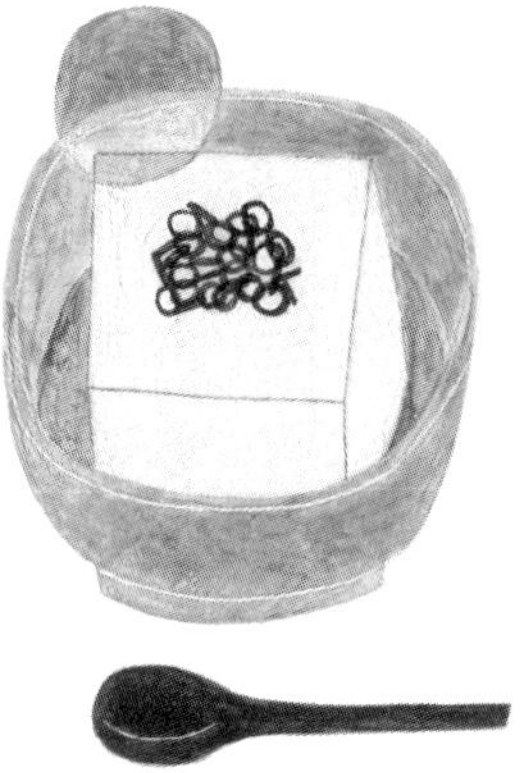

湯豆腐にしょうがやねぎ、大葉などの薬味を加えると、体を温める効果がさらにアップ。春に弱りやすい「肝」を助ける「青」の食材、春菊や三つ葉を入れるのもよいですね。たまには豆腐にこだわって、「青大豆」の豆腐を湯豆腐にしてみてはいかがでしょうか。

酸っぱいもので「肝」を養う

漢方医学では、「味」も酸っぱい、苦い、甘い、辛い、塩からいといった5つに分類し、「五味」と呼びます。「五味」は「五臓」、「五色」それぞれに対応しており（1月13日参照）、春に負担がかかりやすい「肝」の働きを助けるのは「酸味」のある食材です。

酸っぱい食材には柑橘類や梅干しなどがありますが、これらは「肝」の働きを整え、高ぶりを抑えるのに役立ちます。また、調味料として酢を使うことでも同じ効果が期待できます。

怒りっぽい、気持ちが落ち着かないときは酸味をとるとよいでしょう。たとえば、菜の花の酢味噌和えなど、「肝」に対応する「青」の食材と「酸」を組み合わせるのもいいですね。

ただし、酸っぱいものは胃腸への刺激が強く、その働きを低下させてしまうこともあります。胃腸に特に問題がない丈夫な方にはおすすめですが、不調を感じているときや、もともと胃腸が弱い方は、酸味のある食材は少量にし、空腹時を避け、食事の中では最後のほうに食べるようにしましょう。

3.8

「肝」と一緒に「脾」もいたわりましょう

春になると、食欲低下や便通異常など、胃腸の不調に悩む方が増えます。

「五臓」の中で消化・吸収など、胃腸の働きをコントロールする役割を担っているのは、「脾」です。

「五臓」はお互いに働きを助け合ったり、抑制し合ったりして、バランスを保っていますが、「五臓」の中で「肝」は「脾」を抑制する働きがあります（1月15日参照）。春は「肝」に負担がかかりやすい季節であることをお話ししましたが、「肝」に負担がかかると、「脾」にも過剰な抑制がかかり、「脾」の働きも落ちてしまいます。そのため、春は食欲の低下や腹痛、便秘を引き起こしやすくなると考えられています。

春は、「肝」の気の高ぶりを抑えるとともに、「脾」をいたわることが大切です。刺激物や冷たいものを避け、消化がよくて胃腸にやさしいものを食べるように心がけましょう。

また、「甘味」の食材も「脾」の働きを助けてくれます。穀類やさつまいも、かぼちゃなど、自然な甘味を使った料理がおすすめです。

花粉症の症状は「水毒」や熱のこもり過ぎでも起こる

花粉症に悩まされている方にとってはつらい時期だと思います。花粉症はヒノキやブタクサ、ヨモギの花粉などによっても引き起こされますが、特に多くの方に影響するのは春に飛散量が増すスギ花粉です。

花粉症は体が花粉を異物であるとみなし、体から排除しようとして、過剰に反応してしまうことによって起こります。

漢方医学では、花粉症の症状は体の抵抗力が弱まっていることに加え、体内に余分な「水」がたまった「水毒」や、体内に熱がこもり過ぎることによって起こると考えます。

それぞれ症状が異なり、「水毒」の状態だと透明で水のような鼻水が絶え間なく出ることが多く、熱がこもり過ぎていると、鼻詰まりや目のかゆみが強くなりがちです。

対処法もそれぞれ違うので、自分のタイプに合った対策をとることが大切です。

「水毒」の状態が引き起こす花粉症の症状は、水のような鼻汁がダラダラ出るのが特徴。改善するには、体内の「水」の巡りをよくすることが大切です。

体が冷えると「水」の巡りが悪くなるので、体を温めるようにしましょう。冷たい飲み物や、体を冷やすとされる白砂糖は控えましょう。

そして、花粉症で黄色く粘っこい鼻汁が出るような方、目のかゆみがひどくなる方は、体に余分な熱がたまっていると考えられます。このため、熱を追い出すのに役立つ食材を食べるのがおすすめです。

緑茶やクレソンなどの苦い食材には、

余分な熱タイプには苦味のある食材を

熱を追い出す力があるとされており、積極的に取り入れるとよいでしょう。タラの芽やふきのとうなどは苦味もあり、「五色」でいうと「青」、なおかつ春が旬の食材でもあり、理想的です。

また、刺激の強いものや脂っこいものを食べると、余分な熱をさらにためやすくなると考えられています。花粉症がつらいときは、激辛料理やこってりしたラーメンは控えめにしましょう。

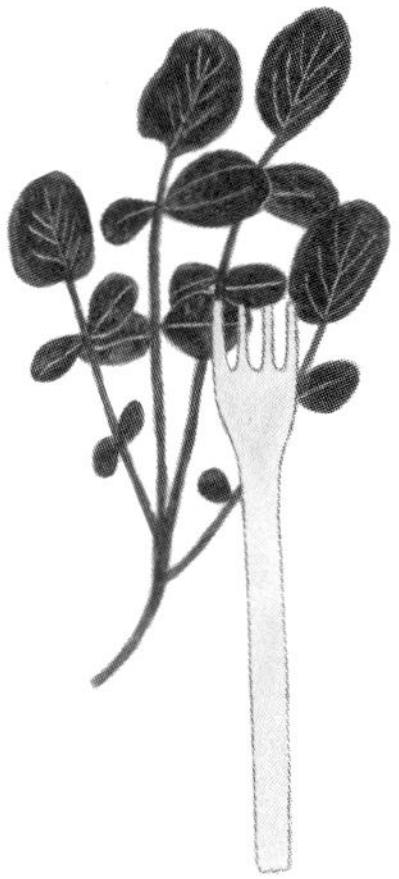

3.11

顔をむやみに触るのはやめましょう

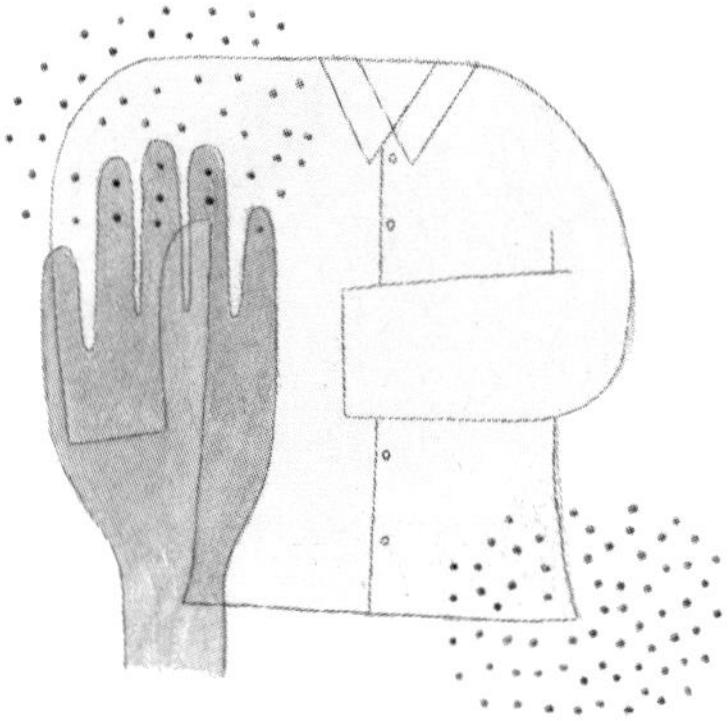

花粉症の症状を悪化させないためには、体内に入る花粉の量を極力減らすことが重要です。マスクや花粉用メガネを正しく装着し、帰宅したら家に入る前に衣服についた花粉を払い落としましょう。

見落としがちなこととして患者さんにお伝えしているのが、ふだんからむやみに顔を触らないで！ということ。気をつけてみると、いかに無意識に顔を触っているかに気づかれると思います。花粉はどこにでも付着します。髪の毛や衣服にもたくさん付着しているのです。髪形が気になってつい髪を触ったその手、衣服の乱れが気になって触ったその手にも、花粉が付着しています。もちろん顔にも付着しているわけです。

花粉のついた手で顔を触ると、目や鼻、口から花粉が侵入してしまいます。この時期は、むやみに手で顔を触らないよう意識してみてください。

3.12

「免疫」のバランスを整えるには、起床時間を一定にすることから始める

私たちの体には、病気を引き起こす異物から体を守る「免疫」というシステムがあります。

しかし、「スギ花粉」のような特定の異物に対してこの免疫が過剰に反応してしまうと、「アレルギー反応」が起こり、不快な症状が引き起こされます。免疫のバランスを整えるためには、規則正しい生活を送って、体のリズムを整えることが大切です。

ただそうはいっても、忙しい毎日の中、急に規則正しく暮らそうとしても難しいもの。それなら、まずは朝同じ時間帯に起き、朝日を浴びることから始めてみましょう。

人間の体内時計は24時間ではなく、約25時間なのでリセットする必要があります。朝、目が光を受容すると体内時計がリセットされる仕組みになっているため、この仕組みを利用するのです。これだけでもだいぶ生活のリズムが整ってきます。

休日の寝坊はソーシャル・ジェットラグを招きます

「ジェットラグ」とは時差ボケのこと。時差のある場所へ移動した際、その場所の生活時間と体内時計が合わず、日中眠いのに夜は眠れないといった状況を指します。

近年では、海外旅行をしたわけでもないのに、ふだんの生活の中で時差ボケ状態に陥る「ソーシャル・ジェットラグ」（社会的時差ボケ）が、さまざまな体調不良や病気のリスクを高める要因として、問題視されています。

ソーシャル・ジェットラグとは、仕事や会社など社会的制約がある平日と、社会的制約のない休日の就寝・起床時間のズレのことをいいます。簡単に言うと、休日の朝寝坊で生じる体内時計のズレのことです。

休日の朝寝坊は何気ない習慣に思えますが、休日2日間朝寝坊したことで、30〜45分ほどの体内時計の遅れが生じてしまいます。この遅れは、朝型の生活を送る方よりも、夜型の生活を送る方でより顕著に起こると報告されています。※1

※1　Nat Sci Sleep. 2010;2010:213-220

睡眠不足は就寝時間を早めることで補いましょう

休日の寝坊によって引き起こされる、時差ボケ状態の「ソーシャル・ジェットラグ」。一度乱れたリズムを元に戻すのは簡単なことではありません。寝坊した日の翌日のみならず、数日間にわたって、日中の眠気や集中力の低下が続くことがあります。

ソーシャル・ジェットラグの悪影響は、「眠くて仕事や学習の能率が下がる」といった単純なことばかりではありません。ソーシャル・ジェットラグによるズレが大きくなるほど、BMIが高くなる[※1]（肥満傾向になる）、体脂肪率が増加する、メタボリックシンドロームの該当率が高まる[※2]ことが報告されています。

休日も寝坊せず、ふだんと同じ時間に起床することが、結果的に平日を快適に過ごすことにつながります。どうしても疲労感が強いときは、起床を遅くするのではなく就寝時間を早める、または15〜20分程度の昼寝で補充するようにしましょう。

※1　Curr Biol. 2012 May 2;22(10):939-43
※2　Int J Obes (Lond). 2015 May;39(5):842-8

春のぐったり疲労は寒暖差から生まれます

春らしいポカポカした陽気になったと思ったら、今度はグッと冷え込む、昼間は暖かいのに朝晩は冷え込む。この時期は、1日の中で季節が変わってしまうほど、寒暖差が激しくなりがちですね。

今まで通りの生活をしているのに、何だかぐったりしてしまうという方も多いのではないでしょうか。その原因はこの寒暖差にあるかもしれません。

体温は自律神経の働きなどでほぼ一定に保たれていますが、寒暖差が大きくなると自律神経はいつも以上に働かなければならず、かなりの負担になります。その結果、自律神経が乱れがちになり、疲労がたまってしまうのです。

この季節は、めまぐるしい寒暖差に振り回されない備えをすることが大切です。この後、その方法をいくつかご紹介します。上手に取り入れて体調を整えていきましょう。

まず温めたいのは三首。手首を忘れていませんか？

気温が下がり冷え込んできたと感じたら、まず温めたいのは首・手首・足首の「三首」です。

三首はいずれも皮膚が薄く、太い血管も通っています。そのため、外気の影響を受けやすく、冷えやすいところです。これらを温めることで全身が温まりやすくなります。

三首の中で、対策を怠ってしまいがちなのが「手首」です。手袋、セーター、コート、マフラー、ブーツと寒さ対策をばっちり行っているのに、冬でも手首のところだけ素肌のまま出ている状態の方をよく見かけます。手袋をしていても、手首が外気に触れていては、熱が逃げやすく、手先も温まりません。

これからは手首も忘れずに、袖が手首まであるものやリストウォーマーなどでしっかり温めることをおすすめします。

寒暖差に対応しましょう「巻き物」で

1日の中で寒暖差の大きいこの時期、活躍してくれるのがストールなどの「巻き物」です。

寒い外に出る際は、まず、首にはストールやスカーフなどの「巻き物」を。首を巻き物で温めておけば体は寒さを感じにくいのです。

もうひとつのおすすめアイテムは「レッグウォーマー」です。足首を温めることで、冷えがちな足の先にまで熱を逃すことなく行き渡らせることができますし、足首を温めることはむくみ予防にもつながります。

スカーフ、ストール、レッグウォーマー、昨日お話ししたリストウォーマーといったアイテムは、体を温めるうえで重要な部位をピンポイントで保温でき、さらに着脱しやすいのがよいところです。

これらのアイテムを外出時にはバッグに入れて、必要なときにさっと取り出し、寒暖差から体を守りましょう。

「百会《ひゃくえ》」は自律神経の調整を促すツボ

寒暖差が大きいこの季節、ぐったりと疲れてしまうのを防ぐには、自律神経を乱れさせないことが大事。そこで、自律神経を整えるとされるツボを刺激してみましょう。

　頭頂部にある「百会」というツボは、自律神経を整えるとされる代表的なツボ。全身の血行を促進し、頭痛、肩コリ、目の疲れ、不眠などにもよいとされます。

「百会」があるのは、両方の耳に左右の親指を当てて頭を包むようにすると、左右の中指が交差するあたり。頭頂の縦の中心線と、頭を通って左右の両耳をつなぐ線が交わったところにあります。この「百会」に中指か人さし指を当て、少しずつ力を入れながら、やさしく5秒ほど刺激してゆっくり離すのを数回くり返しましょう。

　シャンプーをするときに、ここをマッサージするのもおすすめです。

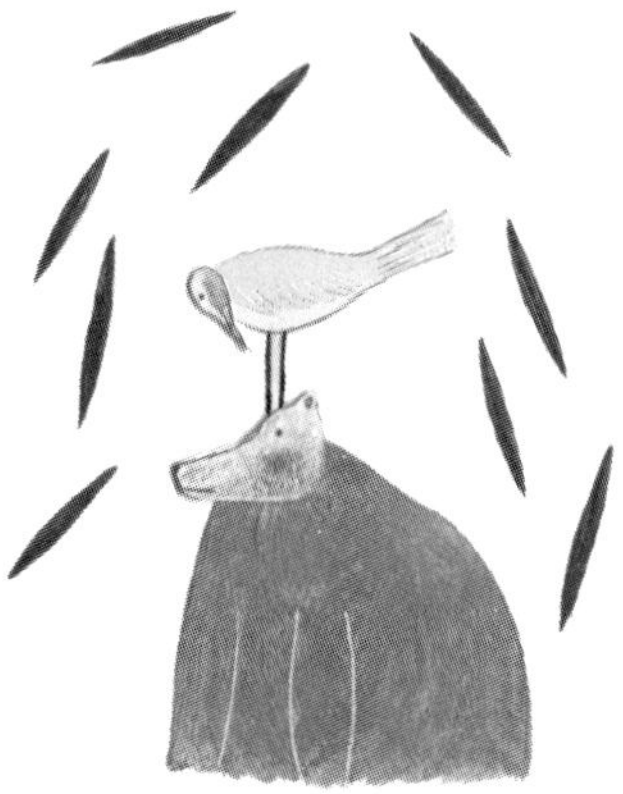

3.19

「気・血・水」のバランスの乱れがPMSを招きます

生理が近づくと落ち込みやイライラ、頭痛や腰痛、むくみ、肌荒れなどさまざまな不調があらわれるという方も多いもの。これらの症状は月経前症候群（PMS）と呼ばれます。

生理前は女性ホルモンのひとつ、プロゲステロンの分泌が高まる時期です。栄養や水分を体にとどめるよう働きかけるため、むくみや頭痛、乳房の張りなどが発生しやすくなると考えられています。

プロゲステロンは妊娠したときにも分泌が高まるホルモンで、胎児を守り、妊娠を維持するために、体をため込みモードにするのです。

漢方医学では、PMSは「気」・「血」・「水」それぞれの乱れが複合的に起こっている状態と考えられています。そのため、症状が多彩な傾向に。PMSの症状に気づいたら、この時期はストレス解消やリラックスを心がけるようにしましょう。

3.20

体調日記をつけましょう

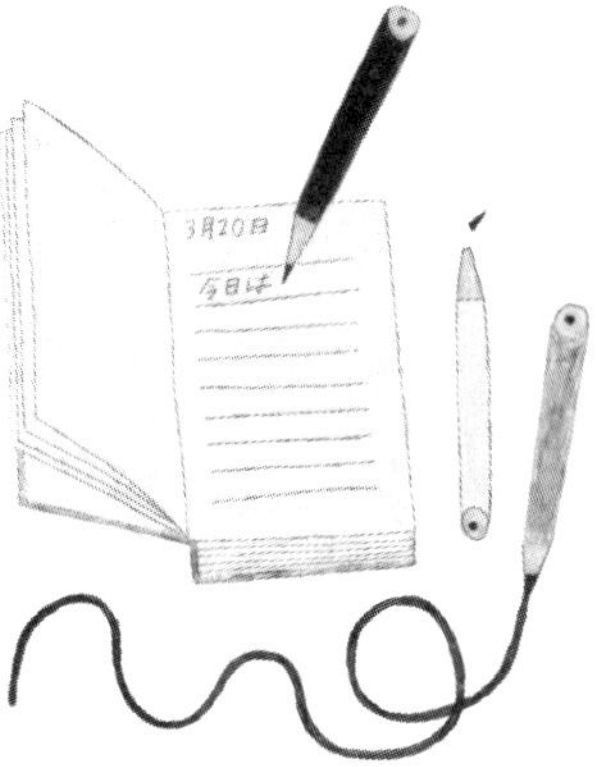

むしょうにイライラして周囲とケンカが増えたり、落ち込んだり、集中できずミスが増えたり……。そうしているうちに生理が来て「ＰＭＳだったのか」と気がつく方もいます。

　そこでおすすめしたいのが、基礎体温とともにつける簡単な日記です。基礎体温をつけ、そのメモ欄に「腰が痛い」「イライラした」など一言でいいので、体調や気になったことなどを書き加えておきましょう。アプリを使っている方も同様に登録してみましょう。

　基礎体温の変化と体調の変化を照らし合わせることで、ＰＭＳの症状が出やすい時期がわかってきます。そうすれば、その時期はストレスになることを避け、気分転換をはかることで、症状を軽くすることができます。

　前もって周囲に状況を説明しておくと、ケンカを防げるかもしれませんし、たとえイライラしても、その原因がＰＭＳだとわかっていれば対策がとりやすくなるでしょう。

3.21

生理中は体が冷えやすい期間です。

　多少の変動はありますが、排卵後に基礎体温が上がり、2週間ほど高温期が続いた後、体温が下がり始めると生理が始まるのが一般的です。

　生理中は体温が低い状態が続き、体の冷えを感じやすくなる状況に加え、生理の出血によって少なからぬ量の血液が外に出ていくことで、体内の熱が奪われやすくなります。

　生理直前から前半まで分泌が増える

生理中は特に体が冷えています

プロスタグランジンというホルモンは、子宮収縮を促し、経血の排出をスムーズにしますが、血管を収縮させる作用もあるため生理中は血行が悪くなりやすく、冷えを感じやすくなります。

　冷えるとさまざまな体調不良を起こしますし、生理痛も悪化しやすくなります。この時期はいつもより体が冷えやすいことを意識して、ふだんよりしっかりと体を温める対策をとりましょう。

生理痛には鎮痛剤を使うのも一案です

生理痛がつらい方もいらっしゃると思います。

昨日、プロスタグランジンという子宮収縮を促す働きのあるホルモンのお話をしました。子宮が収縮すると、経血やはがれ落ちた子宮内膜の排出はスムーズになるのですが、プロスタグランジンが増え過ぎると子宮収縮が過剰になり、強い痛みが発生してしまいます。

非ステロイド性抗炎症薬（NSAIDs）とよばれる鎮痛剤には、プロスタグランジンの産生を抑える作用があり、生理痛によく使用されます。12月28日にもお話ししましたが、痛みをすみやかに緩和させるには、服用のタイミングを逃さないことが大切です。

年齢・持病・ほかに服用している薬などによってはNSAIDsが使用できない場合もあります。ほかにも生理痛を緩和する鎮痛剤はありますので、どのような鎮痛剤を使えばいいか迷う場合には、医師や薬剤師に相談しましょう。

痛み止めが効かなくなったら症状の悪化を疑います

生理痛で、これまでと同じ鎮痛剤を早めに飲んでいるにもかかわらず、「最近効かなくなった」と感じるようなら、それは薬のせいではなく、症状が悪化したと考えるほうがよいでしょう。

よく、「同じ薬を飲み続けると耐性ができて薬が効きにくくなる」と思う方がいますが、用法・用量を守って服用していれば、一般的な鎮痛剤で耐性ができることはまずありません。

生理痛が悪化する原因として考えられるのは、疲れなどの体調不良もありますが、子宮内膜症や子宮筋腫などの病気の可能性もあります。これらの病気があると、市販の鎮痛剤では対処しきれないほどの痛みが出ることがあります。

鎮痛剤が効かなくなったと感じたら、まずは婦人科を受診して原因を調べてもらいましょう。

正しくピルを服用すると排卵が抑えられます

ピルは避妊のための薬、というイメージが強いかもしれません。もちろんその作用はありますが、低用量ピルは生理に関する不調の改善にも効果が期待できる薬です。

まずは、低用量ピルとはどのような薬なのかお話しします。

低用量ピルは、女性ホルモンのエストロゲン（卵胞ホルモン）とプロゲステロン（黄体ホルモン）を組み合わせた薬です。服用することによってホルモンが十分に分泌されているのと同様の状況になり、脳に抑制がかかります。

その結果、排卵を促すホルモンの分泌が抑制されるため排卵が起きなくなります。正しく服用すれば、非常に高い避妊効果があるとされています。ただし避妊効果は100％ではないということ、正しく服用していなければ効果は大きく低下してしまうということを覚えておきましょう。また、服用を中止すれば、通常は1～3か月ほどで生理周期が安定し、排卵機能も正常になります。

生理の悩みに低用量ピルという選択肢

多くの女性が生理に関するトラブルで、毎月つらい思いをしています。がまんするのが当たり前と思っている方も少なくないようですが、そんなことはありません。低用量ピルの服用をはじめいろいろな改善策があるのです。

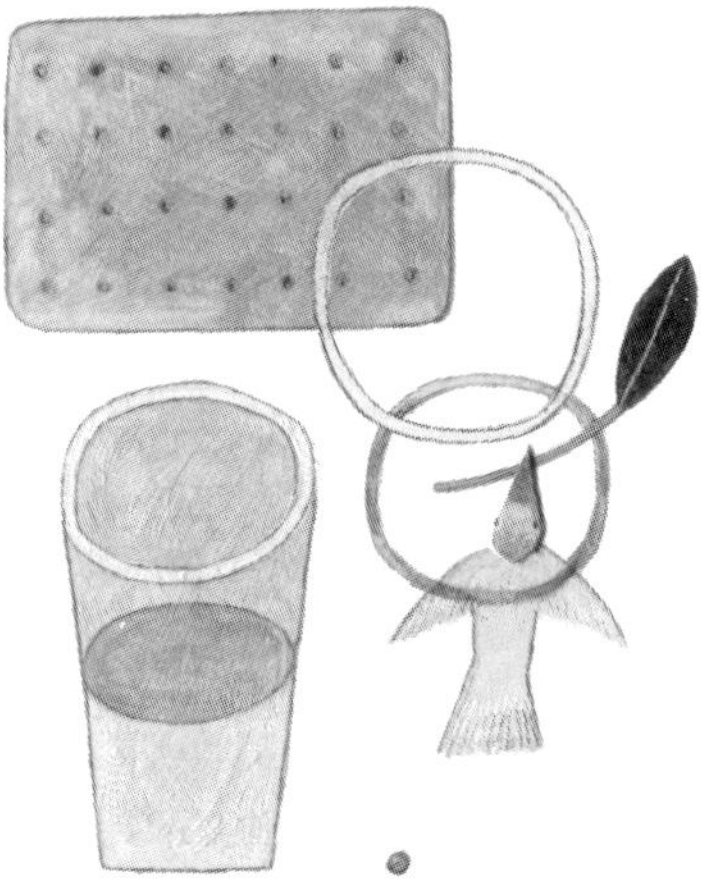

低用量ピルを正しく服用すると、服用中は出血せず、休薬期間に消退出血（子宮内膜がはがれ落ちることによる出血）が起こるようになります。ホルモンバランスも整い、生理周期が整いやすくなるほか、ホルモンの急な変動が少なくなることから、月経前症候群（ＰＭＳ）の緩和が期待できます。

また、低用量ピル服用により子宮内膜の増殖が抑制され、経血量が少なくなります。子宮内膜が薄く保たれると、生理痛の原因であるプロスタグランジンの産生が抑制されるため、子宮の過剰な収縮が減り生理痛も緩和されやすくなります。

3.26

生理の悩みには漢方薬も助けになる

低用量ピルは、生理に関する悩みの緩和に効果が期待できる薬ですが、副作用がまったくないというわけではありません。

飲み始めは吐き気や頭痛、少量の不正出血などが起こることもあります。1～3か月以内に治まることが多いですが、どうしても違和感が消えない、気になるという方もいらっしゃいます。

また、血栓症のリスクがわずかに高まるとされており、その心配などからピルを希望しないケースも。

そのような場合、悩んでいる状態に合った漢方薬を処方してもらうという手もあります。

生理痛や生理不順は、主に「血」の巡りが滞る「瘀血」が原因になっていることがあります。そこで、「瘀血」を改善する「桂枝茯苓丸《けいしぶくりょうがん》」や「加味《かみ》逍遙散《しょうようさん》」、「当帰芍薬散《とうきしゃくやくさん》」、「温経湯《うんけいとう》」などが、また、便秘を伴う場合には、「桃核承気湯《とうかくじょうきとう》」や「通導散《つうどうさん》」などが考慮されます。

生理前のイライラなど、メンタル面の不調は、「気」の巡りが滞る「気滞」や「気」が逆上する「気逆」によって起こりがち。そこで、「気」の巡りを改善させる「香蘇散《こうそさん》」や「半夏厚朴湯《はんげこうぼくとう》」、「抑肝散《よくかんさん》」や「抑肝散加陳皮半夏《よくかんさんかちんぴはんげ》」などもよく処方されます。

ダラダラ続く生理は体力不足かもしれません

毎月生理が何日くらい続くか、把握していますか？

生理の平均的な日数は3〜7日程度。個人差はありますが、7日を超えてダラダラと続くようなら、ホルモンバランスの乱れや、子宮の病気が原因かもしれません。一度、婦人科を受診するとよいでしょう。

婦人科系に問題がないとすると、それは体力不足が原因かもしれません。漢方医学では、生理がダラダラ続く原因のひとつに「気虚」があると考えます。エネルギー不足によって出血を抑えることができなくなり、生理がいつまでもダラダラ続くと考えられるのです。

疲労がたまっている方は、しっかりと休養をとりましょう。また、「気虚」になっているときは胃腸が弱っていることが多いので、消化のよい食事をとり、体力を回復させていくことが大切です。

閉経前後は心も体も大きく変化しやすい

生理のある方は、いつか必ずやってくる閉経。閉経前の方は閉経がいつ頃どのように訪れるか、ご存じですか？日本の女性の多くは50歳前後で閉経を迎えます。ただ、その時期は個人差がとても大きく、40代前半で閉経を迎える方もいれば、50代後半で迎える方もいます。

閉経を挟んだ前後5年ずつの約10年間を「更年期」と呼びます。日本人の場合、一般的には45〜55歳くらいが更年期になるわけです。

更年期は女性ホルモンが大きく変動するとき。それに伴い、心身にさまざまなトラブルも発生しやすくなります。けれども、いつ頃、どのようなことが起きるのか、事前にわかっていれば心構えができますし、対策を練ることもできます。

ここからは、閉経前後にどのようなことが起こりやすいか、その流れをお話しします。

脳の混乱が更年期のトラブルを引き起こします

20〜30代前半は卵巣機能がピークを迎え、妊娠や出産に最も適した体になります。女性ホルモンの分泌も順調で、生理周期も安定しやすい時期です。

40歳前後からは卵巣機能が低下し始めます。それとともにエストロゲンの分泌量も減少し、平均すると50歳前後には生理がストップして閉経に至るのです。

女性ホルモンは、卵巣と脳の連係プレーによってコントロールされています。卵巣に「エストロゲンを出しなさ

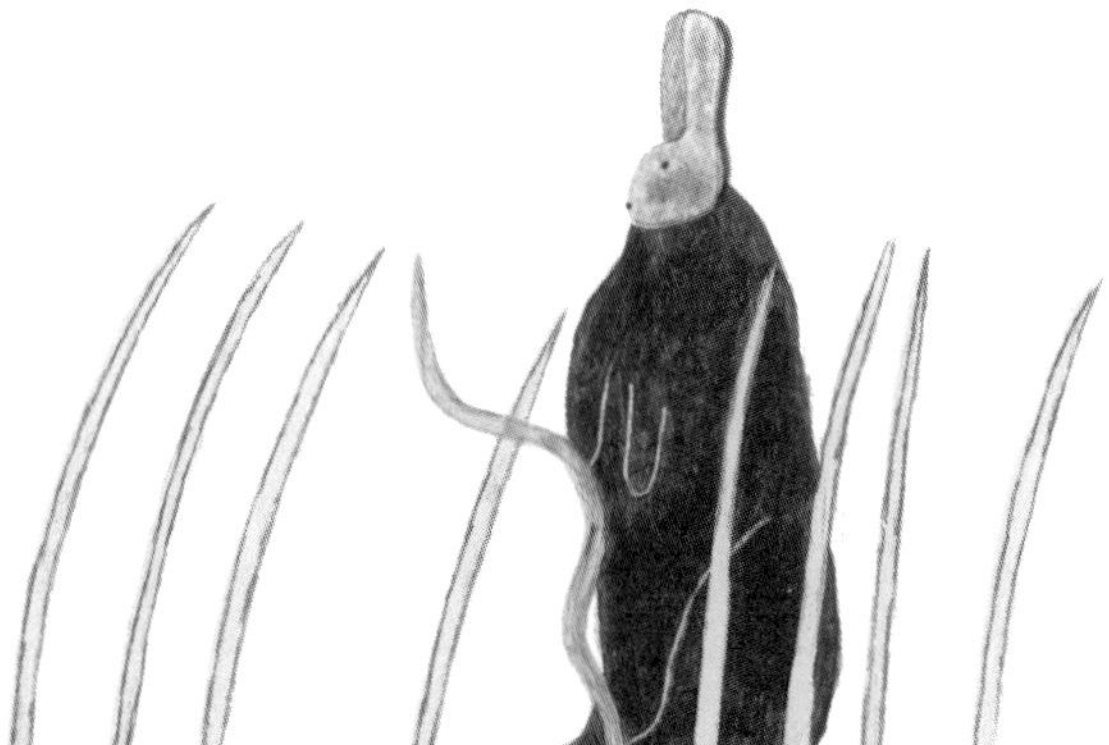

い」と命令しているのは、脳の視床下部。命令だけでなく、卵巣がちゃんとエストロゲンを出しているか、脳下垂体とともに監視もしています。

卵巣機能が衰えると、脳の視床下部から命令を受けてもエストロゲンをきちんと分泌できなくなります。すると、エストロゲンの不足を補うために、視床下部は命令を出し続けるなど脳は混乱してホルモンのバランスを崩してしまいます。視床下部は自律神経のコントロールも行っている司令塔なので、混乱によって自律神経までもが影響を受けることに。これが、更年期のさまざまなトラブルを引き起こすのです。

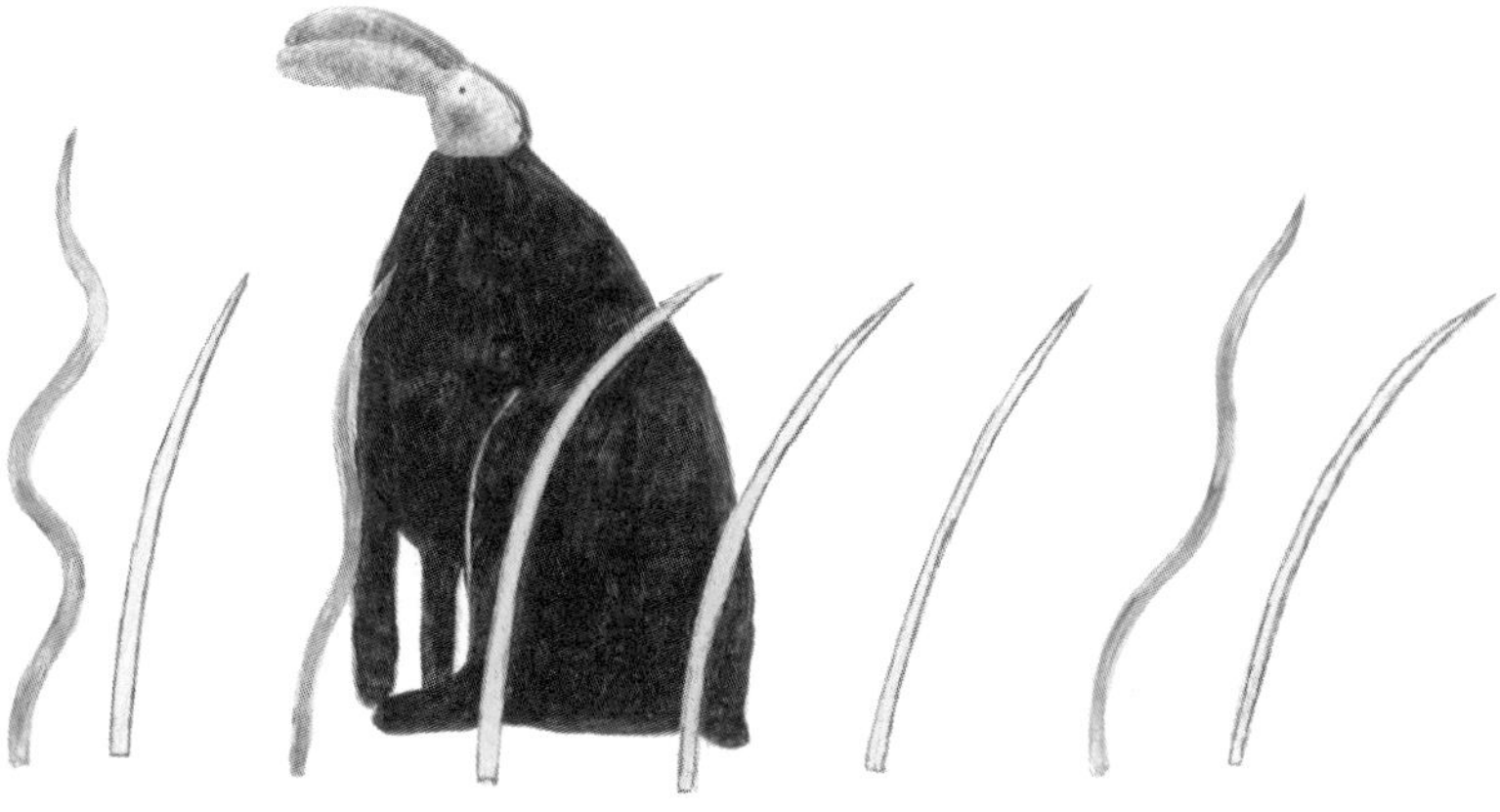

閉経までに生理周期は変化しがち

定期的に生理が来ていた方でも、更年期に入ると生理周期は乱れやすくなります。１年間生理が来なければ、基本的には「閉経」と判断されます。

たとえば40代後半から周期が短くなり始め、不安定な時期を経た後、次第に周期が長くなっていき、閉経を迎えるケースがあります。しかし、それも一例であって周期の乱れ方はさまざまです。なかには定期的に生理が来ていたけれども、あるときパタリと止まってそのまま閉経を迎える方もいらっしゃいます。

また、更年期は経血量の変化も大きくなります。女性ホルモンの分泌が不安定になると子宮内膜がうまくはがれず、ダラダラとした出血を起こすケースや、子宮内膜の厚みが増し、厚くなった内膜が一気にはがれて出血量が増えるケースなどがあります。

更年期は生理周期や出血量が不安定になりがちですが、不正出血が続く場合は、病気が隠れている場合もありますので、必ず婦人科で診察を受けましょう。閉経後に出血を認めた場合も必ず受診してください。

日本人の女性の場合、平均すると45～55歳くらいが更年期になります。ただ個人差が大きく、それより早い方も珍しくありませんので、40歳くらいからは心の準備をしておきましょう。

更年期になると、心身にさまざまな症状が出て、苦しむ方が多いのも事実。けれども、更年期の不調はいずれ終わります。いつまでも続くものではないのでどうにかうまく乗り切りたいものです。更年期と上手に付き合うには、まず、更年期について正しく知っておくこと。そうすればご自身の体の変化をしっかりと受け止め、備えることができます。

更年期の不調はいずれ終わります

更年期にあらわれる症状はさまざまで、女性ホルモンの低下に加えて、体質や性格、職場や家庭における人間関係などにも影響を受け、個人差がとても大きいのが特徴といえます。くわしくは、また10月20日からお話しします。

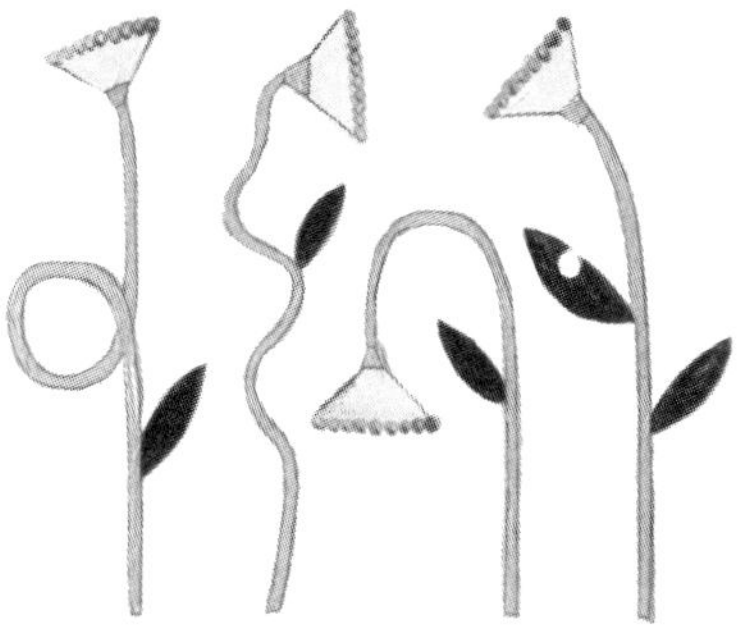

4.1 変化の春はメンタルを崩しやすいとき

職場や学校で新年度を迎える4月。引っ越しや異動などで、まったく違う環境下で暮らし始めたという方も多いのではないでしょうか。

漢方医学では、春は自然界の生物すべての「気」が旺盛になりやすい季節です。五臓の中では、「気」のコントロールを行う「肝」が影響を受けやすくなり、「気」の巡りが滞る「気滞」、本来下降するはずの「気」が突き上げるように上がってしまう「気逆」が起こりやすくなります。いずれも西洋医学でいう、自律神経の乱れに近い状態です。

「気滞」の状態になるとイライラ・クヨクヨするなど、気持ちが不安定になりがち。そのほか、堂々巡りの思考、のどの詰まり、みぞおちのつかえ、お腹が張る、といった症状を自覚しやすくなります。

一方、「気逆」の状態になると、カッとするようなイライラ、のぼせ、発作的な頭痛やめまい、こみ上げてくるようなゲップ、焦燥感といった症状を自覚しやすくなります。

いずれの場合も、好きな香りのアロマを取り入れる、好きな音楽を聞くなど、リラックスした環境で休息することを心がけましょう。

4.2

メンタル不調の改善は「心身一如《しんしんいちにょ》」

漢方医学で重要とされる考え方に「心身一如」があります。心と体はお互いに強く影響し合っていて、心の不調が体の症状としてあらわれたり、体の不調が精神的ダメージを招いたりすることがあるという考え方です。

体に不調を感じたとき、体の不調ばかりをケアしていても、なかなか改善しないことがあります。そんなとき、気持ちの負担になっていることを取り除くと、体がラクになることがあります。

逆に、不安になったり、落ち込んだりと心につらさを感じるとき、体の不調のケアをするとメンタル面の不調が回復することも。

メンタル面の不調を感じたらまずは体をいたわってみましょう。

「怒るのをがまんしよう」「不安になるのはやめよう」と気持ちを切り替えるのは難しいものですが、食事や休養で体に働きかけることはすぐにできること。難しく考える必要はありません。

大好きなものを、「おいしい！」と感じながら食べたり、何も考えずにぼーっと過ごしてみたり、ゆっくり深呼吸をしてみたり。体が回復する時間を少しずつつくってみましょう。体が整えば、それに伴って心も整います。

4.3

香味野菜で「気」を巡らせる

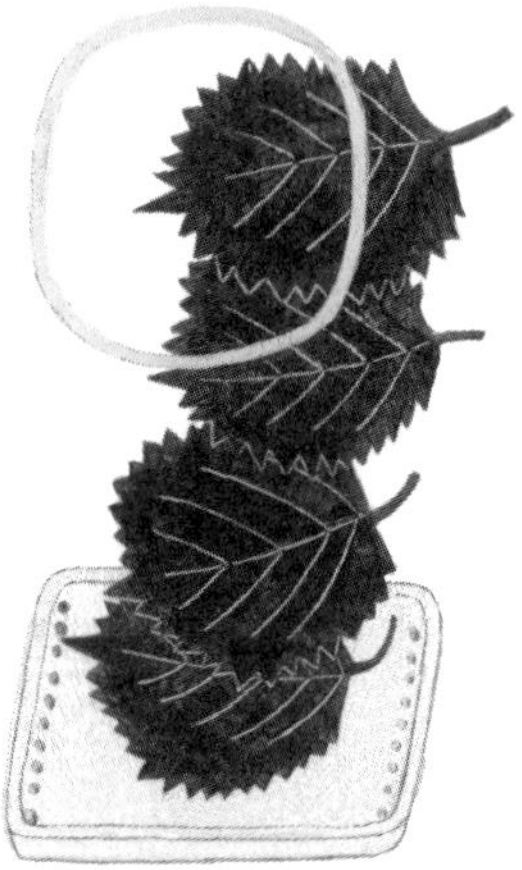

漢方医学では、心地よい香りには、「気」の巡りをよくする働きがあると考えられています。

「気」の巡りが滞る「気滞」になると、イライラしたり、落ち込みやすくなったりしがち。「気滞」を改善するため、香りのよい生薬を使った漢方薬を処方することがあります。ふだんの食事でも、香りのよい食材をとることは「気滞」の改善におすすめ。その代表が香味野菜です。

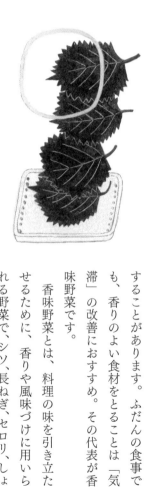

香味野菜とは、料理の味を引き立たせるために、香りや風味づけに用いられる野菜で、シソ、長ねぎ、セロリ、しょうが、にんにく、みょうが、パセリ、バジル、パクチーなどがあります。なかでもシソは、漢方薬にも使われるほど「気」の巡りをよくするパワーがあるとされます。

香りを楽しみながらおいしい料理を味わって、「気」の巡りをよくしていきましょう。

4.4

腸内環境は心の状態にも関わっています

脳は複雑な神経ネットワークをつくって、全身にありとあらゆる命令を送っていますが、それとは別に腸にも独自の神経系があります。腸と脳とは互いに情報を伝え、影響を与える関係で、これを「脳腸相関」といいます。

2月12～13日にもお話ししたセロトニンは脳で神経伝達物質として働く物質で、不足するとイライラやうつ症状などを引き起こします。このセロトニン、実は大半が腸でつくられています。

セロトニンは、トリプトファンという必須アミノ酸から合成されます。トリプトファンの代謝にもセロトニンの合成にも腸内細菌が関わっているため、善玉菌が活発に働く良い腸内環境を保つことが大切です。

このように、心の状態にまで影響を与えている腸の環境を毎日の食事で整えたいもの。腸の善玉菌の代表である乳酸菌を増やす食生活を心がけましょう。味噌や漬物、キムチなどから植物性乳酸菌を摂取するのがおすすめです。乳酸菌飲料やヨーグルトをとる場合には、甘味料や乳脂肪分のとり過ぎに注意しましょう。

4.5

イライラにはビタミンCとビタミンB_1

イライラするときに補いたい栄養素の代表格はビタミンCです。

ビタミンCは、ストレスに対抗する副腎皮質ホルモンやコラーゲンの生成に不可欠で、鉄の吸収を助け、免疫力を高める働きもあります。そのため、ビタミンCが不足すると、ストレスに弱くなりイライラしやすくなります。また、貧血や感染症にかかりやすく、皮膚や血管も脆くなってしまいます。

ビタミンCは体内でつくることができず、食品からとる必要がありますが、熱に弱く、加熱調理によって分解されてしまいます。そのため、イチゴ、キウイ、パプリカ、クレソンなど、ビタミンCが豊富に含まれ、生で食べられる果物や野菜がおすすめです。

イライラしがちなときはビタミンB_1もとっておきたいもの。ビタミンB_1は糖を代謝し、エネルギーをつくり出す働きや、神経系の働きを保つ働きがあります。不足すると倦怠感や集中力の低下、イライラにもつながります。甘いものをよく食べる方、飲酒する方、運動などでエネルギーをよく使う方は不足しやすいので、積極的にとりましょう。

ビタミンB_1は豚肉に多く含まれるので、脂身の少ないヒレ肉やモモ肉などを食べるとよいでしょう。

自律神経の切り替えが上手にできていますか

手や足を動かしたりするときとは違い、内臓や器官は自分の意思で動かすことができません。無意識に呼吸したり心臓が動いたりしているのは、主に自律神経の働きによるものです。

自律神経には交感神経と副交感神経があります。昼間は交感神経優位にしてしっかりと活動し、夜は副交感神経優位へとスムーズに切り替えができると、リラックスモードになってよく眠れるわけです。

けれども、夜遅くまで仕事をしたり、ストレスがあったりすると、いつまでも交感神経優位の状態が続き、心と体を十分に休めることができなくなってしまいます。

環境変化の多いこの季節は、自律神経の切り替えがうまくいかず、心身に不調をきたす方が多くなります。切り替えをスムーズにするために、リラックスする方法をいくつか持っておきましょう。

五感に心地よいことがリラックスモードへ導く

交感神経優位で緊張している状態から、副交感神経優位なリラックス状態へと上手に切り替えるための助けになるのが、五感に働きかけることです。

五感とは「視覚」「聴覚」「嗅覚」「味覚」「触覚」の5種類の感覚のことで、五感によって得られた外界の情報はすぐに脳に伝わるしくみになっています。そのため、五感に心地よいと思えることがあると、それが脳に伝わり、リラックス状態へ導く副交感神経を優位にしてくれるのです。

たとえば、帰宅したら照明を暖色系のやわらかい光にして（視覚）、ゆったりとした肌触りのよい服に着替え（触覚）、体にやさしくておいしいものを味や香りを楽しみながら食べ（味覚・嗅覚）、香りのよい温かいものを飲みながら、好きな音楽を聴く（嗅覚・味覚・聴覚）。このようなことを1つか2つでも取り入れることができれば、リラックス状態への切り替えがうまくいくでしょう。緊張することが多い時期は自律神経を整えるために「五感に心地よいこと」を続けていきましょう。

リラックスには締めつけない服が大切

体を締めつけるきつい服は、着ているだけで自分自身にストレスを与えます。体を締めつけることで交感神経が優位になり、緊張状態が長く続いてしまうことになり、メンタルにも悪影響を及ぼすことが考えられます。

新年度の始まりは、日中、緊張が続くということもしばしばあるでしょう。そのようなときは、可能ならば、ぴったりとしたきつい服は避けるほうがベター。服の締めつけがあるとさらに緊張状態を助長させてしまいます。

とはいえ、日中にリラックスした服装は難しいという場合は、せめて、自宅では肌触りのよいゆったりした服を着て、リラックス状態への切り替えを促しましょう。色もご自身の好みのものを選んで、視覚からも心地よさを感じるようにします。

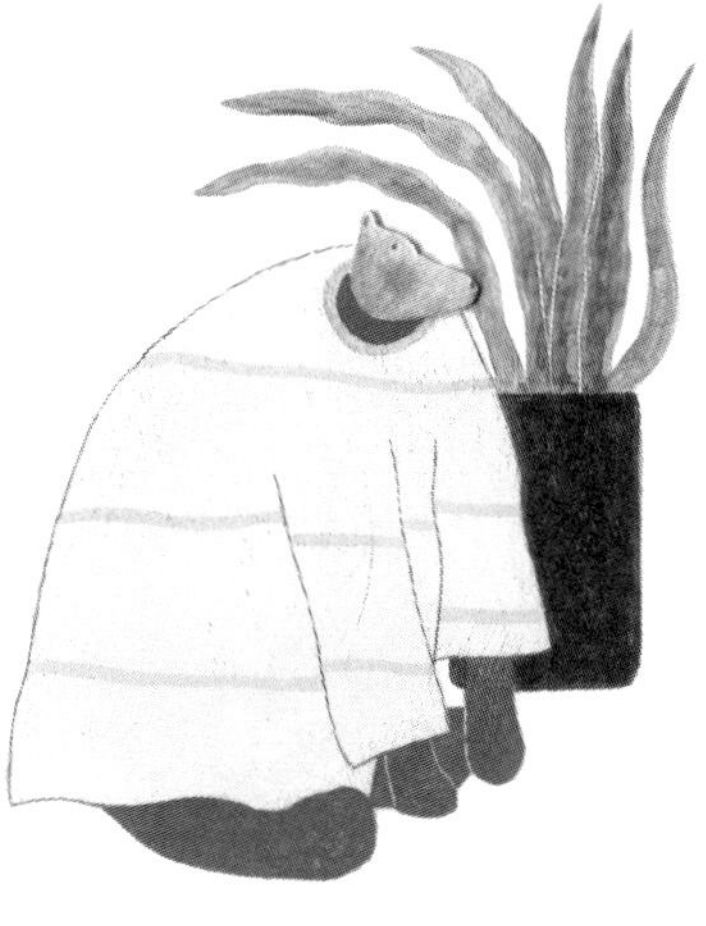

ラベンダー、カモミールの香りはストレスをやわらげます

4月7日に五感から得られた情報は脳に伝わるというお話をしましたが、脳のなかでも、本能や情動を司る大脳辺縁系という領域に直接伝わるのは、嗅覚からの情報に限られます。また、嗅覚からの情報は、自律神経や各種ホルモンの分泌をコントロールしている視床下部にも伝わります。そのため、香りは、心身にスピーディーに働きかける効果が高いと考えられます。

このメカニズムを利用した手法が「アロマテラピー」で、さまざまな症状の緩和に使われています。ストレスを感じたときも、よい香りをかぐとスムーズに副交感神経が優位になって、リラックスを促します。

リラックス効果が高いとされるのはラベンダーです。リフレッシュ効果を期待するなら、柑橘系のベルガモットがよいでしょう。甘い香りのカモミールのお茶は入眠を促してくれます。効果にこだわり過ぎず、心地よいと感じる香りを選ぶのもよいですね。アロマオイルやバスソルト、ハーブティーなどで試してみてください。

4.10

イライラ・緊張がとれないときに「抑肝散《よくかんさん》」

イライラするときや、不安なときに、「抑肝散」という漢方薬がよく使われます。

「抑肝散」は昔から、子どもの夜泣きや疳《かん》の虫といった興奮状態を抑えるのによく使われてきた薬です。また、認知症の周辺症状といわれる攻撃的な言動や興奮の抑制に効果があるとされ、最近では認知症の行動・心理症状の治療にも使われるようになってきました。

大勢の人の前で話すときや初対面の人に会うときなど、緊張するシーンでは前もって「抑肝散」を飲んでおくと緊張をほぐす効果が期待できます。

漢方薬はおだやかに効くというイメージがあるかもしれませんが、「即効性」のあるものもあります。この「抑肝散」も飲むと比較的早く効いてくるタイプの薬です。飲むと気持ちが落ち着いてきて、リラックスしやすくなるといわれています。翌日のことを考えて眠れないときなど服用をすすめることもあります。

コロナ禍では心のお悩みが増えました

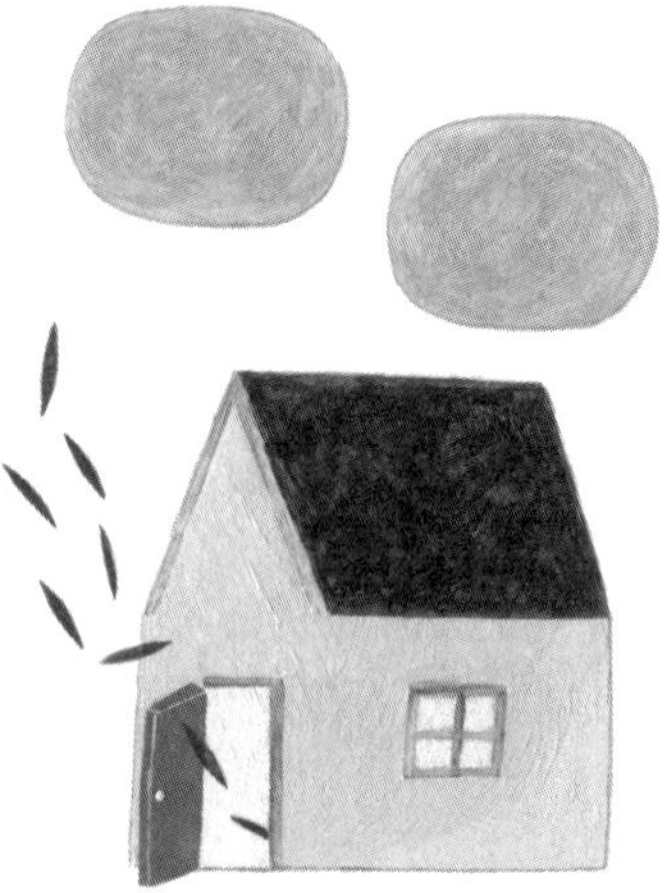

コロナ禍は人と集まることができなかったり、リモートワークが増えたりと、私たちの生活が大きく変化した年月でした。

コロナ禍のあいだ、患者さんからよく相談されるお悩みにも変化がありました。まずは、外出できないことによる運動不足や体力低下。そして、太ってしまったというのも寄せられることが増えたお悩みです。

けれども、何よりも増えたのが心の不調です。

外出できず、人と会えないことでストレスがたまり、ゆううつになったり、通勤・通学がなくなり、家族とずっと家にいることでイライラが募ったり、怒りっぽくなってしまうという声を、たくさんお聞きしました。

リモートワークは今後もますます普及していくでしょう。心をすこやかに保つためには、家での過ごし方の工夫がとても大切になってきます。

4.12

自分だけの時間がリフレッシュに

リモートワークが増え、これまでは、朝、職場に出かけたら夜まで帰ってこなかった家族がずっと家にいる。それだけでも落ち着かないのに、家族のために3食つくらなければならない……。

そんなお悩みをはじめ、家族とずっと一緒にいることに大きなストレスを感じている方に、よくお伝えしていることがあります。それは、少しでもいいから自分だけの時間をつくっていただくこと。ひとりで過ごし、ほかの誰にも気をつかわなくていい時間が心を落ち着けます。

そうはいっても、そんな時間はないという方におすすめしているのは、ひとりで買い物に行くこと。食材の調達など、買い物に行かなければいけない場面は必ずあると思います。

そんなときはひとりで、できれば景色を眺めたりしながら歩いていくのがおすすめです。のんびり自分だけの時間が持てリフレッシュできますし、軽い運動にもなって一石二鳥です。

4.13

そろそろ汗をかく準備が必要です

5月に入って急に気温が上がると、熱中症で病院に運ばれる方が増えます。真夏とくらべて、それほど気温が高くなくても熱中症になってしまうのはなぜでしょうか。

それは、体が暑さに慣れていないから。体が暑さに慣れることを「暑熱《しょねつ》順化《じゅんか》」といいます。

人は暑いと感じると、末梢血管を広げて皮膚から熱を逃がし、汗をかくことによって体温が上がらないよう調節しています。適切な血管拡張や発汗ができないと体温調節がうまくいかず、熱中症になってしまうのです。

私たちは1年中、いつでもしっかり汗をかけるわけではありません。夏に向けて気温が上がっていく前から、運動や入浴で汗腺の機能を高め、上手に汗をかける体になっておきましょう。

本格的に暑くなる前から徐々に体を暑さに慣れさせておくと、夏バテや熱中症の予防にもつながります。5月の急な暑さに備え、そろそろ汗をかける体づくりを始めましょう。

4.14

お風呂と運動で「暑熱順化」

暑熱順化には、数日から2週間程度かかるといわれています。5月になると急激に気温が上がることが増えるので、今が準備の始めどきです。

何をすればよいのかというと、シンプルに、今から汗をかく機会を増やしておけばよいのです。

汗をかく練習として最適なのは、入浴と運動です。シャワーだけですませず、なるべく毎日湯船にじっくりと浸かるようにしましょう。入浴の前後には水分補給を忘れずに。

運動では、30分程度のウォーキングがおすすめです。歩ける距離なら、乗り物を使わず歩くようにしたり、エスカレーターやエレベーターを使わず、階段を上り下りしたりするとよいでしょう。室内で運動するなら、ストレッチやスクワット、ラジオ体操などでもOK。週3日以上行うように心がけてください。

その日の体調や気温に合わせ、無理のない範囲でしっかりと水分補給しながら行いましょう。

朝が苦手な方はベッドの中で「伸び」を

朝スッキリと目覚めていますか。起きるのがつらいようなら、それは、体温が低くなっているせいかもしれません。

個人差がありますが、体温には1日の中で1℃以内の変動があるといわれています。いちばん低いのが早朝から起床時で、朝から午後にかけて体温が上がり、夕方が最も高くなります。その後、夜から朝まで少しずつ体温は下がり、早朝に最も低くなるのです。

体温が最も低い朝に起きるのは、つらいのが当たり前。けれども、ベッドの中で伸びをすることなどで、起きる前から体温を上げることができます。

息を吸いながら指先と足先に力を入れ、手の指を広げて思いっきり伸ばします。足は甲を反らすようにして伸ばします。伸ばしきったら息を吐いて脱力。

これを2～3回続けると体がポカポカしてきて、頭もスッキリ。1日を始めようという意欲がわいてきますよ。

4.16

朝のたんぱく質摂取が体を温めます

1日を快適にスタートさせるためには、朝から代謝や体温を上げることが重要です。

体と脳を目覚めさせるために役立つ行動のひとつが、朝食をとることです。朝食抜きだと、エネルギーが補給されず、体温も代謝もなかなか上がりません。また、脳のエネルギーも不足しがちに。その結果、午前中、十分な活動をしづらくなってしまいます。

朝はパンとコーヒーだけ、という方も多いかもしれません。もちろん朝食抜きよりはよいのですが、ぜひ食べていただきたいのが、「たんぱく質」を豊富に含む卵や納豆、ヨーグルトなどです。

熱は食べ物を消化・吸収する過程でもつくられるのですが、たんぱく質は糖質や脂質とくらべて、多くの熱を生み出します。このため、たんぱく質を多めにとることで効率よく体温が上がるのです。

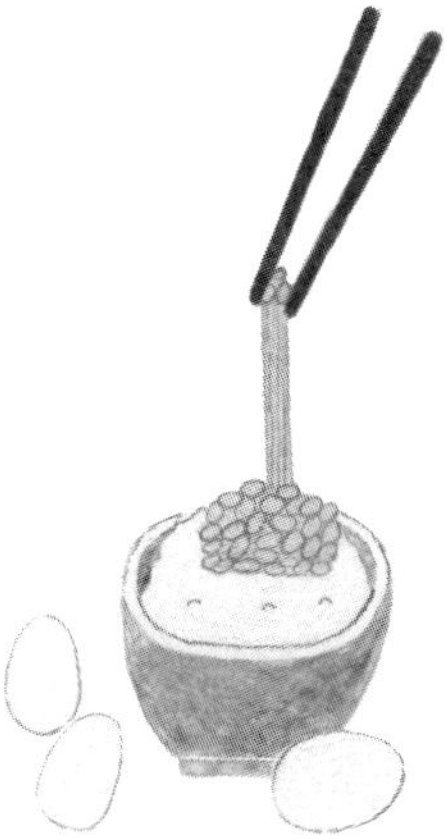

4.17

時間がない方は朝にホット豆乳

朝は大忙しという方にとって、朝食をしっかりとることは難しいかもしれません。

低くなっている朝の代謝や体温を上げるということが朝食の大切な役割です。そこで、まずは温かい飲み物を1杯だけ飲んでみましょう。胃腸への刺激となってお通じも促します。

手軽な飲み物としておすすめしたいのが温めた豆乳です。

効率よく体温を上げるにはたんぱく質をとることが重要ですが、大豆からできている豆乳にはたんぱく質が多く含まれています。また、体内で女性ホルモンのように働いてくれる大豆イソフラボンも豊富。大豆イソフラボンは肌の老化や骨粗しょう症の予防にも役立ちます。

豆乳に飽きてしまいそうになったら、きな粉や黒砂糖、はちみつを加えてほんのり甘くしてみたり、味噌やねぎなどを加えて、スープ風にアレンジするのもおすすめです。

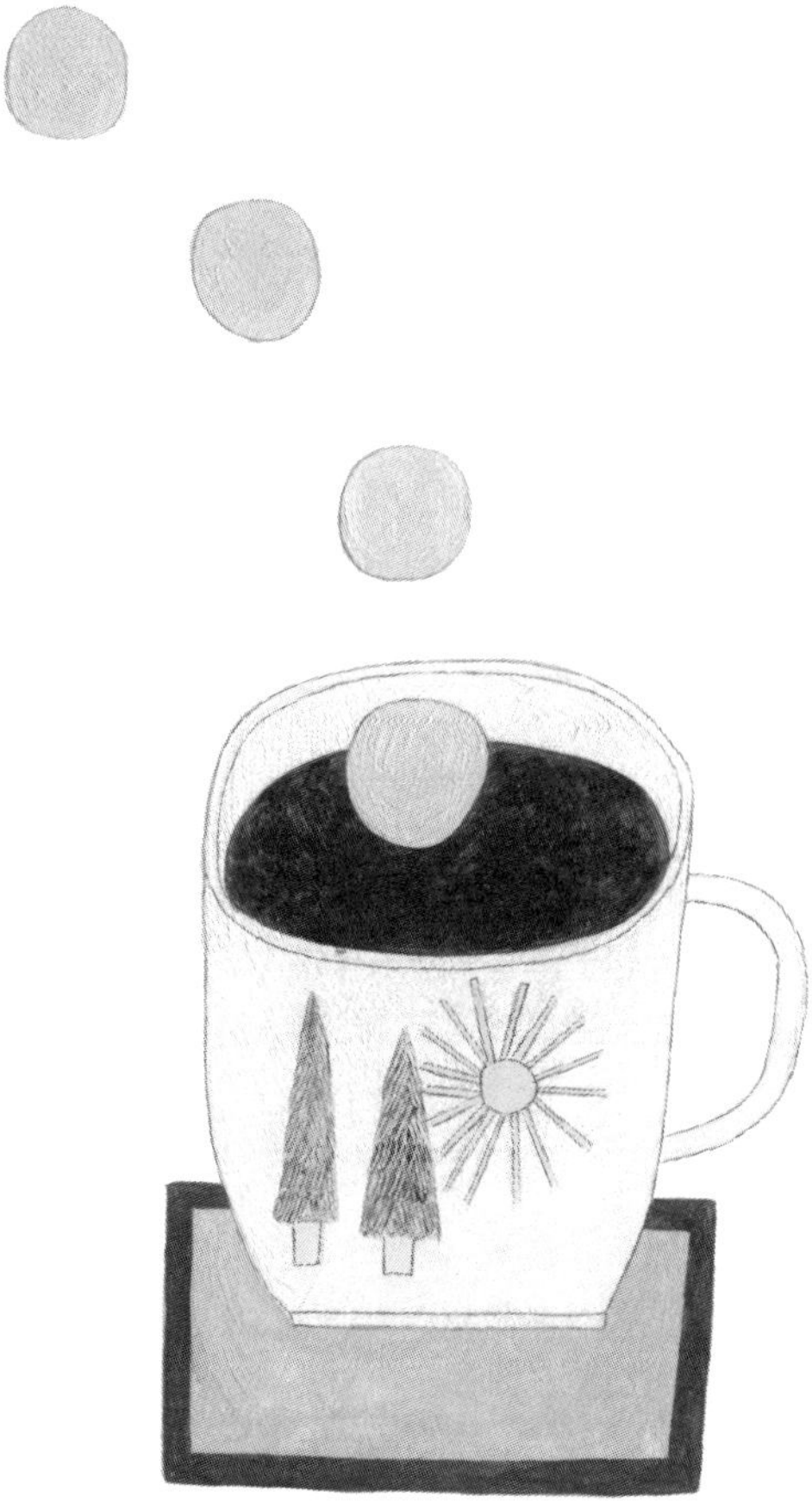

緊張から食いしばりをしていませんか

日々患者さんと接していて、気づくことがあります。それは、無意識に「食いしばり」をしている方がとても多いということです。

食いしばりは、上下の歯をグッと噛みしめている状態。本来、食事のとき以外は、上下の歯の間に軽く隙間があるのが正常な状態です。ところが、デスクワークや読書などひとつのことに集中している際にも、ぐっと力を入れるような力仕事をする際にも、無意識に食いしばっているケースがあります。

食いしばりがある方に多いのは、ストレスや緊張を抱えているということ。また、噛み合わせの悪さも食いしばりを引き起こします。

食いしばりはさまざまな不調をもたらします。歯や歯茎がダメージを受けるだけでなく、首コリや肩コリ、緊張型頭痛といった不調を引き起こすことも。さらに、長期にわたって食いしばりをしていると、あごの筋肉や顎関節にまで影響し、口を開けると痛みがでたり、口を開けづらくなったり、エラが張ってしまうこともあります。

4.19

トイレに行くときはあご体操を習慣に

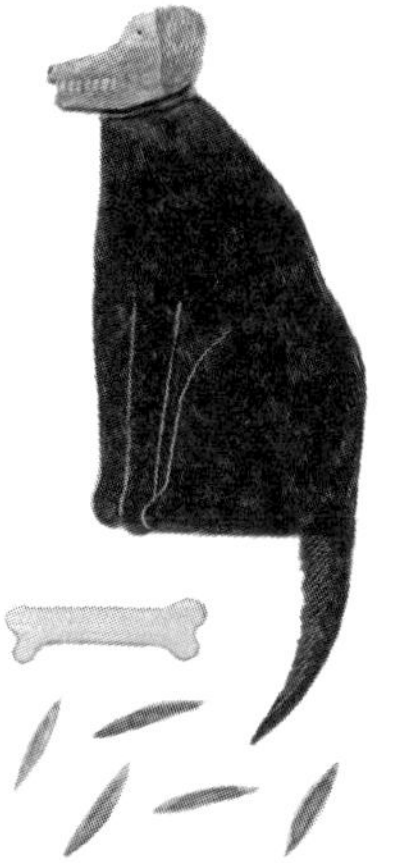

食いしばりは無意識に行っていることなので、まずは、やっていることに自分で気づくことが重要です。

意識して、ときどき食いしばりをしていないか確認しましょう。また、耳の付け根と頬の境目あたりを触ってみて、硬くなっているようなら、食いしばりをしている可能性が高いです。

食いしばりで硬くなった筋肉をほぐすのにおすすめなのが、あごのエクササイズです。

まず、口を軽く開け、次に下あごだけをゆっくり前に突き出し、数秒キープした後、元の位置に戻し、口を閉じます。これを5回くり返し、次に口を開け、下あごを左右にゆっくり動かすのを5往復くり返しましょう。

おすすめは、このエクササイズをトイレに行くたびに行うこと。そうすれば習慣にしやすく、こまめにあごまわりの筋肉の緊張をほぐせます。緊張がほぐれることでリラックスにもつながり、それが食いしばりの予防にも。嬉しい小顔効果も期待できますよ。

お腹の張りは空気を飲んでいるのかもしれません

食べ過ぎたわけでもないのに、お腹がしょっちゅう張って、苦しい。そんな不調に悩まされているとしたら、それは空気をたくさん飲み込んでしまっているせいかもしれません。

緊張しながら事の成り行きを見守っていることを「固唾《かたず》を呑む」と表現しますが、これは、思わずゴクリとつばを飲み込むということ。ストレスが多いときは、このように、無意識につばや空気を飲み込んでしまいがちです。

また、一昨日からお話ししている、食いしばりやすい方も、空気を飲み込みやすいということがわかっています。

空気を大量に飲み込んでしまうことによってお腹が張り、ゲップ、ガスが出てしまう状態を、「呑気症《どんきしょう》」または「空気嚥下症《えんげ》」といいます。ゲップやガスをがまんすることがさらにストレスになって、症状が悪化しやすくなります。

漢方医学では、呑気症は「気」の巡りが滞る「気滞」との関連が深いとされます。

4.21

空気を飲み込む早食い・ながら食いをやめる

呑気症に悩まされている患者さんの多くは、日々忙しく、仕事や家事などに追われているようです。お話をうかがうと、時間がなくて早食いをする方、仕事をしながら片手間に食事をしている方がとても多いのです。

早食いをしている方は、すすり込むようにして食べているので、大量の空気も同時に吸い込み、飲み込んでいます。また、ながら食いは食事に集中せず無意識に食べているので、やはり空気を飲み込みやすくなります。早食いとながら食いはどちらも咀嚼《そしゃく》不十分になりがちで、これもお腹が張る原因となります。

食事は、ゆっくりとよく噛んで、食べることに集中しましょう。それだけで、飲み込む空気の量を減らすことができます。

食べながら仕事をしても、それほどはかどらないもの。食事は食事で楽しみ、その後は仕事に集中する。そのほうがオンとオフの切り替えがうまくいき、仕事のパフォーマンスも上がるかもしれませんよ。

のどの詰まり感はストレス症状のひとつです

風邪をひいたわけでもないのに、何かがのどに引っかかって詰まるような不快感を覚えたことはありませんか。西洋医学では、「咽喉頭異常感症《いんこうとう》」と診断されることのある症状です。

漢方医学では、「気」の巡りが滞る「気滞」の典型症状のひとつとして、昔からよく知られており、「梅の種がのどに引っかかったような感じ」という意味で「梅核気《ばいかくき》」と呼ばれます。

主な原因のひとつはストレスと考えられています。緊張やストレスで、自律神経のうち交感神経が優位な状態が続くと、のども緊張状態が続きます。また、唾液も粘度の高いものとなり、口の中が乾きやすく、粘膜も過敏になってしまいます。すると、のどのような敏感な部位には、イガイガ感や、何かが引っかかった感じといった不快な症状があらわれやすくなるのです。

のどが不調になると、声を出すときや食事のときにも違和感があり、生活するうえで不快感も大きくなりがちです。

4.23

のどの不快感は気にし過ぎず刺激物を避けましょう

のどの詰まり感は、主に自律神経の乱れから起こります。

そのため、改善には自律神経のバランスを整えることが大切です。睡眠をしっかりとって、規則正しい生活を心がけましょう。また、緊張した状態が続かないよう、ゆったりとリラックスする時間を持つことも重要です。

「のどが詰まっている感じがする」と思うと、ずっとそればかりが気になってしまいがちに。気にすること自体が新たなストレスとなり、悪化することにつながりかねません。

症状改善のためには、「できるだけ気にしない」ことも大切です。じっとしているとのどに意識が向いてしまうので、ふだんから何か趣味を持つよう心がけ、楽しいことや好きなことに集中するのもいいですね。

食事では、極端に辛いものや味の濃いものなど、のどの粘膜に強い刺激になるようなものは控えたほうがよいでしょう。

のどの違和感が長く続くときは受診を

生活習慣を改善しても、のどの詰まり感が取れないときは放置せず、まず耳鼻咽喉科を受診しましょう。

のどの詰まり感が「咽喉頭異常感症」ではなく、別の病気によるものかもしれないからです。たとえば鼻・のど・食道に炎症やアレルギーがあったり、がんなどの病変がかくれていたりしても、その症状として、のどの違和感があらわれるケースがあります。

受診して大きな異常がないとわかったら、漢方薬を試してみるのもひとつの手。漢方医学では、「気」の巡りが滞る「気滞」が主としてのどの違和感につながると考え、「気」の巡りをよくすることで症状の改善を図ります。よく使われるのが「半夏厚朴湯《はんげこうぼくとう》」。不安や緊張感を抱えている場合や、神経性胃炎などにも有効とされます。症状を和らげることが期待できる漢方薬はほかにもあるので、「半夏厚朴湯」が効かなかったという方も、漢方専門医に相談してみることをおすすめします。

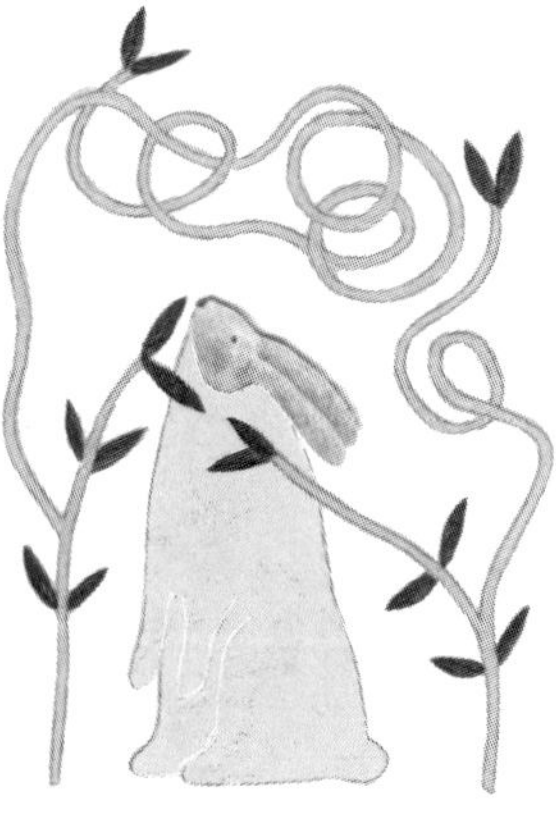

4.25

漢方医学の診察では心身全体を診ます

漢方治療が受けられる医療機関を受診したことはありますか？　未経験の方は、どんな診察なのか不安に感じるかもしれませんね。

日本では、すべての医師が漢方薬を処方することができます。その中で「漢方専門医」は、漢方医学について特に学びを深め、一定の臨床経験を積んで学会に認定されており、より専門的な知識を持って診療にあたります。

西洋医学的な検査では問題がなく、原因がはっきりしないけれど、患者さんは不調を感じているというケースでも、漢方医学的には何らかの所見があることが少なくありません。

漢方医学では「四診《ししん》」と呼ばれる手法で診察を行い、不快な症状を起こしている原因を丁寧に探していきます。

ひとつひとつの症状だけではなく、精神状態を含めたその人全体を診て、根本的な治療方針を決定していきます。

4.26

漢方医学では五感を駆使して患者さんの状態を観察します

漢方医学では「四診」という方法で患者さんを診察します。

「四診」とは「望診《ぼうしん》」「聞診《ぶんしん》」「問診《もんしん》」「切診《せっしん》」の4種類。見る、聞く、においをかぐ、触るなど五感を駆使して患者さんの体全体を観察していきます。

まずひとつめの「望診」とは、視覚で患者さんの状態を把握する方法です。姿勢や歩き方などの動作、体型、表情や顔色、肌のつやなどを見ていきます。「望診」では、舌の状態も大切な情報となります。舌の色や厚みのほか、歯形がついていないか、舌苔《ぜったい》（舌についている苔）の状態はどうかなどをチェックします。

「聞診」は、医師の聴覚と嗅覚で情報を察知する方法。患者さんの声や話し方、呼吸音、心音、お腹の音など、音を聞きます。そのほかに、口臭、体臭など、においも観察します。

「問診」は、患者さんとの対話が情報になります。症状がいつから始まったか、頻度や程度はどうかなどをうかがいます。心身全体の状態を知ることが大切なため、さまざまなことを、詳細にうかがっていきます。

「腹診」は日本で発達した診断方法

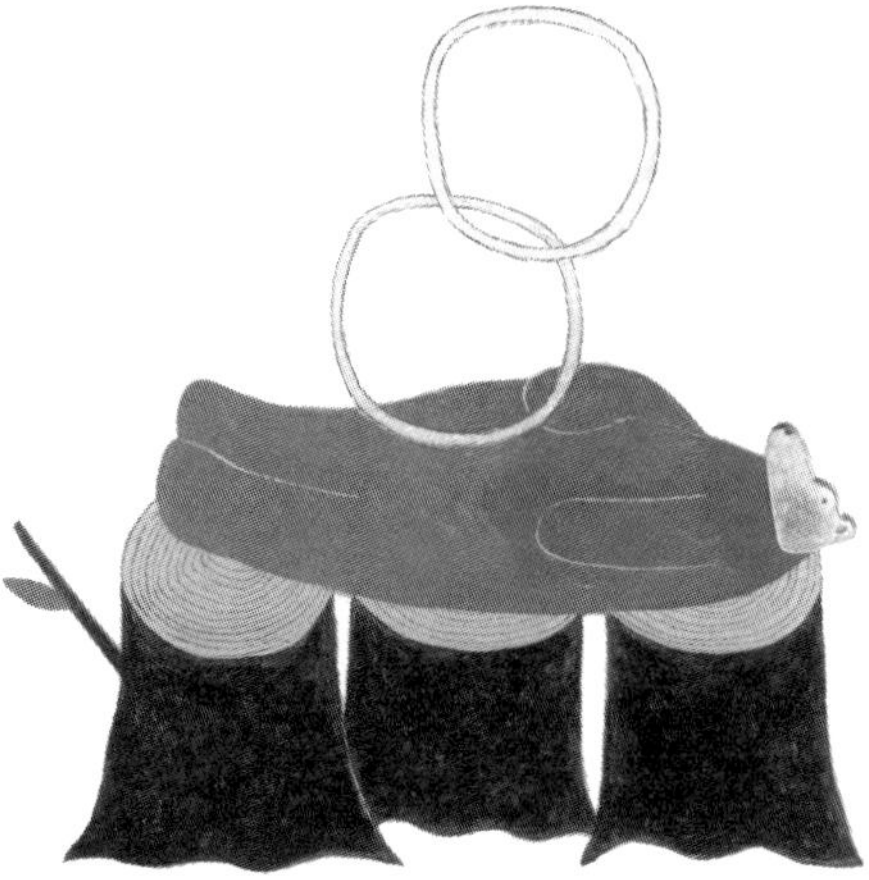

「切診」は直接患者さんに触れる方法で、「切診」の中でも、「脈診《みゃくしん》」と「腹《ふく》診《しん》」が代表的です。

「脈診」では、手首の脈を診て、脈の触れる位置、幅、強弱、リズム、不整の有無などを観察します。

「四診」は漢方医学のルーツである中国の伝統医学でも行われていますが、「腹診」は日本で特に発達した診察法で、多くの情報を得ることができます。

まず、患者さんには仰向けで寝てもらい、脚を伸ばしてもらいます。腹診では、腹部を触り、弾力性や緊張状態を把握したのち、お腹を押したときに痛みがないか、抵抗がないか、硬さがないか、動脈の拍動が亢進《こうしん》していないか、みぞおちを軽くポンポンと叩いたときにぽちゃぽちゃと音がしないかなど、特徴的な所見の有無を確認します。

「四診」の結果から漢方薬の処方や養生指導を行います

「四診」でくまなく診察していくと、いろいろなことがわかります。

患者さんの体力や抵抗力、症状や病気の勢い、そして、体を構成する3要素の「気・血・水」のうち、どれが不足しているのか、巡りが悪くなっているのか、といったことです。

「四診」の結果をもとに漢方薬の処方を決定します。漢方医学では症状が同じであっても、必ずしも同じ薬が処方されるとは限りません。同じ症状でも、原因が異なることは多々あります。また体力や抵抗力も患者さんそれぞれで異なります。原因・体力・抵抗力などすべてを考慮し処方が決定されるため、症状が同じでも、違う漢方薬が処方されることがあります。これを「同病《どうびょう》異治《いち》」といいます。

また、漢方薬の処方以外に生活における注意点など、養生のアドバイスも行います。

患者さんが漢方薬を飲み始めてからも、副作用のチェックや心身の変化を注意深く観察し、治療を進めていきます。

漢方医学の診察を受けるときのメイクは薄めに

漢方医学の診察をよりスムーズに受けていただくために、いくつかおすすめしたいことがあります。

「問診」では、患者さんにどんな症状があるかなどをうかがいます。心身全体の状態を把握するため、かなり細かい質問をすることもあります。事前に、不調に至った経緯や、症状の変化などを思い出しておくとよいでしょう。メモを持参するのもよいと思います。

顔色や肌つや、爪の状態を観察するとき、メイクやマニキュアが妨げになることがあるので控えめに。体臭や口臭も参考にするので、香水、香りの強いクリームや整髪料は控えましょう。また、舌苔も重要な情報です。診察前に舌苔を舌ブラシで磨くことや、色の濃いものの飲食は避けましょう。

「切診」を含めた触診では、お腹だけでなく、背中、腕、脚など体全体を触ることもあるので、脱ぎ着しやすい服装での受診をおすすめします。

紫外線対策で免疫力低下を防ぎましょう

明日から5月。いよいよゴールデンウイークが始まります。

旅行やアウトドアを楽しむ方は、紫外線対策をしっかりと行いましょう。5月の紫外線量は真夏に匹敵する強さになるからです。

紫外線といえば、日焼けやシワ、シミなどの元凶で美容の大敵ですが、それだけではありません。紫外線を過剰に浴びると、免疫のシステムに不調をきたすと考えられています。すると、抵抗力が低下し、病気にかかりやすくなってしまいます。また、この時期から夏にかけて紫外線による疲労が蓄積すると、それが秋にぐったりとした不調となってあらわれやすくなります。

日焼け止めを購入するとき参考にするのが、紫外線を防ぐ効果を示すSPFやPAの値です。これらは高ければいいというものでもありません。高いほど肌への負担が大きくなるため、日常使うならSPF20～30、PA+～++で十分。汗で流れやすいのでこまめに塗りなおしましょう。

紫外線は目にも大敵

肌が焼けないよう、しっかりと日焼け対策をしている方も、「目の日焼け」まで意識されているでしょうか。

目に強い紫外線を頻繁に浴びると、「白内障」や「加齢黄斑変性《かれいおうはんへんせい》」など目の病気の誘因にもなります。

白内障は、カメラのレンズのような役割を担う水晶体という部分が白く濁って視力が低下する病気です。

加齢黄斑変性は、目の網膜の中心にある黄斑という部分がむくんだり出血したりして視力が低下する病気です。

白内障は、適切な時期に手術を受ければ比較的スムーズに視力を取り戻すことができますが、加齢黄斑変性は進行すると失明に至るケースもあります。どちらも注意が必要です。

これらの病気を予防するため、屋外で過ごすときやスポーツをするときなどは、紫外線をカットする機能があるサングラスやメガネをかけることをおすすめします。

5.2

体型も「中庸《ちゅうよう》」が健康です

そろそろ薄着になる時期。体型が気になってくるかもしれません。

モデル体型にあこがれる方もいるかもしれませんが、漢方医学では体型を「中庸」に近づけることが健康維持につながると考えます。

中庸とは過不足なくバランスがいいこと。体を支える三本柱の「気・血・水」も、多過ぎることも少な過ぎることもなく、スムーズに巡り、滞りのないことがよいとされます。体型もそれと同じで、太り過ぎず、やせ過ぎないことが健康で長生きする秘訣なのです。

それでは自分にとって中庸とはどのような体格かというとき、めやすになるのがBMI値（体格指数）。BMI値の計算方法は、体重（kg）÷身長（m）÷身長（m）。身長160cm・60kgの方であれば、60（kg）÷1・6（m）÷1・6（m）＝BMI値23・4となります。BMI値22くらい（身長160cm・56kg前後）が最も健康で長生きするといわれる数値です。まずはここを中庸として目指すとよいでしょう。

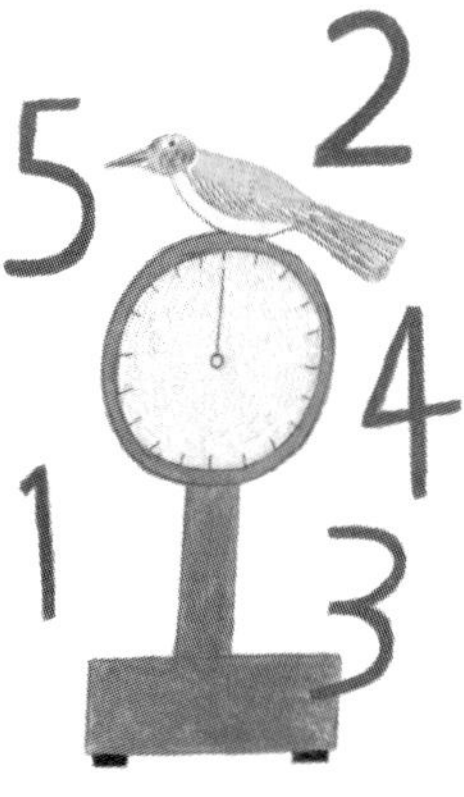

5.3

肥満の悩みに効果が期待できる漢方薬

BMI値は25以上で肥満と判定されます。標準体重の方（BMI値22）と比べると、25以上では、脂質異常症・糖尿病・高血圧などのリスクが2倍以上となり、30以上になると高度肥満として、より積極的な減量治療が必要とされています。また、乳がん、大腸がんのリスクも高まります。

　体重が増え過ぎると、ひざや腰への負担が大きくなり、関節や骨の病気を招くことも。すこやかに暮らすために、やはり肥満は改善すべきなのです。

　肥満には、漢方薬による治療を行うこともありますが、肥満のタイプによって処方する薬は異なります。

　便秘がちで、比較的体力があり、食欲旺盛で食べ過ぎてしまう方には「防《ぼう》風通聖散《ふうつうしょうさん》」がよく処方されます。一方、比較的体力がなく、水分代謝が低下してむくみやすく、太ってしまう方には、「防已黄耆湯《ぼういおうぎとう》」が処方されることが多いです。

「虚証《きょしょう》」で太れないという悩みもあります

太りやすい方がいる一方で、やせていることに悩んでいる方もいます。

特に病気はないのに、やせていて太れないという方には、子どもの頃から体力がなくて疲れやすく、胃腸が弱く寒がりで、風邪をひきやすかったという、いわゆる「虚弱体質」の方が多くいます。

漢方医学では、そういう方を「虚証」といい、「気虚」や「血虚」になりやすい体質で、「気」・「血」が不足し、体に十分な栄養を行き渡らせることができないと考えます。

短期間で体質改善するのは難しいのですが、根気よく養生することで体力をつけ、健康的な体型にすることは十分可能です。

患者さんの中にも、子どもの頃は体が弱くやせていたけれど、養生を心がけていたら、成長してからはすっかり丈夫になったという方が何人もいらっしゃいます。

「うさぎとかめ」のかめのように、「地道に一歩一歩」が大切なのですね。

太れず疲れやすい方は胃腸をいたわることから始めましょう

子どもの頃からやせていて疲れやすい方は、体質的に「気虚」や「血虚」になりやすく、胃腸の機能が弱いと考えられます。そのため、体質改善は、胃腸をいたわることから始めるとよいでしょう。

食事では、胃腸に負担がかかりにくい、温かくて消化のよいものを中心に食べ、エネルギーを上手に取り込みましょう。

筋肉のもとになるたんぱく質は、しっかりとります。脂質は消化に時間がかかるので、脂質が少なく、たんぱく質が豊富な豆腐や納豆、白身の魚、ささみなどがおすすめです。

刺激の強い香辛料は控えめにしていただきたいですが、しょうがや山椒など、消化促進作用や健胃作用があるとされる香辛料を適度に使うのはよいでしょう。新陳代謝を活発にすることにもつながります。

また、過剰な水分によって胃液が薄められ、消化不良を起こすことがあるので、水分のとり過ぎには注意してください。

5.6

季節の気候は体調に大きく関わります

5月ともなると、初夏の気配も感じ始める時期です。この本ではこれまで冬、春と、季節ごとに起きやすい不調についてもお話ししてきました。漢方医学では、それぞれの時期の気候が、私たちの体に大きく影響を与えると考えます。

気候変化は「風《ふう》・寒《かん》・暑《しょ》・湿《しつ》・燥《そう》・火《か》」の6つに分けられ、「六気《ろっき》」と呼ばれます。

暖かくなり始め、強い風が吹く季節を「風」といいます。気温の上昇は

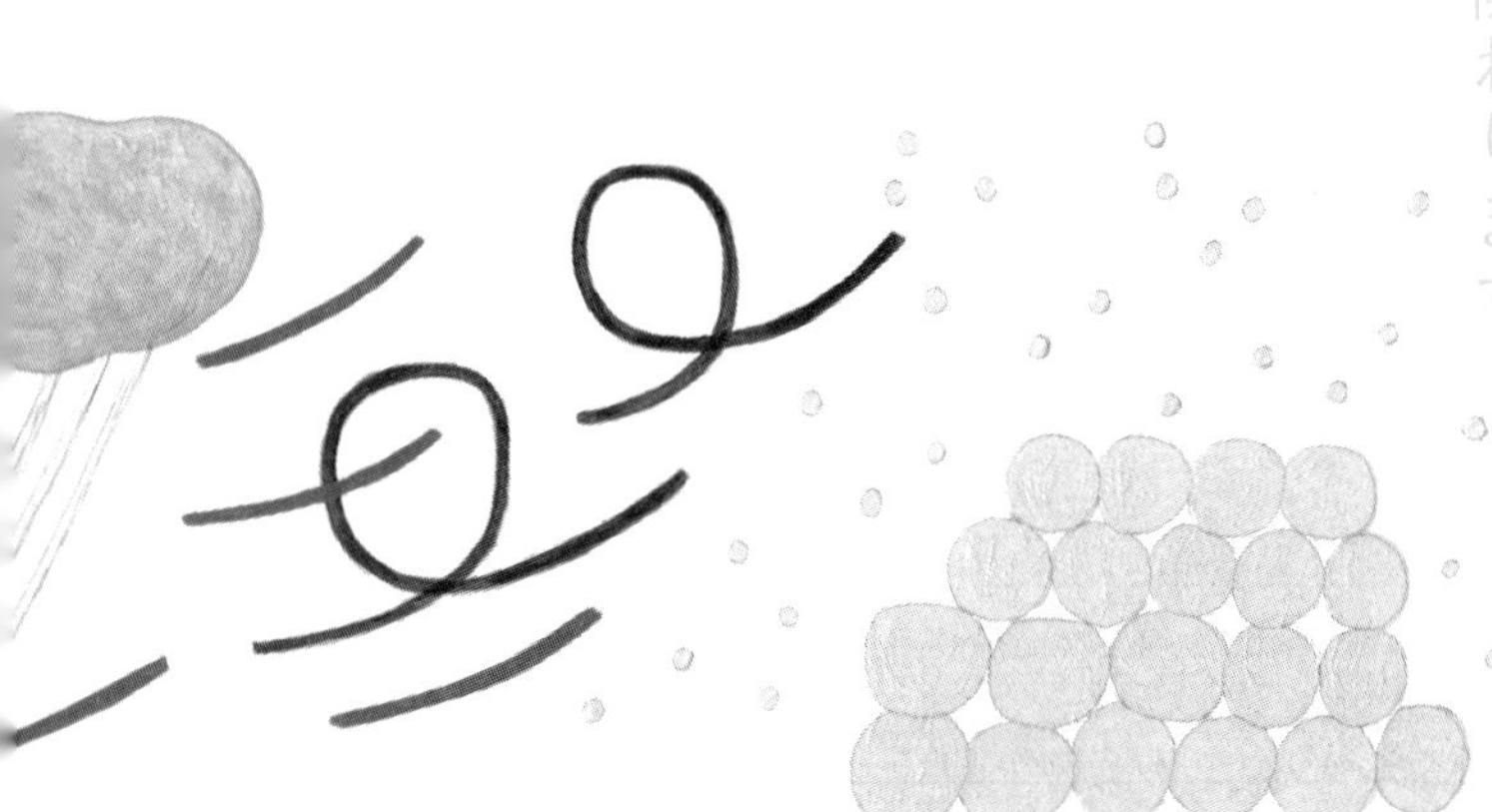

「暑」、さらに亢進したものは「火」とされ、最も暑い季節のことです。

湿度の高い「湿」は夏の中でも湿度の高い時期。湿度が低下し、涼しさと乾燥が始まる季節を「燥」、気温の低下は「寒」とされ、寒い季節のことを指します。

「六気」は自然界の気候変化で、基本的には無害なものです。しかし、過剰な状態になったり、本来の時期に反して出現したりするなど、「六気」に異常が起き、人体に障害を与える「六《ろく》邪《じゃ》」になってしまうと、それぞれが「風邪《ふうじゃ》・寒邪《かんじゃ》・暑邪《しょじゃ》・湿邪《しつじゃ》・燥邪《そうじゃ》・火《か》邪《じゃ》」として私たちの健康を脅かします。

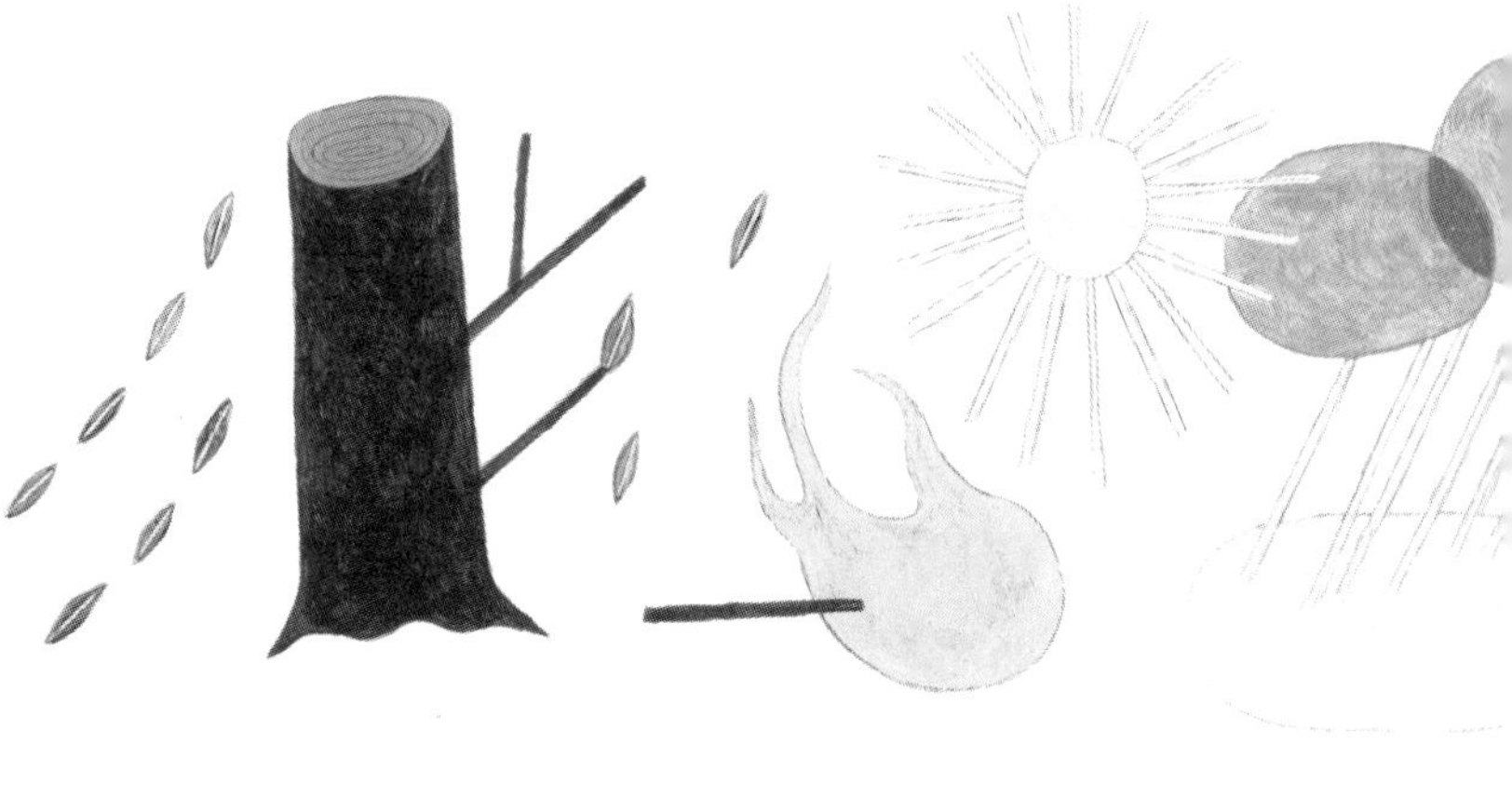

季節ごとに異なる「邪気」が台頭します

日本は1年を通じて、季節の違いが比較的はっきりとしている土地です。それはすなわち、時期ごとに異なる「邪気」があるということ。それぞれ異なる性質を持ち、体調に与える影響も異なることを意味します。

まず、冬に台頭するのは「寒邪」です。「寒邪」、すなわち寒さは、漢方医学でさまざまな不調の元凶といわれる「冷え」を生みます。

「寒邪」が侵入すると体が冷えて硬くなり、痛みを感じやすくなります。具体的には、頭痛、首・肩のコリ、関節痛、腹痛、下痢などが起こりがちです。

春に起こりやすいのは「風邪《ふうじゃ》」。「風」による悪影響で、「風邪」が侵入すると感冒（病気のほうの風邪《かぜ》）の初期症状（寒気・頭痛・のどの痛み・鼻水など）が起こります。

また、「風邪」には上昇や発散といった性質があるため、目がかゆい、鼻がグズグズする、頭がボーッとする、ソワソワ落ち着かないといった、主に上半身や体の表面に不調が起こりやすくなります。さらに、症状の移り変わりが早いことも特徴です。

なお、「風邪」は「火邪」や「寒邪」などほかの「邪気」と絡み合って同時に体に悪影響を及ぼすこともあります。

5.8

海に囲まれた日本は「湿邪」が悩みに

日本では1年を通じて、異なる「邪気」が次々と勢力を増します。

冬の「寒邪」、春の「風邪」に続いて梅雨どきから勢力を増すのが、湿気による「湿邪」。体内の「水」のバランスが崩れやすくなります。

「湿邪」が侵入すると、体に重だるさ、むくみ、頭重《ずじゅう》感、吐き気、軟便・下痢といった症状が起こりやすくなります。海に囲まれ、湿度の高くなりがちな日本は、梅雨に限らず、年間を通して「湿邪」に悩まされやすい土地といえるでしょう。

続いて、春から夏に起こりやすいのが「暑邪」。「暑邪」が侵入すると、高熱、顔が赤くなる、口が乾く、大量に汗をかく、だるさといった症状が起こりやすくなります。また、「暑邪」は「湿邪」とともに侵入しやすい傾向があります。

そして、「暑邪」よりもさらに激しい暑さによる悪影響が「火邪」。「火邪」が侵入すると熱が高まり、炎症を起こしやすくなります。「暑邪」と同様に、高熱、顔が赤くなる、大量の汗といった症状が強く出るほか、強い炎症（化膿や腫れを伴う湿疹、激しいのどの痛みなど）、出血（鼻血、血尿、血便、目の充血など）、イライラなども起こりやすくなります。

5.9

季節と生活環境で養生を考えましょう

「暑邪」「火邪」が起こる暑い夏を過ぎて訪れる秋。秋は乾燥である「燥邪」が起こりやすくなります。

乾燥しすぎた気候が、体の表面の潤いも内部の潤いも奪ってしまいます。そのため「燥邪」が侵入すると、皮膚や髪の毛の乾燥だけでなく、ドライアイ、ドライマウス、空咳、乾燥してのどが痛い、便秘といった症状を起こしやすくなります。

漢方医学では、こういった気候の変化に着目し、それぞれの「邪気」への抵抗力を高める季節の養生を重んじます。

ただ、現代では冷暖房によって屋内の環境がかなり変化していますから、単純に季節だけで養生を考えることができない部分もあります。たとえば、夏でも、冷房で冷やし過ぎたり、冷たいものばかり食べたり飲んだりすることで、「寒邪」による体調不良が起きてしまうというような状況です。

1年をすこやかに暮らしていくには、本来の季節の養生に加え、生活環境に合わせた臨機応変な対応が大切。たとえば、冬と夏は冷えと暑さ両方の対策をするといったことです。この本でも、現代の環境に合わせた季節の養生をご紹介していきます。

健康診断を受けていますか

年度が替わった4月から5月にかけて、職場などで健康診断を受ける方も多いのではないでしょうか。

みなさんは毎年きちんと健康診断を受けていますか？　もう何年も受けていないという方は、今年はぜひ受けていただきたいと思います。というのも、がんや生活習慣病の中には、早期の段階では自覚症状がないものも多く、進行してようやく何らかの症状があらわれることがあるからです。

毎年健診を受けておけば、自覚症状のない段階の異常を検査で見つけやすくなります。早期発見はすなわち、早い段階で生活改善や治療を始められるということ。生活習慣病の予備軍であれば、食事や運動の見直しを行うことで正常に戻せることもありますし、がんなど悪性のものが見つかった場合でも、早期であれば体に負担の少ない治療ですむケースもあり、完治率も高くなります。

毎年、特定健診など一般的な健康診断は受けていただきたいのですが、それ以外にも定期的に受けることをおすすめしたい検診があります。それについてはこの後でご紹介します。

閉経後も乳がん・婦人科検診は必要です

「閉経したら、婦人科検診はもう受けなくていいですか」と聞かれることがあります。閉経後は婦人科系のトラブルが減る、というイメージがあるのかもしれません。けれども、50代以降に子宮体がんや卵巣がんなど、婦人科系の病気を発症する方は少なくありません。婦人科検診は少なくとも2年に1回は継続して受けるようにしましょう。

同様に、乳がん検診も必要です。乳がんの罹患率は30代から増え始め、40代半ばから後半に一度ピークを迎え、その後やや横ばいから減少しますが、60代から70代まで再び増加傾向となります。その後の世代の罹患率減少もゆるやかです。※1

乳がんにおいても早期発見での治療が望ましく、年代に関係なく継続して検査を受けるようにしましょう。マンモグラフィーと超音波検査（エコー）は見つけやすい異常がそれぞれ異なるため、できるだけ併用して、2年に1回は受けることをおすすめします。

また、閉経後は骨粗しょう症のリスクが高まるため、毎年、骨密度の検査を受け、必要に応じて早めに対処しましょう。

※1 参考：国立がん研究センター がん統計 がん種別統計情報：乳房 2019

5.12

婦人科検診の検査項目を確認してみましょう

20歳以降の性交経験がある方であれば、少なくとも2年に1回は婦人科検診を受けていただきたいのですが、婦人科検診にはどんな検査項目があるかご存じでしょうか。

婦人科検診では、子宮頸がんの早期発見を目的とした子宮頸部細胞診と内診を行うのが一般的ですが、これに加えて受けていただきたい検査に「経膣《けいちつ》超音波検査」があります。

経膣超音波検査とは、膣から超音波の機械を入れて、子宮全体や卵巣を調べる検査です。

内診だけでは発見することが難しい婦人科系の病気は、いくつもあります。そのため、経膣超音波検査をぜひ受けていただきたいのです。

これは体への負担が少ない検査で、子宮内膜症、子宮筋腫、卵巣嚢腫などをチェックすることができます。また、無症状で経過しやすい卵巣がんの発見につながる場合もありますので、次の検診では、受けることを検討してみてください。

子宮体がん検査の必要性は個人差があります

近年罹患する方が増えている子宮体がんの検査についてですが、痛みや出血を伴いやすい検査のため、無症状の方が誰でも積極的に受けるという検査ではありません。

不正出血などの症状がある方や、先にお話しした経膣超音波検査で子宮内膜肥厚などの所見がある方に対し、婦人科医が必要と判断した場合に、次のステップとして、子宮体がんの検査が行われます。

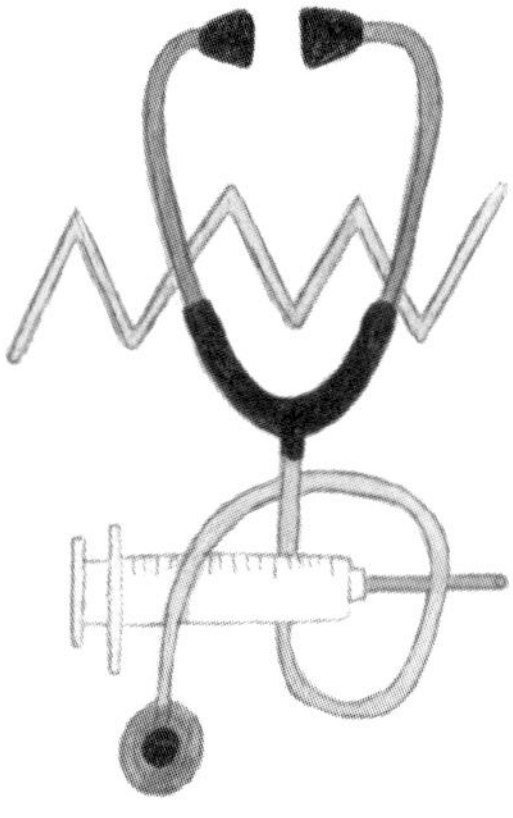

高血圧や糖尿病の方、肥満の方、出産経験がない方、乳がんのホルモン療法を受けている方、更年期症候群でホルモン補充療法を受けている方などは、子宮体がんのリスクが高くなります。当てはまる方は、検査を受けるタイミングや検査間隔など、婦人科で相談することをおすすめします。

胃と大腸は内視鏡検査を

胃がん検診はバリウムでの検査が一般的ですが、より精度の高い検査として、「胃内視鏡検査」があります。40代からは2年に1回は受けることをおすすめします。

もうひとつおすすめしたいのは「大腸内視鏡検査」です。大腸がんは40代から増え始め、年齢が高くなるほど増加します。一般的な健診では、便中に血液が混じっていないかを調べる便潜血検査があり、便潜血陽性を指摘された方のうち2〜3％で大腸がんが発見されます。

便潜血陽性を指摘された際、「どうせ痔だろう」と放置するのは大変危険です。必ず大腸内視鏡検査を受けてください。大腸ポリープの段階であれば、内視鏡による切除で済む可能性が高くなります。大きくなるほどがん化する率が上がるため、小さなうちに発見することが大事です。

大腸ポリープの段階では多くの場合無症状です。便潜血も陰性となることがあるため、大腸がんが増え始める40代以上では、大腸内視鏡検査を一度受けることをおすすめします。結果次第で、次は何年後に検査を受ければよいか提示されると思いますので、指示に従いましょう。

沈黙の臓器の異常を見つけやすい腹部超音波検査

異常があっても自覚症状があらわれにくく、自覚する頃にはすでに病気が進行している……。そのような特徴から「沈黙の臓器」と呼ばれているのが肝臓、すい臓、腎臓です。特にすい臓は胃の裏側にあるため、異常があってもなかなか発見するのが難しいとされてきました。

これら沈黙の臓器の異常を見つけやすい検査のひとつが腹部超音波検査です。腹部の表面に検査用のゼリーを塗って超音波の出る機械を当て、体内の臓器からはね返ってくる超音波を画像として映し出します。肝臓がん、すい臓がん、腎臓がんは40～50代から増え始めます。腹部超音波検査は体への負担が少なく、肝臓やすい臓、腎臓の早期がんのサインを発見しやすいので、40代から年1回受けておくと安心です。

ただし、胃や腸にガスがたまっている場合や、脂肪が多い方の場合、超音波検査ではすい臓が見えづらくなります。ほかの検査との総合的な判断で、CTなどの検査をすすめられる場合もありますので指示に従ってください。

5.16

気になる症状があれば甲状腺の検査を

やる気が起こらない、だるさが続くなど、「疲れているだけだろう」と放っておかれやすい不調の陰に、甲状腺の異常が隠れていることがあります。甲状腺の病気は女性に多いので注意が必要です。

代表的なのは、甲状腺ホルモンを過剰に産生し、甲状腺機能が亢進する「バセドウ病」と、甲状腺に慢性炎症が起きてしまう「橋本病」です。

バセドウ病は甲状腺腫大、頻脈（脈がはやくなる）、眼球が飛び出て見えることが代表的な症状といわれていますが、必ず3つともあらわれるわけではありません。甲状腺機能が亢進することで、多汗、体重減少、動悸、息切れ、疲労感、手の震えなどの症状が出やすくなります。

一方、橋本病でも甲状腺は腫大します。慢性炎症により少しずつ甲状腺が破壊され、甲状腺ホルモンがつくられにくくなると、甲状腺機能が低下してしまいます。そうなると、むくみ、だるさ、無気力、寒がり、太りやすいといった症状が出やすくなります。

血液検査と超音波検査を受ければ、甲状腺の病気があるかどうかわかるので、思い当たる症状があったら、検査を受けることをおすすめします。

結果は捨てずに保存して過去のデータと比較を

健康診断や検診の結果が返ってきて確認したら、そのままゴミ箱に捨てていませんか？　たとえ「要治療」や「要精密検査」という指摘がなくても、結果は捨てずに保管しておきましょう。体調不良時、また持病の定期受診時でも、健診・検診結果を提出して頂けると、受診前のさまざまな情報がわかり、診断や今後の治療に役立つこともあるからです。

また、体重や血圧、血糖値、コレステロール、中性脂肪など、最新の結果を過去の結果と比較することも大事です。以前よりも悪くなっている数値があれば、それが基準値の範囲内であっても見過ごせない場合があります。

自覚症状がないからといって、血圧、血糖値、脂質、肝機能などの異常を放置してしまうのはよくありません。食生活で改善すべきことはないか、飲食の量や回数が増えていないか、運動不足になっていないかなど、生活習慣を見直すきっかけにしたいものです。

毎年の数値の推移が一目でわかるよう、ファイリングしておくとよいでしょう。

「気・血・水」のバランスをチェックしてみましょう

漢方医学では、「気」「血」「水」が過不足なく存在し、互いに影響しながら、滞りなく、バランスよく巡っていく状態が健康を保つと考えます。

持って生まれた体質や長年の生活習慣に加え、その時々の環境変化が「気・血・水」の状態に大きな影響を与えます。

ここから、「気・血・水」、それぞれの量や巡りがアンバランスになっている状態で起きやすい症状と、それぞれに適したケア法をご紹介します。

セルフチェックで「気・血・水」のバランスがどうなっているかを厳密に知ることは難しいですが、特徴的な症状に多く心当たりがあれば、おおよその傾向がわかります。

傾向をチェックして、セルフケアに役立てましょう。

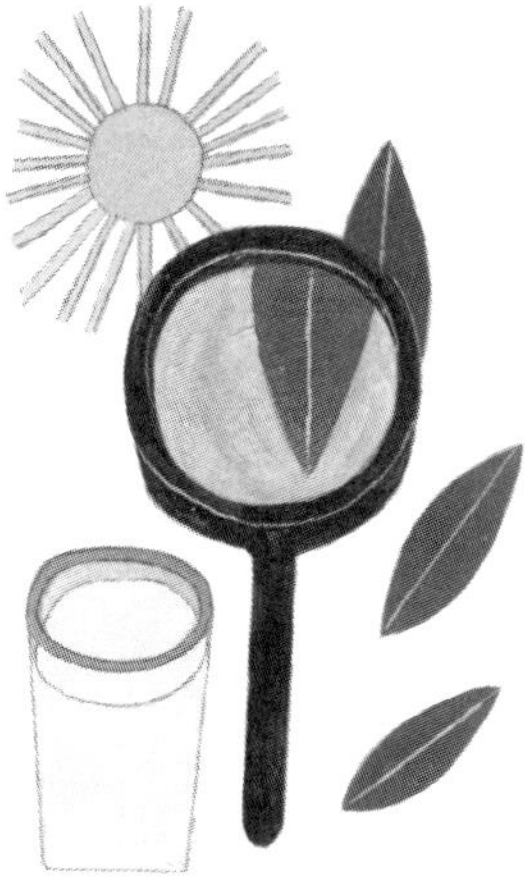

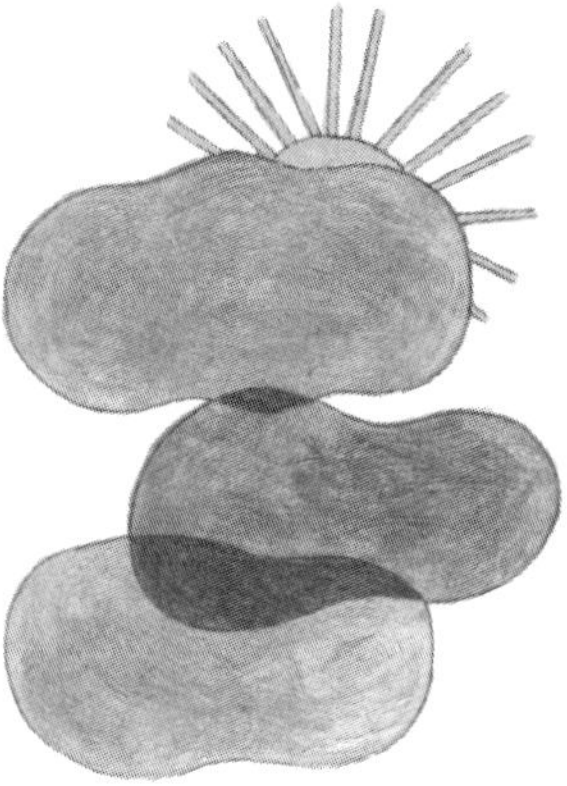

「気虚」は「気」（エネルギー）が不足しているために、元気が出ない状態です。

「気」は食べ物を消化・吸収したり呼吸したりすることで体内に取り込まれますが、過労で「気」を消耗したり、胃腸が弱ってエネルギーをうまく取り込めなかったりすると、エネルギー不足の状態である「気虚」に陥ります。

次のチェック項目のような症状はありますか？

「気虚」の傾向があるかチェック

□胃腸が弱っている
□食欲がない
□疲れやすい
□風邪をひきやすい・感染症にかかりやすい
□朝起きるのがつらい
□体温が36℃未満だ
□食後すぐ眠くなる
□目や声に力がない
□やる気が出ない

5.20

「気虚」ケアは休養と胃腸をいたわること

前日のチェック項目に数多く当てはまるようなら、今のあなたは「気虚」の傾向があるかもしれません。疲れ過ぎることを避けてしっかり休養をとり、胃腸もいたわりましょう。

食事面では、温かく、消化のよいものを選ぶのがポイント。低脂質で消化のよい白身魚や鶏肉、豆腐などから良質のたんぱく質をとりましょう。胃腸の機能を改善して、エネルギーを取り込める体をつくります。

米やいも類、豆類は「気」を補う働きがあるとされています。やわらかく炊いたり煮込んだりしたものを、よく嚙んで食べましょう。

甘いものも、適量であれば滋養強壮効果が期待できます。体にやさしい素材を使ったものがおすすめです。

体力づくりのため、軽い運動を日々の生活に取り入れましょう。おすすめはウォーキングやヨガ、ストレッチなど、ゆっくり行えるもの。継続することで、少しずつ体力が向上していきます。

5.21

「気滞」の傾向があるかチェック

「気滞」はストレスなどによって、「気」の巡りが滞っている状態です。

ストレス反応の中枢である視床下部は、自律神経機能の制御や、女性ホルモン分泌にも深く関わっていることから、過度のストレスがあると自律神経が乱れやすくなるだけでなく、女性ホルモンのバランスも崩れやすくなります。その結果、心と体にさまざまな不調をきたすのです。

「気滞」になりやすい方は几帳面でがんばり屋であることが多く、ストレスを発散することが苦手なため、自分を追い詰めてしまいがちです。

次のチェック項目のような症状はありますか？

□のどが詰まったような違和感がある
□くよくよ考えてしまい、考えが堂々巡りになりやすい
□ゲップが出やすい
□お腹が張る
□生理前の不調（気分変動・胸の張りなど）が出やすい
□ゆううつ感や閉塞感がある
□不安を感じることが多い
□言いたいことが言えない
□ささいなことが気になって眠れない

5.22

「気滞」ケアは心地よいことを取り入れる

前日のチェック項目に数多く当てはまるようなら、今のあなたは「気滞」の傾向があるかもしれません。心が疲れていることを自覚し、がんばり過ぎている自分をいたわりましょう。

ビタミンCやビタミンB_1が不足するとイライラにつながるため、ビタミンCが豊富なイチゴなど旬の果物、ビタミンB_1が豊富な豚肉などを積極的にとることをおすすめします。

そのほか、シソや三つ葉、セロリなどの香味野菜や、レモンやみかんなどの柑橘類の香りは「気」を巡らせて、リフレッシュによいとされます。

また、マッサージや好きな香りのアロマ、ハーブティーなどは、緊張を解き放つのに役立ちます。

大切なのは、自分が心地よいと思えることでリラックスする時間を持つこと。そうして「気」の巡りを促し、自律神経のバランスを改善していきましょう。

「気逆」の傾向があるかチェック

「気逆」とは「気」の巡りが乱れ、本来は上半身から下半身に行くはずの「気」が逆行し、突き上げるように上がってくる状態で、突然の動悸や頭痛、こみあげるような咳やしゃっくりが起こりやすくなります。また、「気」の上昇に伴って熱も上半身にこもりやすく、のぼせ、顔が真っ赤になるといった症状が出やすくなるのも特徴です。

ストレスが原因になることもあり、更年期や生理前など、女性ホルモンの変動が大きい時期に、「気逆」になりやすい傾向があります。

次のチェック項目のような症状はありますか？

□発作的に頭痛が起こりやすい
□急にめまいが起こりやすい
□突然、動悸がする
□こみ上げるような咳やしゃっくりが出る
□のぼせや、冷えのぼせ（上半身はのぼせ、下半身は冷える）がある
□顔が真っ赤になりやすい
□焦燥感がある
□すぐに驚いてしまう
□イライラしがち

「気逆」ケアはイライラの連鎖を断ち切る

前日のチェック項目に数多く当てはまるようなら、今のあなたは「気逆」の傾向があるかもしれません。

「気」が上がり過ぎている状態、また、それに伴い上半身に熱もこもりやすくなっている状態なので、まずはその「気」を下ろすことが必要です。

シナモンには「気」を下ろす働きがあるとされ、「桂皮《けいひ》」という生薬として「気逆」の改善によく使われます。シナモンパウダーを飲み物にひと振りするなど、食事に取り入れるとよいでしょう。また、セロリも「気」を下ろすのに役立つおすすめの食材です。

足もとを温めることも、上半身にこもった熱を発散させ、「気」を下ろしやすくするといわれています。足湯もよい方法です。もちろん、ゆっくり入浴するのもいいでしょう。

イライラするとますます気が上がってしまうので、見ていてイライラするようなテレビ番組やネットの書き込みなどは、避けるように心がけましょう。「気滞」ケアと同様に、好みのものでよいので、リラックスできる音楽や香りを取り入れ、体を休めましょう。

5.25

「血虚」は、体内を循環する「血」が不足している状態です。顔が青白く、集中力が落ちてミスが増えるといったことも起こりやすくなります。

「血虚」の状態は、血液だけでなく、運んでいく酸素や栄養素も不足するため、体の末端に栄養が届きづらくなります。その結果、皮膚の乾燥、肌つやがない、爪のトラブル（爪が割れやすい、二枚爪）、抜け毛が多い、白髪が増えるなどの症状が起こりやすくなります。

次のチェック項目のような症状はありますか？

「血虚」の傾向があるかチェック

□顔色が青白く、肌につやがない
□唇や肌が乾燥している
□白髪や抜け毛が気になる
□爪がもろい
□動悸やふらつきをよく感じる
□熟睡できない（中途覚醒、夢が多い）
□生理周期が乱れがちで、経血量が少ない
□足がつりやすい
□コロコロした便が出る

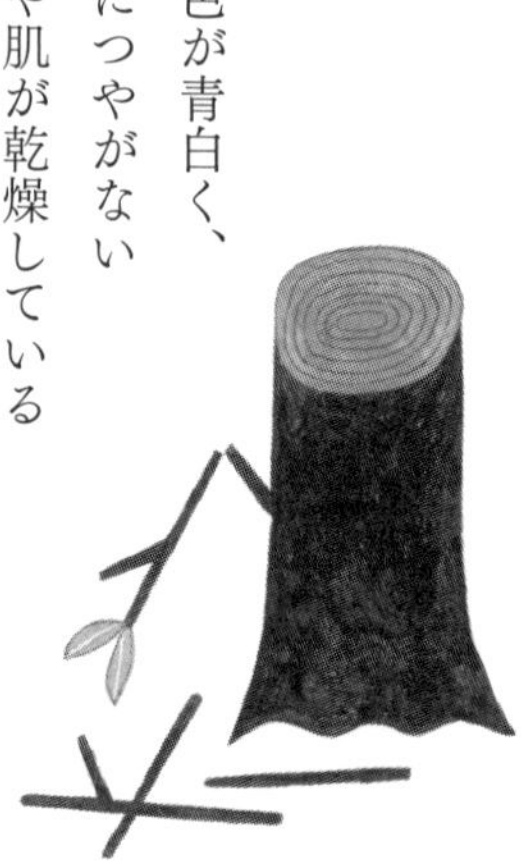

「血虚」ケアは赤と黒の食材をとる

前日のチェック項目に数多く当てはまるようなら、今のあなたは「血虚」の傾向があるかもしれません。

赤い色と黒い色の食べ物は「血」を補う働きがあると考えられています。

赤ならトマト、ニンジン、クコの実のほか、赤身肉、レバーなどを取り入れましょう。黒なら黒ごま、黒豆、黒きくらげ、ひじきなどがおすすめです。そのほか、卵やほうれん草なども補血作用に優れているとされます。

また、目を使い過ぎると「血」の消耗が激しくなるので、スマートフォンやパソコンで目を酷使するのはなるべく避けましょう。

体を動かすことも大切ですが、激しい運動は逆効果です。次の日に疲れを残さない程度の軽い運動にしておきましょう。

また、体に栄養や潤いが不足している状態なので、食事に気をつける、細かなスキンケアを行うなど、体の内外からの補給も心がけましょう。

「瘀血」の傾向があるかチェック

「瘀血」は「血」の巡りが悪く、停滞している状態です。酸素や栄養が全身に届きにくく、老廃物の回収も滞りがちで代謝が低下するため、太りやすくなり、吹き出物やニキビなどの肌トラブルも起こりやすくなります。

「瘀血」によって起きる痛みは頭痛、肩コリ、生理痛などが多く、特徴はズキズキとした痛みで、毎回、同じ場所が痛みやすく、夜間に痛みが強くなりやすい傾向があります。また、「瘀血」では、停滞して塊をつくりやすい状態にもなるため、生理の際にレバーのような塊の経血が出やすく、子宮筋腫や卵巣嚢腫など女性特有の病気を引き起こすリスクも高まります。

次のチェック項目のような症状はありますか？

□顔色がくすみ、つやがない
□唇、歯茎の色が黒っぽい
□目の下にクマができやすい
□顔や手足のシミが気になる
□赤黒いニキビや吹き出物ができやすい
□腕や脚の血管が浮き出ている
□慢性的な頭痛や肩コリがある
□生理痛がつらい
□生理のときレバーのような血の塊が出る

5.28

「瘀血」ケアはこまめに体を動かして

前日のチェック項目に数多く当てはまるようなら、今のあなたは「瘀血」の傾向があるかもしれません。

「血」がスムーズに流れていない状態なので、「血」の巡りをよくすることを心がけましょう。

血流が悪くなると「瘀血」も悪化しやすくなります。締めつけのきつい下着や服、靴は、血流が悪くなるため避けましょう。座りっぱなしなど、長時間同じ姿勢の方も要注意。こまめに動くことを意識しましょう。仕事中でも、座ったまま足首の曲げ伸ばし、足首を回す程度ならできますよね。血行改善のために運動するなら、軽く汗をかくぐらいの全身運動が有効です。ウォーキングやジョギング、水泳（温水プール）などをおすすめします。

また、脂質の多い食品は血中のコレステロールや中性脂肪を増やし、血液の流れが滞りがちになるので控えめに。血液をサラサラにして血流改善を促すＤＨＡやＥＰＡを多く含むイワシ、サバなどの青魚を積極的に食べましょう。また、血行を促す成分が豊富なラッキョウやニラ、ねぎも取り入れましょう。

「水毒」は体内の「水」のバランスが崩れている状態です。

「水」が体をスムーズに巡ることができないと、体内で必要なところの「水」が不足し、不必要なところに「水」がたまり過ぎる「水毒」の状態に。そうして、冷えやむくみ、めまいなど、さまざまな不調を引き起こします。

梅雨時など、ジメジメと湿気の多い時期は、特に「水毒」の状態に陥りやすくなります。

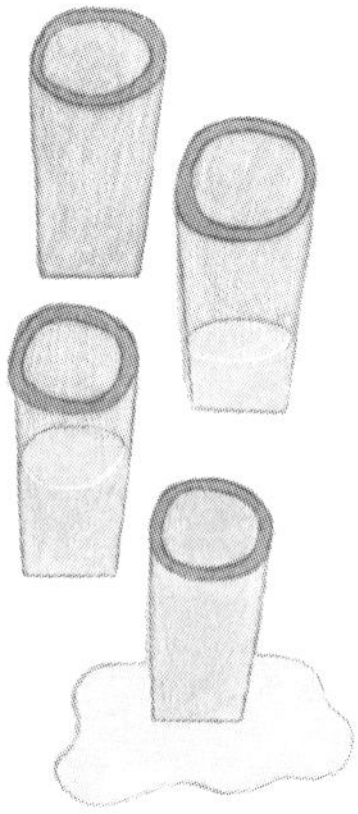

「水毒」の傾向があるかチェック

次のチェック項目のような症状はありますか？

□体がむくみやすい
□頭が重く、締めつけ感がある
□よくめまいを起こす（天候不良時・気圧変動時など）
□吐き気を感じやすい
□下痢をしやすい
□体が重だるい
□乗り物酔いしやすい
□排尿の回数が多い、または少ない
□天気が悪いと体調が悪くなりがち

「水毒」には冷え対策や運動を

前日のチェック項目に数多く当てはまるようなら、今のあなたは「水毒」の傾向があるかもしれません。

体が冷えていると「水毒」が悪化しやすくなります。まずは、体を冷やさないように心がけましょう。冷えを改善するには、入浴時にじっくりと湯船に浸かるのがいちばんです。

「水毒」を改善させるには、過不足なく水分補給をすることや、余分な「水」をため込まないようにすること、老廃物を排出することが必要です。

体を冷やさずに水分補給するコツは、冷たいものをなるべく避け、常温か温かい飲み物を少しずつ飲むこと。

老廃物の排出を促すとされるハト麦茶やトウモロコシのひげ茶などがおすすめです。コーヒーや緑茶には体を冷やす作用があるとされるため控えめにしましょう。

減塩を意識して、「水」をため込まないようにすることや、老廃物の排出を促すために、軽く汗をかくような運動をとり入れることも心がけてみましょう。特にむくみやすい下肢にたまった水分の流れをよくするには、第二の心臓ともいわれるふくらはぎの筋肉を刺激する階段の上り下りがおすすめです。

あれこれ乱れているときは「気」から整えてみましょう

現在のあなたの「気・血・水」のバランスをチェックしていただきましたが、結果はいかがでしたか？

思い当たることが多くて、「気・血・水」のうち、何から改善すればよいかわからないという方もいらっしゃると思います。

そんな場合は「気」を整えることから始めてみましょう。エネルギーの源である「気」に異常があると、「血」や「水」にも大きく影響するからです。

まずは睡眠など、休養をしっかりとること。また、心身ともにリラックスできることを取り入れましょう。もともと胃腸が弱い方や、最近胃腸の疲れを感じるという方は、脂質が少なく、消化のよい食材を選び、温かい料理でエネルギーを取り込みましょう。

体調は日々変化します。できれば毎日自分の体調をチェックして、傾向をつかんでおきましょう。不調を感じた際に、傾向に合わせて早めにセルフケアを行えば、その不調の悪化防止に役立ちます。

夏

屋外での激しい暑さと、冷房がきいた室内での冷え。
臨機応変に両方へ対策をしていくことが、
現代の夏をすこやかに過ごすコツです。

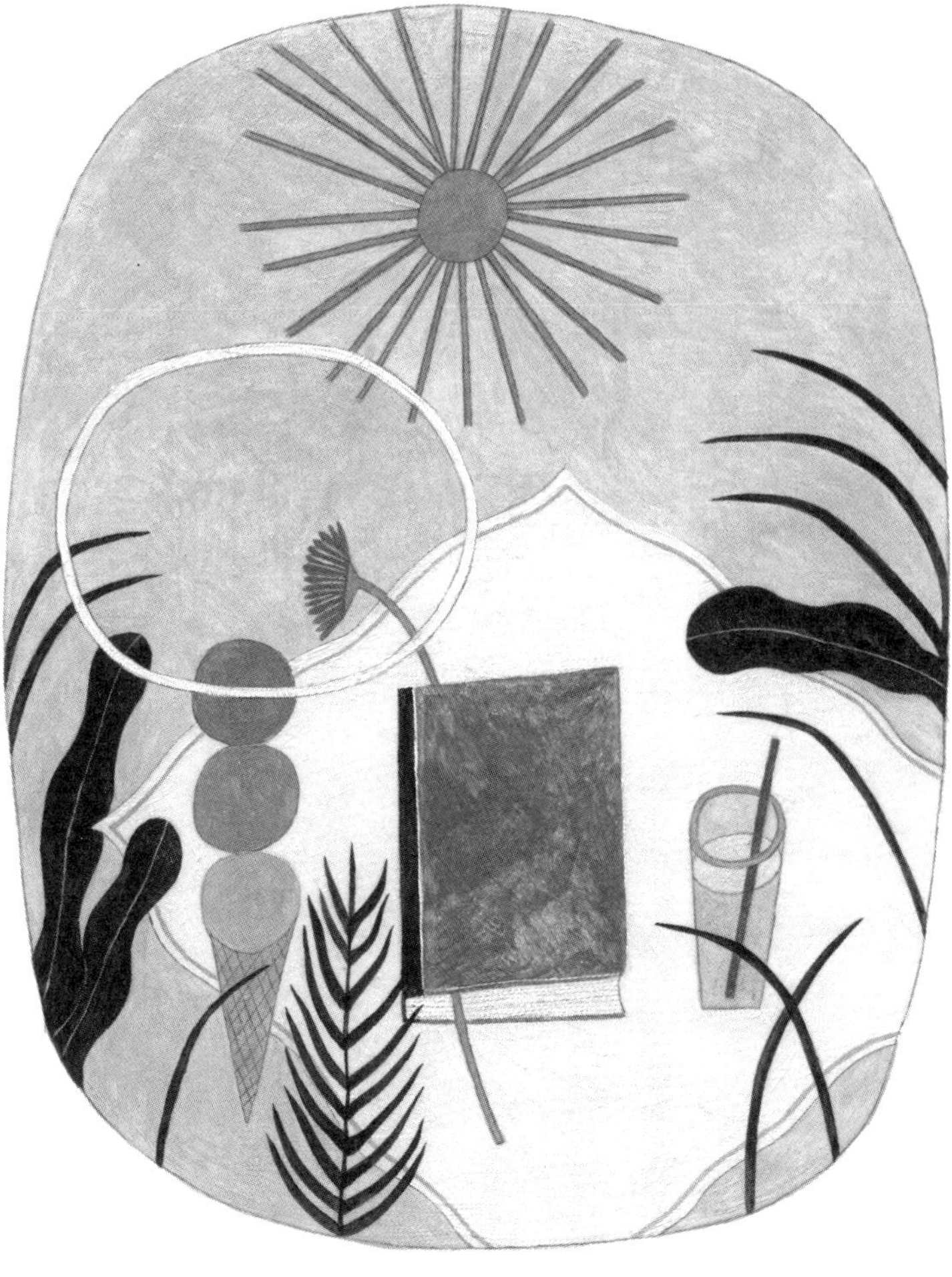

6.1 ⟶ 8.31

6.1

梅雨時の湿気が「水毒」を引き起こします

ジメジメとした梅雨時は、不調を感じやすい方や、気分が沈みがちになるという方も多いのではないでしょうか。

漢方医学では、気候変化を「風《ふう》・寒《かん》・暑《しょ》・湿《しつ》・燥《そう》・火《か》」という6つ（六《ろっ》気《き》）に分類し、人は気候の影響を受けやすいと考えられています。「六気」が体調不良や病気を引き起こすほどに変化すると、それぞれが外部から体を攻撃する「邪気」、つまり「外邪《がいじゃ》」になってしまいます。

「気・血・水」のうち、梅雨時の湿気、つまり「湿邪《しつじゃ》」に最も影響を受けやすいのが「水」です。

私たちは汗や尿、便などで体から水分を排泄していますが、それ以外に呼吸や皮膚などから、自覚することなく水分を蒸発させています。このような水分のことを「不感蒸泄《ふかんじょうせつ》」といい、体内の水分調節に大事な役割を担っています。

けれども、湿度が高い梅雨時にはこの不感蒸泄が起こりにくく、余分な「水」がたまりやすくなります。このため、「水毒」による不調が起こりやすいのです。

「水」のバランスを整える食養生で初夏バテを防ぐ

湿度が高い梅雨時は、水分代謝が低下して、余分な「水」が体にたまる「水毒」を引き起こしやすくなります。もともと「水毒」の傾向にある方は、「湿邪」によってさらに悪化しやすくなります。特に胃腸などの消化器官は影響を受けやすく、余分な「水」がたまると、食欲不振や消化不良を引き起こし、本格的な夏を迎える前に、早くも「初夏バテ」を起こすことになりかねません。

梅雨時に体調を崩しやすい方は、食事に気を配りましょう。ポイントは、黒豆や小豆など、利尿を促すとされる食材を意識してとること。はと麦茶やトウモロコシのひげ茶もおすすめです。胃腸を冷やさないように冷たいものはできるだけ控えましょう。

けれども、余分な「水」をためないようにと水分を控え過ぎるのはNG。一度にたくさん飲むのではなく、こまめに少しずつとりましょう。

また、みょうがやしょうが、ねぎなどの薬味も、体を温めて発汗を促すとされます。さまざまな料理にアクセントとして使いましょう。

6.3

急いで素足になるのは控えましょう

6月ともなると、早々に素足にミュールやサンダルを履く方も増えてきます。しかしこの時期はまだ温度変化が激しく、朝晩は気温が低下することもあります。足もとを冷やさないよう注意が必要です。気温の高い日に屋外で素足になるのはよいのですが、冷房がきいた屋内で過ごすときは靴下やレッグウォーマーをはいて、足もとが冷えるのを防ぎましょう。

とはいえ、1日の多くを靴や靴下、ストッキングなどを履いて過ごすと、足指を動かすことが少なくなってしまいます。みなさんの中にも、足指を動かそうとしてもほとんど動かない、という方がいらっしゃるのでは？

足指には地面をしっかりと踏み、姿勢を保ったり転倒を防いだりする役目があるので、動きをよくしておくことが大切です。素足になったときに足でグーパーをくり返すなど、1日に1回はしっかりと動かすようにしましょう。入浴時や入浴後など、足が温まったタイミングがおすすめです。

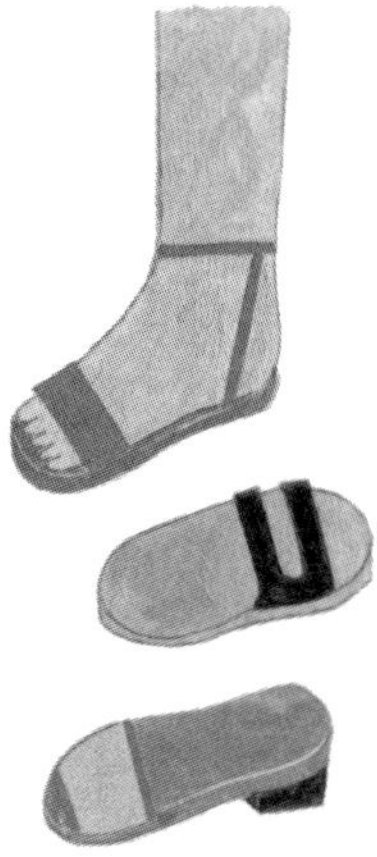

6.4

歯が消化機能のスタートを担っています

6月4日～10日の1週間は、「歯と口の健康週間」です。歯だけでなく、口の中全体に関する正しい知識を知り、セルフケアを見直すきっかけにしましょう。歯科検診の予定を立てるのもおすすめです。

歯は、食べ物の消化機能において大切なスタートの役割を担います。しっかり咀嚼《そしゃく》せずに食べると唾液が十分に分泌されず、口の中の環境が悪くなるだけでなく、消化不良につながることもあります。また、満腹中枢も刺激されづらく、つい食べ過ぎてしまい肥満のリスクも高まります。健康寿命を延ばすためには、歯の健康を保ち、しっかり咀嚼することが重要なのです。

虫歯や歯周病の初期は自覚しづらく、痛みや出血といった症状が出る頃には進行していることもあります。半年に1回は歯科検診を受けましょう。病気の早期発見だけでなく、ふだんの歯磨きでは落としきれない歯石の状態、歯の詰め物など治療後の状態、食いしばり・歯ぎしりによる歯や顎関節への影響などもチェックしてもらえるため、今後のトラブル回避につながります。

6.5

歯は3つの面を順番に磨く

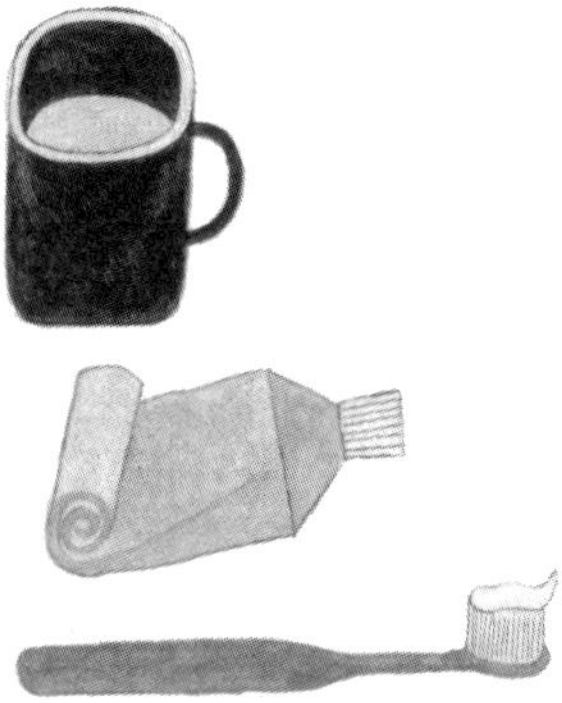

歯周病や虫歯を予防するため、丁寧に歯を磨くことはとても大切です。歯磨きは毎日していても、正しく磨けているかなど、改めて見直したいものです。

磨き方の基本は、歯の「表側」と「噛み合わせ面」、「裏側」と分け、磨き残しのないように順番を決めて磨きましょう。歯と歯の間・歯と歯茎の境目・前歯の裏側・奥歯の噛み合わせに加え、歯並びの悪いところも、特に磨き残しが多くなりやすい場所なので、歯ブラシを小刻みに動かしながら丁寧に磨きましょう。

歯磨き粉をたくさん使うと泡だらけになり、磨く時間が短くなりやすいので少なめに。歯と歯の間は、歯間ブラシやデンタルフロスを使いましょう。

食後すぐに歯を磨くと、歯の表面が傷つきやすくなるといわれているので、食後30分ほどしてから磨くのがベター。毎食後そこまで時間をかけられないという方は、夕食後に時間をかけて丁寧に磨くようにしましょう。

舌苔は歯ブラシで取り除かないようにしましょう

漢方医学には、舌の色や形、苔の状態を診る「舌診《ぜっしん》」という診察法があります。

舌にうっすらと白い苔がついているのが健康な状態ですが、苔が厚くなっていると、水分代謝や胃腸機能が低下している兆候と考えます。脂っこいものの食べ過ぎやお酒の飲み過ぎ、便秘の場合は、舌苔の色が黄色っぽくなります。まずは食生活を見直しましょう。

舌苔が厚くなっていると、口臭の原因になることもあります。気になる方は歯磨きの後、専用の舌ブラシを使って、舌についた苔をやさしく取り除きましょう。

歯ブラシで苔を取り除くと舌が傷つきやすく、口臭のもととなる菌の繁殖を促してしまうだけでなく、自浄作用を担う唾液の分泌量を低下させてしまうこともあります。また、味蕾《みらい》という味を感じる器官を傷つけてしまうと、味覚障害も引き起こしやすくなります。必ず専用の舌ブラシを使い、舌苔を取り除くのは1日1回程度にとどめてください。過度の磨き過ぎは禁物です。

6.7

くり返す口内炎は放っておかないこと

胃腸の調子が悪いとき、偏食が続いたとき、睡眠不足が続いたときなど、口内炎ができることはありませんか？「アフタ性口内炎」といって、一般的に最もよくみられる口内炎です。一方、胃腸の調子が悪いわけでもないのに、口内炎が同じところによくできるようなら、「カタル性口内炎」といって、歯の噛み合わせが悪いことなどが原因で起こる口内炎かもしれません。

噛み合わせが悪いと、口腔内の粘膜にいつも物理的な刺激がかかることになります。すると粘膜に傷がついて、そこから細菌などが侵入し、炎症を起こしてしまうのです。歯並びを矯正する器具や入れ歯などが合っていない場合にも粘膜がダメージを受けやすく、口内炎の原因になることがあります。

口内炎は痛みを伴い、食べ物がしみて食事しづらいといった不快さもありますが、怖いのは、同じような場所に口内炎をくり返すことによって「口腔がん」になるリスクが高まるということです。また、なかなか治らない口内炎が検査をしたら「がん」だったということもあります。治るとつい忘れがちですが、同じところに何度も口内炎ができる方は、歯科または口腔外科で診てもらいましょう。

「脾」の機能低下も口内炎を引き起こしやすい

一般的によくみられる「アフタ性口内炎」はストレスや睡眠不足、疲れなどによる免疫低下によっても起こります。予防にはしっかりと休養をとり、ストレスを軽減することが大切です。

また、「五臓」の中で胃腸の機能を調節する「脾」は「口に開竅《かいきょう》する」といわれており、「脾」の機能が低下すると、口内炎などを起こしやすくなります。消化しやすく、バランスの取れた食事を心がけ、暴飲暴食を控えるなど、「脾」の機能の負担を軽減し、整えていくことも考えましょう。

できてしまった口内炎には、「地倉《ちそう》」というツボ刺激も助けになります。左右の口角のすぐ外側にある「地倉」を、指の腹を使い、左右同時に少し上に押し上げるつもりで軽く押さえましょう。口内炎の痛みの緩和も期待できます。

なかなか治らない口内炎には、「半《はん》夏瀉心湯《げしゃしんとう》」という漢方薬を処方することもあります。薬をお湯に溶かし、口の中で少しブクブクして、全体に行き渡るようにした後に飲みます。数日続けていただくと、口内炎も胃腸の調子も軽快することが多いです。

カラフルな野菜で食養生を

ビタミンA・C・EやビタミンB群、亜鉛などの栄養素が不足すると、口内炎ができやすくなります。ビタミンA・C・Eが豊富なのは緑黄色野菜です。また、赤や黄、緑、紫などの鮮やかな色の野菜には、抗酸化作用の高い色素成分もたっぷり含まれます。色によって違う作用があるので、色とりどりの野菜を使ってカラフルな料理にするのがおすすめです。ビタミンB群は豚肉、亜鉛はカキなどの貝類や豚レバー、牛肉、ナッツなどに多く含まれます。これらをバランスよく取り入れましょう。

口内炎には、「酸化ストレス」も関与します。酸化ストレスとは、喫煙や過度の飲酒、強いストレスなど何らかの誘因によって、体内で活性酸素の産生が過剰になり、抗酸化防御機構（過剰な活性酸素から体を守る働き）とのバランスが崩れた状態のことです。口内炎のほか、慢性疲労や老化、動脈硬化、がんなどとの関連も示唆されています。

カラフルな野菜など抗酸化力の高い食材を積極的に取り入れ、抗酸化防御機構を良好に保つことを意識しましょう。酸化ストレスについては、8月28日からもお話しします。

口呼吸は唾液が減少して
ドライマウスを招きます

口の中が乾燥したりネバネバしたりして、飲み物がないと食べ物がうまく飲み込めない……。思い当たる方は「ドライマウス」かもしれません。

ドライマウスは唾液が少なくなり、口の中が乾燥した状態です。その原因のひとつになるのが口呼吸です。頻繁に口呼吸をしていると、口の中を空気が直接出入りすることとなり、その分乾燥しやすくなるのです。口呼吸の癖がある方は、意識して鼻で呼吸することを心がけてみてください。

ふだんの食事では意識してよく噛み、唾液を出すようにしてみましょう。過度のストレスで自律神経のバランスが乱れ、唾液量が減ってしまうことによるドライマウスもあるので、心の面での休養も必要です。

それでも口の乾きが改善しないようなら、病気が隠れている可能性、服用中の薬が影響している可能性もあります。まずは内科で相談してみましょう。

歯科検診に歯垢・歯石除去も加えましょう

歯科検診は半年に1回以上受けるのが理想的。このとき、磨き残した歯垢や、硬くて歯磨きでは落とせない歯石も取り除いてもらうとよいでしょう。

歯垢とは、主に歯の表面に付着した細菌のかたまりです。食べかすや磨き残しなどの汚れに細菌が増殖し、歯垢を形成します。ふだん丁寧に歯磨きをしているつもりでも、ブラシの届きにくいところや歯と歯の間、歯と歯茎の境目などに、歯垢が少しずつたまってしまいます。歯垢が放置され硬く固まってしまった石灰分を歯石といいますが、歯石は歯磨きでは落とせず、器具を用いて除去してもらう必要があります。歯垢も歯石も、口臭・虫歯・歯周病などの原因となるため、歯科で除去してもらいましょう。定期的に通うのが面倒だという方は、検診の際に相談してみましょう。

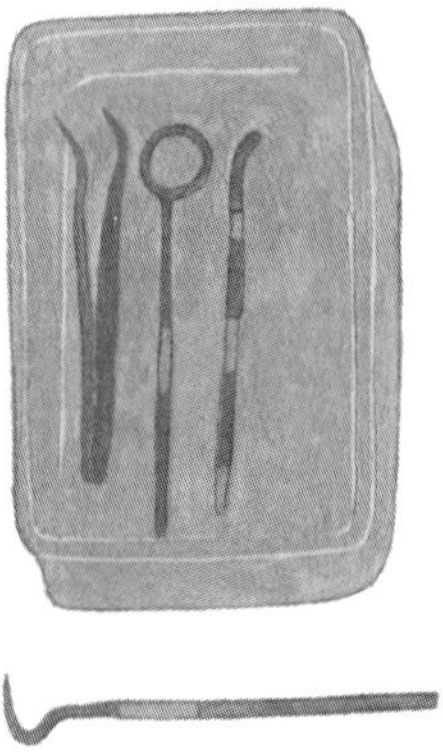

6.12

余分な水分を追い出す野菜スープ

梅雨は「水毒」の状態になりやすい時期です。

体内の「水」のバランスが崩れて不必要なところにたまり、必要なところに足りないという状態で、頭痛やめまい、耳鳴り、吐き気、下痢などさまざまな不調を引き起こします。

このような不調があるときは、体内にたまった余分な水分の排出を促す栄養素、カリウムを多く含む食材を積極的にとりましょう。

おすすめはカリウム豊富な緑黄色野菜をたっぷり使った野菜スープです。カリウムは水に溶け出す性質があるので、汁ごと味わえるスープにするのがいちばん。にんじん、ブロッコリー、トマト、かぼちゃ、パプリカなどの野菜を使って、彩り豊かな野菜スープをつくりましょう。

塩分をとり過ぎるとさらに水分をため込んでしまうため、薄めの味付けにするのがポイントです。

主食をはと麦ごはんにして水はけのよい体に

「水毒」の改善によく使われる生薬のひとつが、「ヨクイニン」です。「ヨクイニン」というと、イボの治療に使われる生薬としてご存じの方も多いかもしれません。

「ヨクイニン」は、「はと麦」の種子を脱穀し、乾燥させたもの。体内の余分な水分を尿として排出させる働きがあるとされ、むくみを改善する効果が期待できることでも知られています。

はと麦は、食材としても手に入りやすいので、ふだんの献立に取り入れるのがおすすめです。手軽なのは、白米と一緒に炊き込んではと麦ごはんにすること。それを主食にすると無理なく摂取することができます。

そのほか、ゆでてスープやサラダのトッピングとして使ったり、煮物や炒め物に加えたりしてもおいしくいただけます。

6.14

むくみが気になるときは小豆を

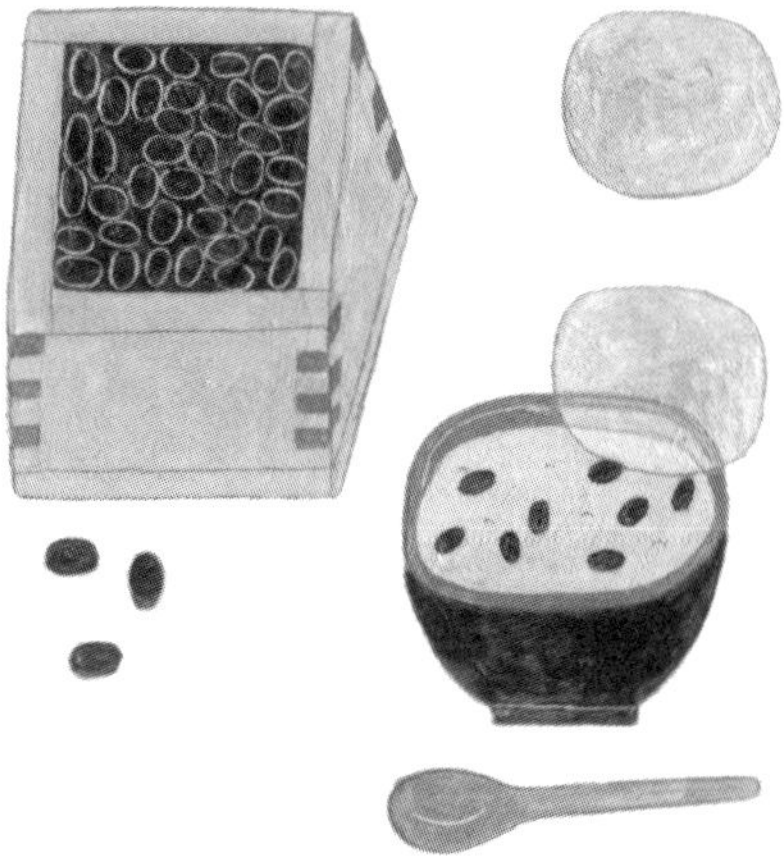

小豆といえば、和菓子に欠かせない食材のひとつです。甘く煮込んで食べるイメージがあるかもしれませんが、「水毒」を改善するために使われる生薬のひとつでもあり、「赤小豆《せきしょうず》」※1と呼ばれています。

小豆は利尿をサポートし、「水毒」になると起こりやすいむくみの改善にも役立ちます。

小豆は栄養成分も豊富で、たんぱく質やビタミンB群、鉄、カリウム、ポリフェノールなどの抗酸化成分、食物繊維を多く含みます。

ビタミンB群やカリウム、ポリフェノールなどの成分は、小豆を煮た汁に溶け出してしまうので、煮汁ごと食べられる小豆粥や、米と一緒に炊き込んで小豆ごはんにするのがおすすめです。

※1「しゃくしょうず」とも読む

「水毒」には「五苓散《ごれいさん》」や「防已黄耆湯《ぼういおうぎとう》」などが使われます

12月6日に、「水」の分布バランスが崩れた状態、不要な「水」が排出されない状態、必要な「水」が体外へ消失した状態、その消失で量が不足してしまった状態をすべて「水毒」ととらえるというお話をしました。このような状態はすべて、正常な状態からの「水」の偏在《へんざい》ともとらえられています。

そのため、「水毒」による不調に悩む患者さんには、「水」の偏在を改善する漢方薬の「五苓散」や「防已黄耆湯」を処方することが多々あります。

「五苓散」は体内の「水」の巡りを促すとされる薬です。むくみがあるような「水」が余分な状態では排出し、脱水のような「水」が不足する状態では保持します。のどの渇き、尿量減少、むくみだけでなく、嘔吐や下痢、天候不良時の頭痛にも効果が期待できます。

色白で筋肉が軟弱で締まりがなく、ぽっちゃりしている水太りタイプや、汗をかきやすく、下半身がむくみやすいという方には、「防已黄耆湯」をよく処方します。また、「防已黄耆湯」は、水太りタイプの方の関節痛にも有効とされる漢方薬です。

6.16

軽くたたくだけでも脚のむくみには効果的

ジメジメした季節は、むくみのお悩みが増えてきます。むくみの改善には、血行をよくすることも大事です。

特にむくみがちな脚の血行を促すには、「軽くたたく」だけでも効果が期待できます。小指の側面で足首から太ももまでをポンポンと軽くたたいて刺激しましょう。

しっかりケアするなら、入浴後のオイルマッサージもおすすめです。脚の余分な水分を上に押し戻すようなつもりで、下から上に向かって行うのがポイント。

ふくらはぎから足裏までオイルを塗り、まず足裏全体を親指や握りこぶしで刺激しましょう。「湧泉《ゆうせん》」のツボを刺激するのもむくみ解消にはおすすめです。足でグーをしたときに、足裏で一番へこんでいるところが「湧泉」のある場所です。

足裏全体を刺激した後、足首の後ろを手でつかんで離します。手を少しずつ上にずらしながら同様に、やさしく包み込むようにして、ひざの裏までマッサージしていきます。気持ちいいと思えるくらいの強さで行いましょう。

6.17

ツボを刺激してむくみを軽減

脚のむくみ改善にマッサージをするときは、一緒にツボを刺激するのもおすすめです。入浴時に行ってもよいでしょう。

　ふくらはぎの中心線を下に向かってたどっていくと、ふくらはぎの筋肉がアキレス腱へと変わる境目にあるのが「承山《しょうざん》」というツボ。ここを親指で数回軽く刺激します。むくみを軽くしてくれるほか、腰痛、坐骨神経痛、こむら返りにも効果が期待できます。

　おへそから指1本分上にある「水《すい》分《ぶん》」というツボは、体の水分コントロールを助けてくれるツボで、むくみの軽減にもよいとされます。息を吐きながら両手の人さし指を当て、ゆっくりと押していきます。強く押し過ぎないよう注意してください。

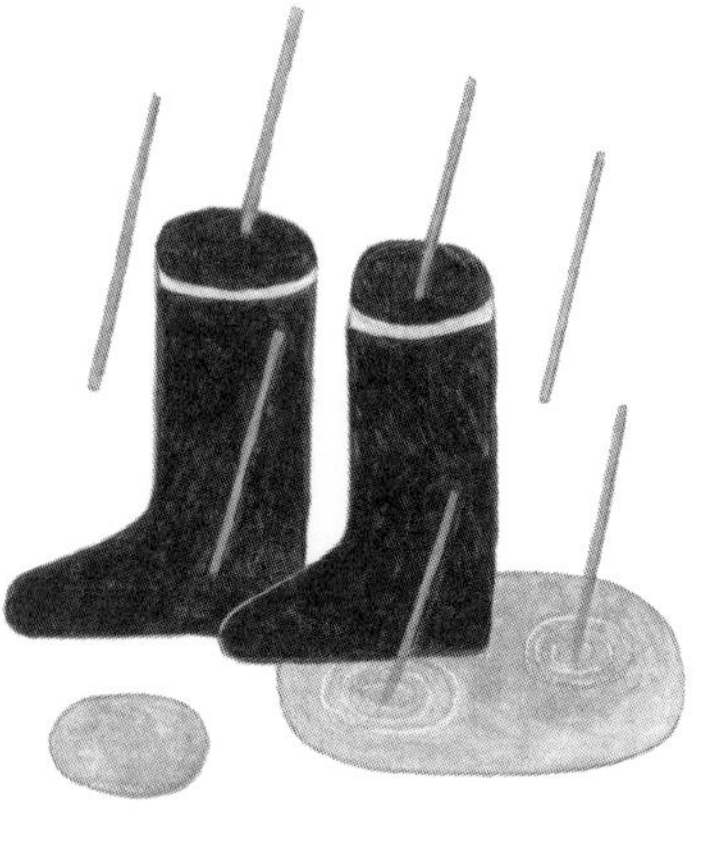

ミルキングアクションで下から上への巡りを促す

体の中で最もむくみやすいところといえば脚。体内の水分は重力のせいで、下へ下へとたまっていきやすいからです。

下半身にたまった水分を戻す役割を担っているのが、第二の心臓とも呼ばれるふくらはぎの筋肉。ふくらはぎの筋肉がポンプのような働きをして、下半身の血液やリンパ液を効率よく上半身に戻しているのです。この働きを「ミルキングアクション」といいます。

ほとんど歩かない方や運動の機会が少ない方は、ミルキングアクションが不足するため、むくみやすい傾向があります。むくみやすい方は意識してふくらはぎの筋肉を動かしましょう。

いちばんのおすすめは階段の上り下りです。上っているときはもちろん、下っているときもふくらはぎの筋肉が刺激されます。ただし、ひざに問題がある方は無理をしないこと。立って、かかとを上げ下げする運動だけでも効果があります。

ふだんからなるべく歩くよう心がけ、ふくらはぎに適度な刺激を与えましょう。

なかなか改善しないむくみは病気が原因の可能性も

脚がパンパンに張ってしまうようなむくみでも、塩分や飲酒を控えたり、運動やマッサージをしたりすると次の日には解消されるようなら、それほど心配する必要はありません。

ですが、なかなかむくみが取れなかったり、日を追うごとにむくみが増していったり、ほかに気になる症状があるときは、なにか病気を発症しているかもしれないので注意が必要です。

たとえば、全身のむくみに加え、まぶたがひどくむくんでいるときは、腎機能が低下していることがあります。

また、甲状腺機能が低下しているときにも顔がむくみやすくなります。強い倦怠感や冷えを感じるのも特徴です。

そのほか、これまでに、肝臓、腎臓、心臓などで何らかの異常を指摘されたことがある方は、むくみが改善しない場合、病状が進行している可能性がありますので、早めに内科を受診しましょう。

6.20

着圧タイプのソックスは快眠を妨げることも

むくみを解消する目的で、通常のソックスよりも圧力が高い着圧タイプのソックスやレギンスが市販されています。むくみが気になる方は購入したことがあるかもしれませんね。

着圧タイプのソックスは、日中はかまいませんが、よい睡眠をとるという意味では、睡眠中にはくのはあまりおすすめできません。というのも、体を締めつけるとそれがストレスとなって交感神経が優位になり、緊張状態になりやすいからです。するとスムーズに眠りにつくことができず、睡眠の質が低下してしまうことも。

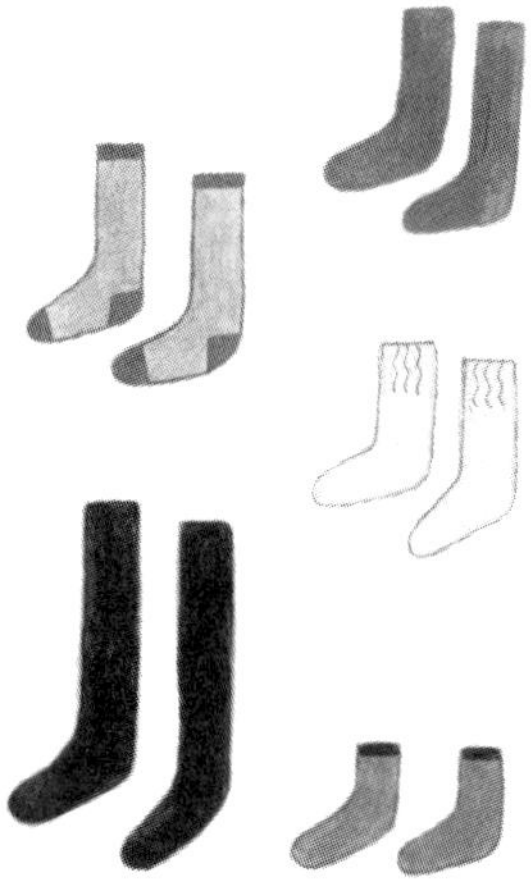

帰宅後はよりよい睡眠に向けてリラックスモードに切り替えるタイミング。ゆったりとした肌触りのよい服で快眠に導きましょう。

夏も体を動かしましょう質の良い睡眠をとるため

夏はよく眠れないという悩みが増えます。暑さや湿気で寝苦しいこともありますが、運動不足が関係しているかもしれません。

夏は暑いから……と涼しい室内にこもりがち。一歩も外に出ないという日もあるのではないでしょうか。日中しっかり活動し、体がほどよく疲れていると、寝つきもよく、朝までぐっすり眠れるといったことは、誰しもが経験していることでしょう。質の良い睡眠を保つために、涼しい場所でしっかり体を動かすことが大事です。

ランニングなどの激しい運動は交感神経を優位にしてしまうため、夕方早めの時間帯までに行い、夜に行うのであればストレッチなど軽めの運動を心がけましょう。

また、運動や入浴で深部体温が一度上がり、その後、体温が下がったときに眠りにつくのがおすすめのタイミング（1月26日参照）。快眠に導くためには運動や入浴の時間帯も重要です。布団に入る1時間前までに、運動や入浴は終えるようにしましょう。

湿度が高いこの時期、頭痛に悩まされていませんか？　頭痛にはさまざまなタイプがありますが、梅雨時に多くなるのが、「水毒」による頭痛です。「水毒」とは体内で「水」が偏在している状態で、「水毒」による頭痛の特徴は、天候不良時に起こりやすく、頭重感《ずじゅうかん》や頭帽感《ずぼうかん》（頭が締めつけられるような感覚）として表現されます。

また、梅雨時は気圧が変化しやすく、自律神経のバランスが崩れやすくなり、それが頭痛やだるさ、めまい、吐き気などの原因にもなります。

「水毒」は頭痛も引き起こします

雨が降る前になると関節が痛む、台風が近づくと頭痛が続くなどという方は、体内の「水」の巡りをよくして、余分な「水」を排出するようにしましょう。

食事面では前述のように、はと麦・小豆や、利尿を促すカリウムを多く含む野菜を摂取しましょう。

また、体が冷えていると「水」の巡りが悪くなるので、軽い運動や入浴で体を温めること。しっかりと体を休め、自律神経のリズムを取り戻すことも大切です。

「瘀血」による頭痛には軽い運動で体を動かすことをすすめます

漢方医学では、「血」の巡りが悪い「瘀血」によっても、頭痛が引き起こされると考えます。毎回同じ場所がズキズキと痛み、首や肩のコリ、目の疲れなども伴うようなら、「血」の巡りの悪さから起こる頭痛かもしれません。

パソコン作業などで目を酷使したり、同じ姿勢をとり続けていたりすると「血」の巡りが悪くなりやすく、頭痛を招くことにつながります。

このような頭痛には、体を動かすことをおすすめします。軽い運動やストレッチなどで全身を動かしましょう。肩を回して肩甲骨をしっかり動かすなど、簡単なものからでかまいません。それだけでスーッと頭痛が解消されることもあります。

デスクワークの多い方は1~2時間に1回は休憩をとり、オフィス内を歩いたり、軽く体操したりするように心がけましょう。

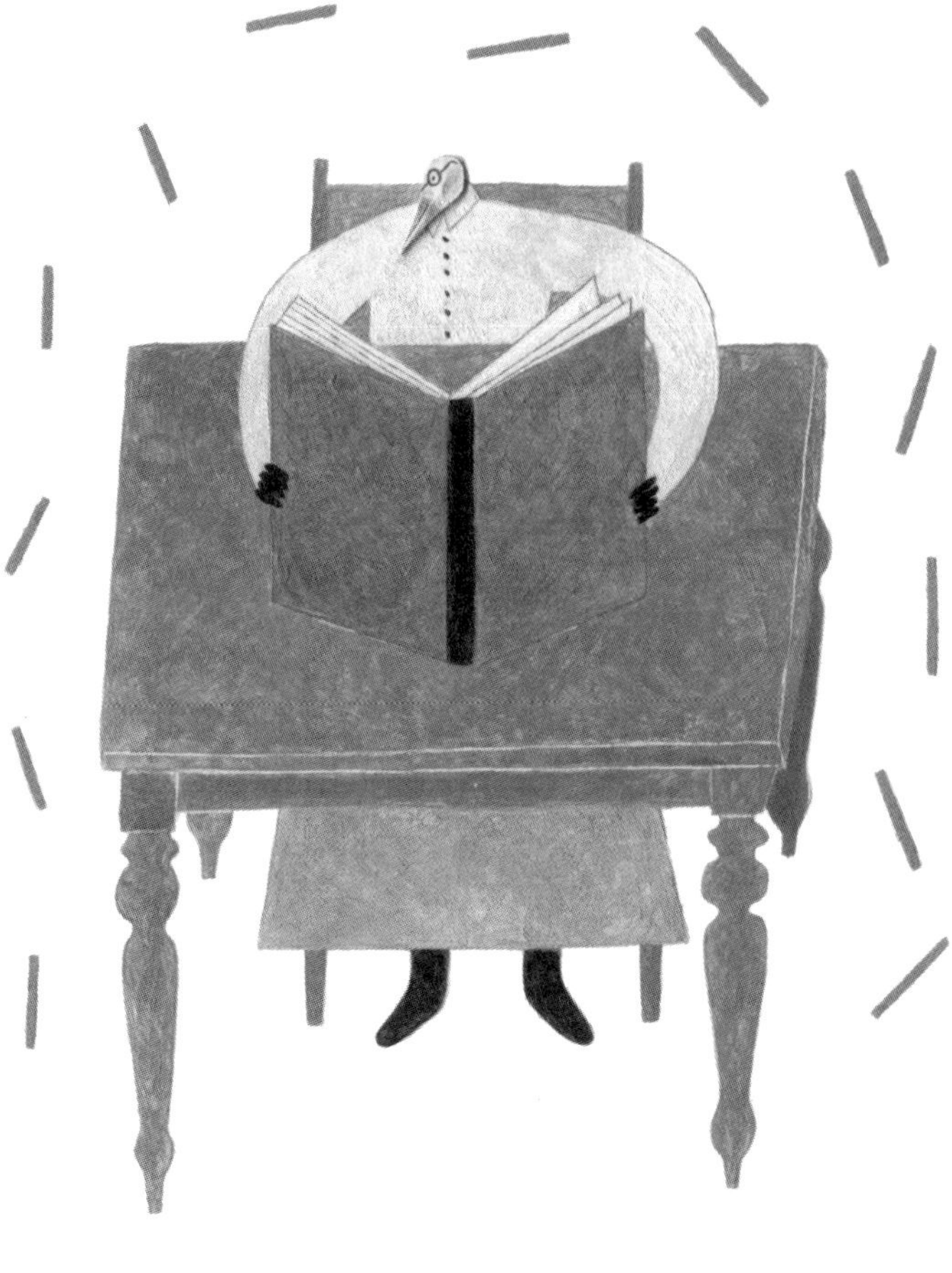

一次性頭痛の代表は緊張型頭痛と片頭痛

西洋医学では、CTやMRIなどの画像検査で原因となる病変がないにもかかわらず、慢性的にくり返す頭痛を一次性頭痛といい、「緊張型頭痛」や「片頭痛」などがあります。緊張型頭痛は日本人に最も多い頭痛で、女性にやや多い傾向にあります。圧迫されるような、締めつけられるような、拍動しないタイプの頭痛で、多くは両側性です。心身のストレスが原因のことが多く、特に長時間同じ姿勢をとり続けていると、筋肉が過度に緊張し起こりやすくなります。

一方の片頭痛は、男性の3倍以上とかなり女性に多く、頭の片側もしくは両側のこめかみ付近が脈を打つようにズキンズキンと痛むのが特徴。片頭痛といわれるように、片側での頭痛が多いのですが、約4割の方が両側での頭痛を経験しておられます。頭痛の前兆としてギザギザした光（閃輝暗点《せんきあんてん》）が見える場合もあり、頭痛が起こるとがまんできないほどの痛みに襲われ、吐き気を伴うこともあります。

生理前から生理前半にかけて、排卵時、更年期など、女性ホルモンが変化する際に起こりやすいほか、寝不足や寝過ぎ、ストレス、天気の変化などさまざまな誘因があります。

6.25

緊張型頭痛は うつむく姿勢を避ける

同じ頭痛でも、緊張型頭痛と片頭痛の予防法や対処法は異なります。自分の頭痛がどちらのタイプなのかよく見極め、適した対処を行いましょう。

　緊張型頭痛を予防するには、なんといっても同じ姿勢をとり続けないこと。うつむいた姿勢でのデスクワークは、首周辺に負担をかけてしまうため、長時間続けるのはよくありません。顔を上げて背すじが伸ばせる姿勢をとれるように調整し、できるだけこまめに体を動かしましょう。

　また、温めてリラックスすることが大事なので、ぬるめの湯船にゆっくり浸かって、心と体の緊張を解きほぐしましょう。運動やマッサージなどで、コリ固まった首や肩の筋肉をほぐすことも心がけましょう。

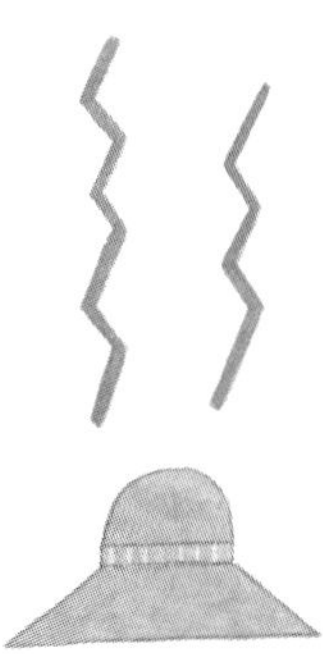

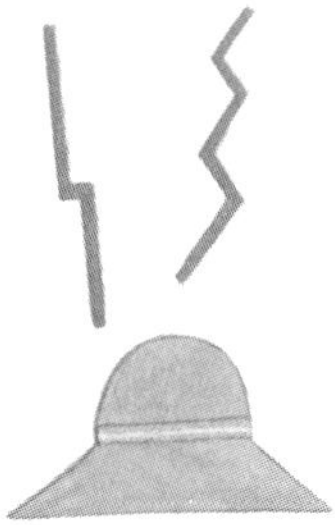

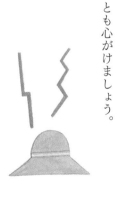

片頭痛の発作時は光や音を避けて安静に

片頭痛は、赤ワインやチーズ、チョコレートなど、特定の食品が引き金になることがあるので注意が必要です。

片頭痛が起きてしまったら患部を冷やします。光や音によって症状が悪化する場合が多いので、暗く静かな場所で横になり安静にしましょう。

片頭痛の治療は、頭痛発作の際に早く痛みを鎮めるための急性期治療と、頭痛がない日にあらかじめ薬や注射によって頭痛発作の予防や軽症化を行う予防療法に大別できます。

急性期治療として、軽症〜中等度の片頭痛には、アセトアミノフェンや非ステロイド性抗炎症剤（ＮＳＡＩＤｓ）が使用されます。一方、中等度〜重度の頭痛、また軽症〜中等度の頭痛でも過去にＮＳＡＩＤｓの効果がなかった場合には、トリプタン製剤が使用されます。トリプタン製剤は「頭痛が始まったら早めに服用」というのが適切です。しかしながら鎮痛剤に頼り、服用回数がどんどん増えていくと薬剤の使用過多による頭痛につながるため要注意。

片頭痛の治療は薬剤の使用方法（タイミング・使用量・使用頻度）が大切です。また頭痛の予防薬もさまざま。頭痛が続く場合には早めに頭痛外来や脳神経内科を受診し、最適な治療方針を選んでもらいましょう。

言葉のもつれや手足のしびれを伴うめまいは危険です

ぐるぐると目が回ったり、ふわふわ浮くような感覚になったりすることをめまいといいますが、ごく軽いものから命に関わる重大なものまで、種類はさまざまです。

めまいが起こったらまずは横になって安静にします。横になれない場所では、その場にしゃがみ込むだけでもいいので、深呼吸をしながら症状が治まるのを待ちましょう。

めまいは脳梗塞や脳出血、脳腫瘍など、脳の異常によって起こることもあります。その場合、体が左右に揺れるように感じることが多く、発作が急に起こることもあります。

呂律がまわらない、物が二重に見える、手足など体の一部がしびれる、動かしづらい部位がある、力が入りづらい、ふらついて立てないといった症状がひとつでもあるときには、命に関わる危険性があります。また、対処が遅れると重い後遺症が残ることもあるので、救急車を呼ぶなどして一刻も早く受診するようにしましょう。

長期間続くめまいやくり返すめまいは まず耳鼻科で相談を

めまいは、脳や脳血管、神経に問題のある中枢性めまいと、主に内耳の異常で起こる末梢性めまいとに分けられます。

めまいの約6割程度が末梢性めまいであり、なかでも「良性発作性頭位めまい症」や「メニエール病」などがその多くを占めます。

良性発作性頭位めまい症は、ある特定の方向に頭を向けたときに短時間めまいが起こり、自然に治まります。末梢性めまいの中で最も多い疾患です。

メニエール病は、内耳の中にあるリンパ液が過剰になる「内リンパ水腫」によって起こる病気で、ぐるぐると目が回るようなめまいが突然起こります。耳鳴り、難聴、吐き気を伴うこともあります。

めまいでお困りの方は、まず耳鼻科で相談してみましょう。

めまいは「気・血・水」どのバランスが崩れても起こります

漢方医学では、ぐるぐるするめまいも、ふわふわするめまいも、「水毒」が原因となることが多いと考えられ、梅雨時は悪化しやすくなります。

前述の水分代謝に役立つ食材を摂取し、余分な「水」の排出を促しましょう。

体がふわふわと浮くように感じるめまいは、「水毒」でも起こりますが、体内の「血」が不足して、「血」が行き渡りにくくなる「血虚」の状態や、「血」の巡りが滞る「瘀血」の状態でも起こりやすくなります。

「血虚」の場合は、前述の「血」を補うとされる食材をとり、しっかり休息もとるようにし、「瘀血」の場合は、軽い運動など血行がよくなることを行いましょう。

また、漢方医学では、精神的なストレスなどによって気の巡りが滞る「気滞」や気が逆上する「気逆」によってもめまいが起こるとされます。

日常生活の中で、五感に心地よいことを取り入れるなど、ストレス緩和に努めましょう。

めまいが起きたときには焦らずツボを押してみましょう

めまいが起きたときには、がまんせずまずは座りましょう。少し落ち着いてきたら、ツボ押しも症状緩和の役に立ちます。

めまいに対して効果を期待できるのが、「完骨《かんこつ》」というツボから首筋へのマッサージです。「完骨」は耳のすぐ後ろにある突き出た骨の下にあるくぼみにあります。左右両方のくぼみに指の腹を当て、首に沿ってゆっくりと肩まで下ろしていきます。深呼吸しながら1分ほど行いましょう。首から頭への血流が促されます。

また「完骨」を刺激することで、自律神経も整いやすくなります。ラクな姿勢で行いましょう。

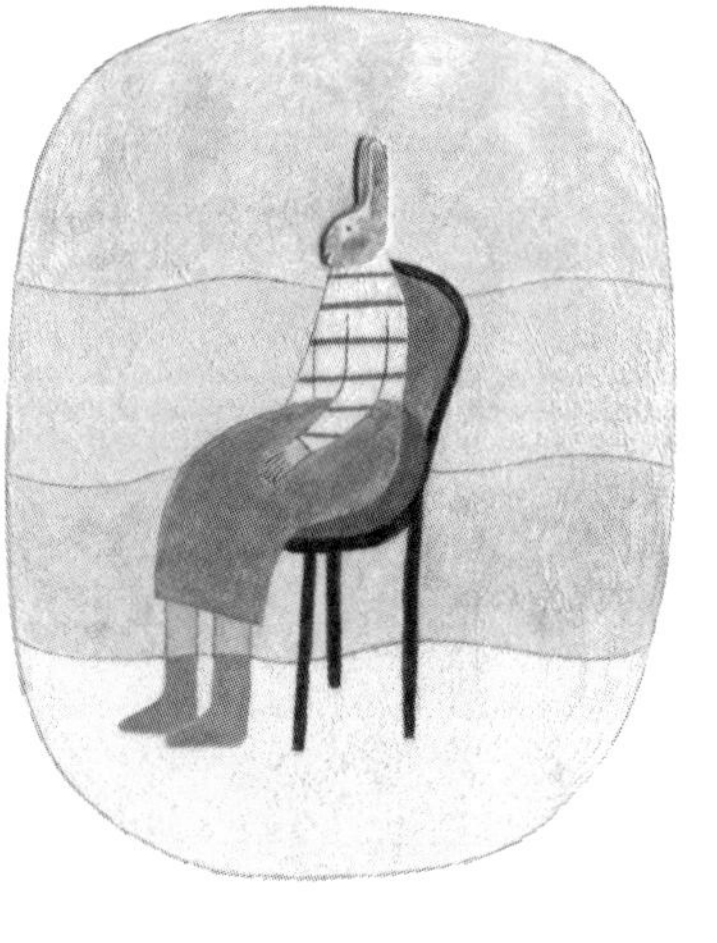

7.1

いまの時代の「夏バテ」には暑さと寒さが影響します

昔は夏バテというと、暑さや湿気によって「暑気あたり」のような状態になってしまうことを指していました。

しかし、今の時代の「夏バテ」には暑さや湿気だけでなく、冷房による冷えも影響しています。また、暑い屋外と冷えた室内という「暑さと寒さのギャップ」も大きな問題です。

日本では最高気温が30℃を超え、地域によっては35℃を超えることも珍しくなくなりました。冷房のきいた室内と暑い屋外の寒暖差は10℃以上になることもあります。

寒暖差があると、体は自律神経を働かせ、皮膚の血管を流れる血液量や発汗量などを調整し、体温を一定に保とうとします。寒暖差が7℃以上になると、自律神経が過剰に働き、エネルギーを消耗する結果、疲労が蓄積しやすくなると考えられています。

これらの要因が組み合わさって現代の夏バテを生み出すのです。

7.2

現代は夏バテだけでなく秋バテも問題です

かつての日本では、夏バテをしても秋風が吹くようになると、落ちた体力が少しずつ回復するのが普通でした。けれども現代では秋になっても体力が回復せず、「秋バテ」のような不調を感じる方が増えています。

この秋バテの要因は夏の過ごし方にあり、主なものは次の3つです。

①冷房で体が冷えること
②冷たい食べものや飲み物のとり過ぎによって胃腸が冷え、胃腸機能が低下してしまうこと
③屋内外の気温差によって、自律神経のバランスが崩れてしまうこと

秋バテには2つのタイプが見られます。ひとつは、夏からずっと調子が悪い夏バテ状態をそのまま秋まで引きずってしまうタイプ。もうひとつは、夏は元気に過ごせるのに、秋になると不調が表面化するタイプです。

秋をすこやかに過ごすために、どちらのタイプも夏にしっかり冷え対策をしていくことが肝心です。

夏に元気な方も気づかない冷えを意識して

夏は元気でも秋になると不調が表面化するタイプの秋バテに陥るのは、比較的体力があり、夏の間はあまり冷えを感じず、屋外でのレジャーや飲み会などをアクティブに楽しむ方。

このタイプは胃もたれや食欲低下など、胃腸の不調をあまり感じないので、夏の間に冷たいものをどんどん食べたり、飲んだりしてしまいがち。それによって内臓は冷えきっているのですが、体力があるだけに暑い時期には気づきません。

思い当たる方は、実際は冷えていることを意識して、冷たいものをとり過ぎないように心がけましょう。運動後や外出後、入浴後のクールダウンのときにとるのはいいのですが、冷房の入った涼しい部屋にいるときには、毎回、冷蔵庫から出した冷たいものではなく、常温の飲み物にする、冷たい食べ物を食べるときは、飲み物は温かいものにするなど工夫してみましょう。

また、紫外線に当たり過ぎると免疫力が低下して、疲れやすくなることも。屋外でのレジャーを楽しむときは、紫外線対策をしっかりと行いましょう。

夏の入浴にはミントの入浴剤がおすすめです

夏の冷え対策にも、有効なのはやはりお風呂です。シャワーですませず、毎日、湯船に浸かることをおすすめします。

38～40℃のぬるめのお湯に10～20分つかることで、冷房で冷えた体を温めましょう。副交感神経優位にしてリラックスすることで、暑さと冷えで乱れがちな自律神経のバランスを整えていきます。

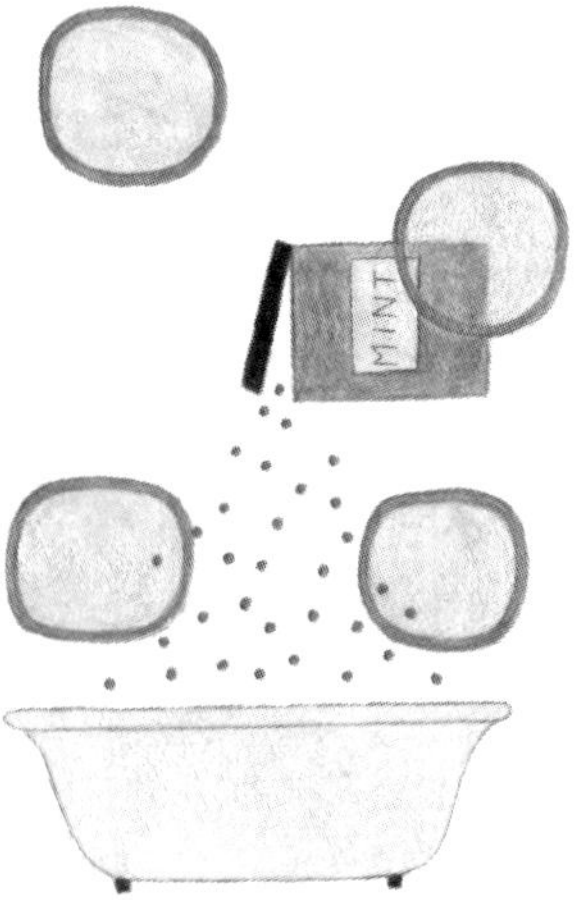

暑苦しそうで気がすすまないという場合は、清涼感のある香りのミントの入浴剤を入れるのもおすすめです。

ミント類に含まれる「メントール」という成分は、冷たさを感じるセンサーに働きかけ、実際には温度が下がっていなくても冷たさを感じます。ひんやりとした心地よさを感じられても、入浴で体が温まり、冷えを改善します。

シャワーのときは三首とお腹をしっかり温めましょう

入浴することは心身をリラックスさせ、むくみを改善するのにも効果的。けれども、忙しくて湯船の準備がどうしても面倒なとき、旅行先などでシャワーしかないというときもありますよね。そんなときはいつもより少し長めにシャワーを浴びて、体を温めましょう。

おすすめは三首（首・手首・足首）とお腹をしっかり温めることです。皮膚表面近くに血管が走っているため、三首を温めると血流がよくなり、全身を効率よく温めることができます。お腹もしっかり温めてほしい部位です。

シャンプー前の予洗いで長めにシャワーを浴びると、頭皮の血行が促進されます。

また、首や肩まわりをマッサージするようなつもりでシャワーを浴びるのも、首や肩のコリがやわらぐためおすすめです。

夏の冷房調節は
温度だけではなく「湿度」もカギに

冷房をつけるとき、温度ばかりに目が行きがちですが、「湿度」も体が感じる暑さを左右します。同じ温度でも、湿度が60％未満のときと80％以上のときでは、感じ方がまったく異なります。

つまり「快適な温度帯」というのは、温度と湿度のバランスで決まるもの。高温多湿の日本の夏は湿度が上がりやすいので、湿度にも気を配りましょう。

温度は適温なのに蒸し暑さを感じるときは、エアコンの除湿運転や除湿器を使って湿度を調節すると温度を下げ過ぎることなく、冷房冷えを防ぐことにもつながります。

快適に感じる湿度は50～60％くらい。湿度を下げ過ぎてしまうと肌が乾燥しやすくなります。潤いをキープするため、湿度をこまめに調節しましょう。体感ではわかりにくいので、部屋に湿度計を置くことをおすすめします。

夏もインナーを着ましょう

暑くなると、できるだけ薄着で過ごしたいもの。夏はインナーを着ないという方も多いのではないでしょうか。けれども、暑さも冷房冷えもある現代の夏に、インナーは必須です。

インナーが汗を吸収し湿気を発散することで、暑い中でもサラリと快適ですし、冷えた室内に入ったとき、汗が乾く際に一気に体が冷えるのを防いでくれるからです。

インナーを選ぶときは素材にもこだわりましょう。インナーの素材というと綿や麻が思い浮かびますが、最近は吸水性、速乾性に優れた新しい素材のインナーも市販されています。それらもぜひチェックしてみてください。肌触りや着心地も含めて快適に過ごせるインナーを選び、夏の冷え対策に役立てましょう。

また、運動するときやアウトドアのレジャーを楽しむときに限らず、屋外を歩き回るなど汗をたくさんかきそうなときにも、面倒がらずにインナーや服の着替えを用意しておきましょう。

7.8

夏も腹巻きでお腹を冷やさない

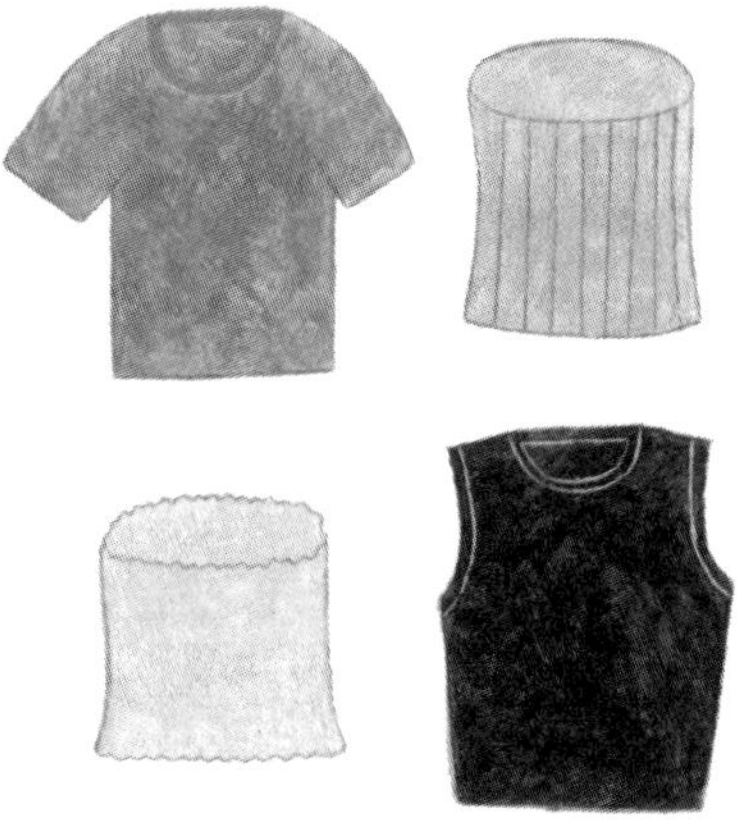

冷房、冷たいものの飲食が増える、丈が短めのトップスといったファッションなどで、夏はお腹まわりが冷えやすい季節です。

お腹が冷えると内臓の血行が悪くなるため、全身が冷えやすくなります。そこで夏も身につけていただきたいのが腹巻きです。

薄手の腹巻きならアウターに響きにくく、夏でも心地よく着られます。できれば、胸の下から腰回りまでカバーしてくれる大きめの腹巻きを選んで。外出中は汗をかいてしまうので無理に着用せず、バッグの中に入れておいて、冷房の入った室内で着用するようにしましょう。

睡眠中も、パジャマの下にインナーを着る、薄手の腹巻きをつけるなどして、お腹を冷えから守りましょう。

お腹が冷えると免疫力が下がります

お腹まわりが冷えると、いちばん早くダメージを受けるのが胃腸です。冷えてお腹が痛くなったり、下痢をしたり……という経験はありませんか？

胃腸機能低下は全身に悪影響を及ぼします。胃腸の働きが弱くなると、胃痛や胃もたれが起こりやすく、食欲も低下しがちです。しっかり食べても、消化不良を起こしてしまったり、下痢をしたりすることもあります。

そうすると、エネルギー不足になって「気」が不足してしまううえ、全身が冷えやすくなります。

それだけではありません。病気から体を守る免疫細胞の約7割は、腸に集まっています。お腹まわりが冷えると、免疫細胞の働きが弱まり、免疫力も下がって、さまざまな病気にかかりやすくなると考えられています。

夏を元気に乗りきるために、お腹まわりを冷やさないよう注意しましょう。

女性は男性より冷えやすい

冷房をつけるようになると、同じ部屋にいるのに男性は汗ばみ、女性は寒くて上着を着ている……。この時期よく見られる光景です。同じ気温でも、女性のほうが寒く感じることが多いのはなぜなのでしょうか。

最も大きな理由は筋肉量の違いです。筋肉は体の中でたくさんの熱を生み出しますが、女性はもともと男性より筋肉量が少ないうえ、同じように運動しても男性より筋肉がつきにくいのです。

また、生理前から生理期間は、骨盤内や子宮内膜の血流変化、体内の水分貯留量の変化、体温の変化も大きいため、冷えを感じやすくなってしまいます。さらに、生理中に熱を運ぶ血液が失われてしまうことも体が冷える要因のひとつです。

このように、女性は男性よりも熱をつくりだす力が弱いうえより冷えやすい時期もあります。男性よりも体が冷えやすいのだという認識をもって、夏もしっかり冷え対策をしていきましょう。

7.11

夏は「心」に負担がかかる季節です

漢方医学では、夏は「五臓」の中で「心」の働きが盛んになり、「心」の負担が大きくなる季節と考えられています。

「心」は「血」をつくり全身に巡らせる働きや、精神活動をコントロールする働きなどを担っています。

「心」に負荷がかかりその働きが弱まると、動悸や息切れが起こりやすくなります。また、精神状態が不安定になりやすく、不安感が高まり、判断力の低下、不眠や物忘れなどを招きます。

「心」の調子は舌の状態となってあらわれることも多く、「心」が弱ると、味覚障害や呂律が回りにくくなるといった症状を引き起こすこともあります。

「心」は暑さや大量に汗をかくことによっても弱ります。汗のかき過ぎは「気」も消耗してしまいます。上手な暑さ対策で、「心」を養うと同時に「気」も補っていくことが、夏の養生では大切になります。

大量の汗をかいたら「気」を補う

炎天下で汗をたくさんかくと、体がヘトヘトになりますよね。漢方医学では、大量の汗をかくと生きるためのエネルギーである「気」を消耗し、五臓では「心」の働きが弱まると考えます。「気」が不足する「気虚」になると「血」や「水」にも悪影響を及ぼし、さまざまな不調を生み出してしまいます。

暑い中で長時間を過ごしたときは「気」を補うことが必要です。まずはしっかり休養をとりましょう。そして「気」を補う作用に優れて栄養価が高く、消化のよい食材をとって、エネルギーを上手に取り込みましょう。

漢方医学の食養生では、体力の消耗を改善するとされる鶏肉や山芋、かぼちゃやトウモロコシなど甘みのある野菜や穀物も、「気」を補う助けになるためおすすめです。食欲がないときはすりつぶしたり、スープにするなど食べやすくしましょう。

また、体内の余分な熱を冷ますとされるきゅうり、トマト、なすなどの夏野菜のほか、ゴーヤ、春菊などの苦みのある野菜は「心」の養生にもつながります。

暑気あたりで熱を冷ましたいときにスイカ

夏の果物といえばスイカ。夏の楽しみという方も多いのではないでしょうか。スイカに豊富に含まれている水分とカリウムは、利尿を促すのに役立ちます。漢方医学の食養生では、スイカは体の内にこもった熱を冷まし、のどの渇きを潤してくれるとされ、暑さでぐったりしたときにうってつけの食べ物です。反対に屋内で冷房にさらされている時間が長い方は、さらに冷えてしまうので食べ過ぎには注意しましょう。

スイカを食べた後、皮は捨ててしまう方が多いと思いますが、皮と果肉の間の白い部分は、赤い果肉よりも熱を冷ます力や利尿を促す力に優れるとされており、薬膳料理で使われます。薄く切って酢の物にしたり、炒め物にしたりするとおいしくいただけますよ。

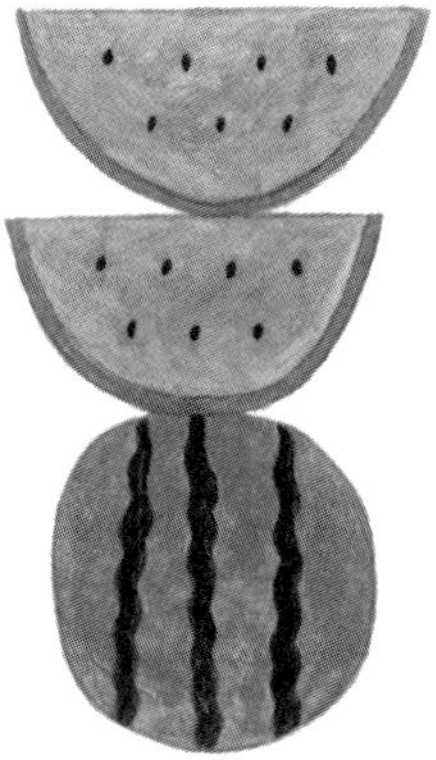

知らず知らずの熱中症に気をつけましょう

熱中症というと、屋外で活動しているときに発生するイメージがあるかもしれません。ですが、発生場所で多いのが家の中。室内にいても適切に冷房をつけなかったり、湿度が高過ぎたり、水分を補給しないでいると、熱中症のリスクが高まってしまうのです。

また、疲れがたまっているときや睡眠不足のときは、同じ条件でも熱中症にかかりやすくなるので注意が必要です。

熱中症予防のため、水分はこまめに少しずつとるのが基本です。のどが渇いてから一気飲みしても、余分な部位にたまってしまうか、尿として排出されてしまいます。室内にいても、30分から1時間で1～2口の水分をとりましょう。胃腸を冷やさないように常温の水がよいでしょう。

外出時や運動など汗をかくようなときには、水分だけでなく塩分補給も大事。スポーツドリンクを飲む、水とともに塩飴をなめるなど工夫しましょう。

熱中症対策に水＋梅干しをとるのがおすすめです

汗をたくさんかいたときは、汗とともに水溶性のミネラル（ナトリウム、カリウムなど）も排出されてしまいます。このため、熱中症対策には水分だけでなく、ナトリウムやカリウムなど、ミネラルの補給も必要です。

ナトリウム補給のための塩飴は、食べ過ぎると糖分のとり過ぎにつながるので注意しましょう。

汗をかいたとき、梅干しを食べる方も多いと思います。梅干しには、ナトリウムやカリウムなど汗で失われやすいミネラルが多く含まれており、疲労回復を促すクエン酸も豊富に含まれています。汗をかいたときに適した食品のひとつと言えるでしょう。塩分が多いので塩分控えめの梅干しを選び、水といっしょにとるのがおすすめです。

梅干しとともに漬かっている赤シソを水で割って飲むのもミネラルがとれ、さっぱりと飲めます。

7.16

汗をたくさんかいたときはスポーツドリンクが役立つ

夏の水分補給に、スポーツドリンクが欠かせないという方もいらっしゃるでしょう。運動時などたくさん汗をかいたときの水分補給には、スポーツドリンクが適しています。

というのも、スポーツドリンクには汗で失われがちなナトリウムやカリウムなどのミネラルが含まれているからです。

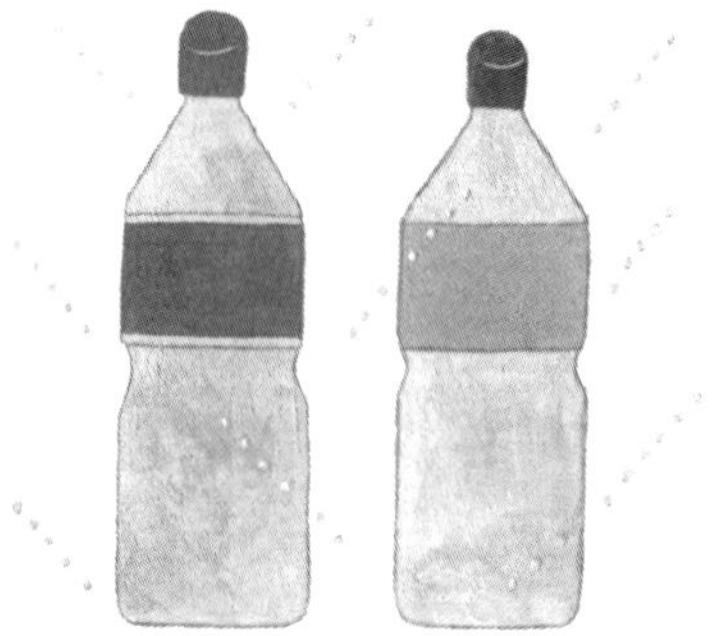

ミネラルは体を構成する重要な成分です。なかでもナトリウムやカリウムは体液の浸透圧を調整し、筋肉や神経の機能に関しても重要な役割を担っています。ミネラルは体内で合成することができないため、たくさん汗をかいたときには、水分だけでなくミネラルもすばやく補給できるスポーツドリンクが役に立ちます。

スポーツドリンクは適量を守りましょう

スポーツドリンクは、運動でたくさん汗をかいたときなどの水分補給に役立つ飲み物です。

ただし、スポーツドリンクには糖分が多く含まれているものもあるため、大量に飲むと血糖値が急激に上がってしまいます。運動時以外のふだんの水分補給には、水や麦茶など、無糖のドリンクを選びましょう。

日常的に糖分が多いスポーツドリンクや清涼飲料水を飲んでいると、血糖値が上昇しさらにのどが渇きます。このような状態でこれらの飲み物をとり続けていると高血糖状態が続き、ケトン体という物質が過剰に産生された結果、のどの渇きやだるさ、イライラ、吐き気といった症状を引き起こしてしまいます。

このような状態は「ペットボトル症候群（ソフトドリンクケトーシス）」と呼ばれ、重症例では意識混濁などが起こる場合があり注意が必要です。スポーツドリンクを飲むときは適量を守りましょう。

部屋にいる間は冷房をつけっぱなしに

現代の日本の夏の暑さでは、冷房は基本的につけたままにしておくことをおすすめします。

高温多湿の夏、昼間の室温は28℃が推奨されていますが、睡眠に適した環境は室温26℃・湿度50％前後といわれています。寝るときに数時間で冷房が切れるよう設定する方もおられますが、室内の温度が上がる頃、寝苦しくなって目覚めてしまい、かえって睡眠の質を落としてしまいがちです。また、明け方に熱中症になる方も増えており、

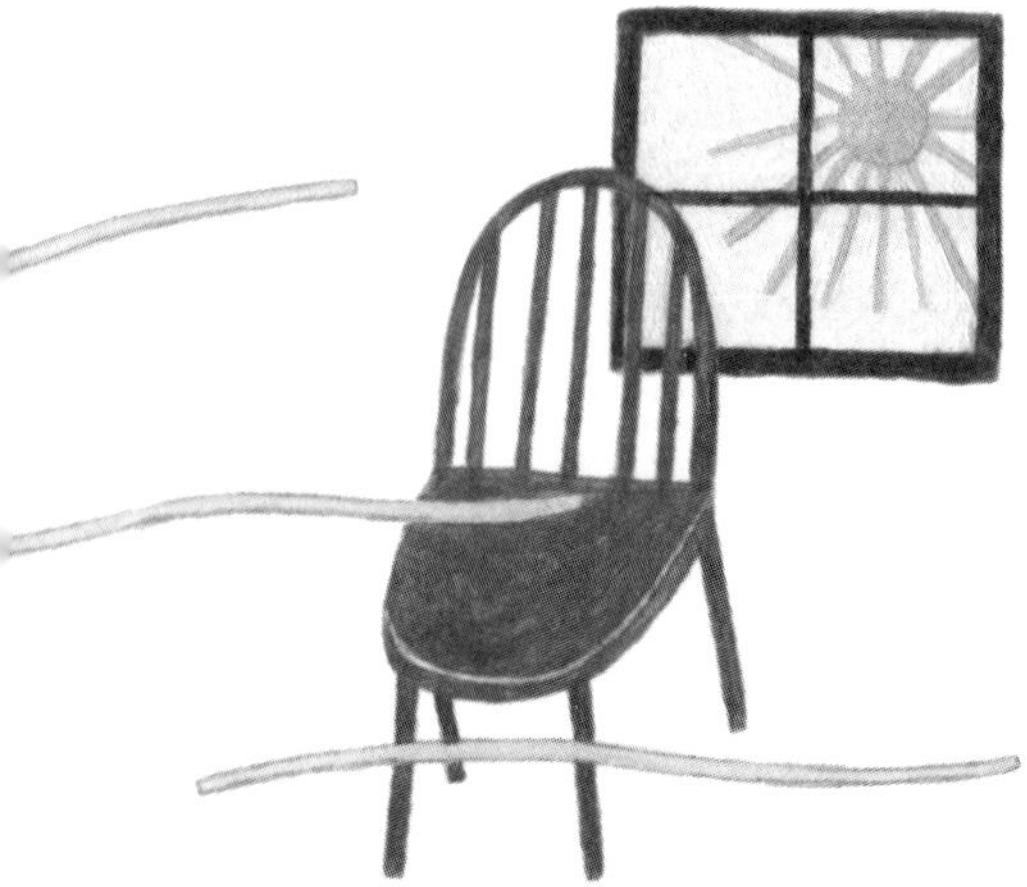

注意が必要です。

　とはいえ、体感温度には個人差があり、冷房の設定は難しいですよね。

　まず、寝室の冷房をやや強めにし、壁や床も含めた部屋全体が26℃くらいになるように冷やしておきます。寝るときに除湿運転に切り替えると、冷房を切ると暑いけれども、つけたままだと寒いという方にも対応できるでしょう。それでも寒いという方には、寝室の隣の部屋の冷房をつけて少量の冷気を流すという手もあります。

　就寝前にはコップ1杯程度の水分補給も忘れずに行いましょう。

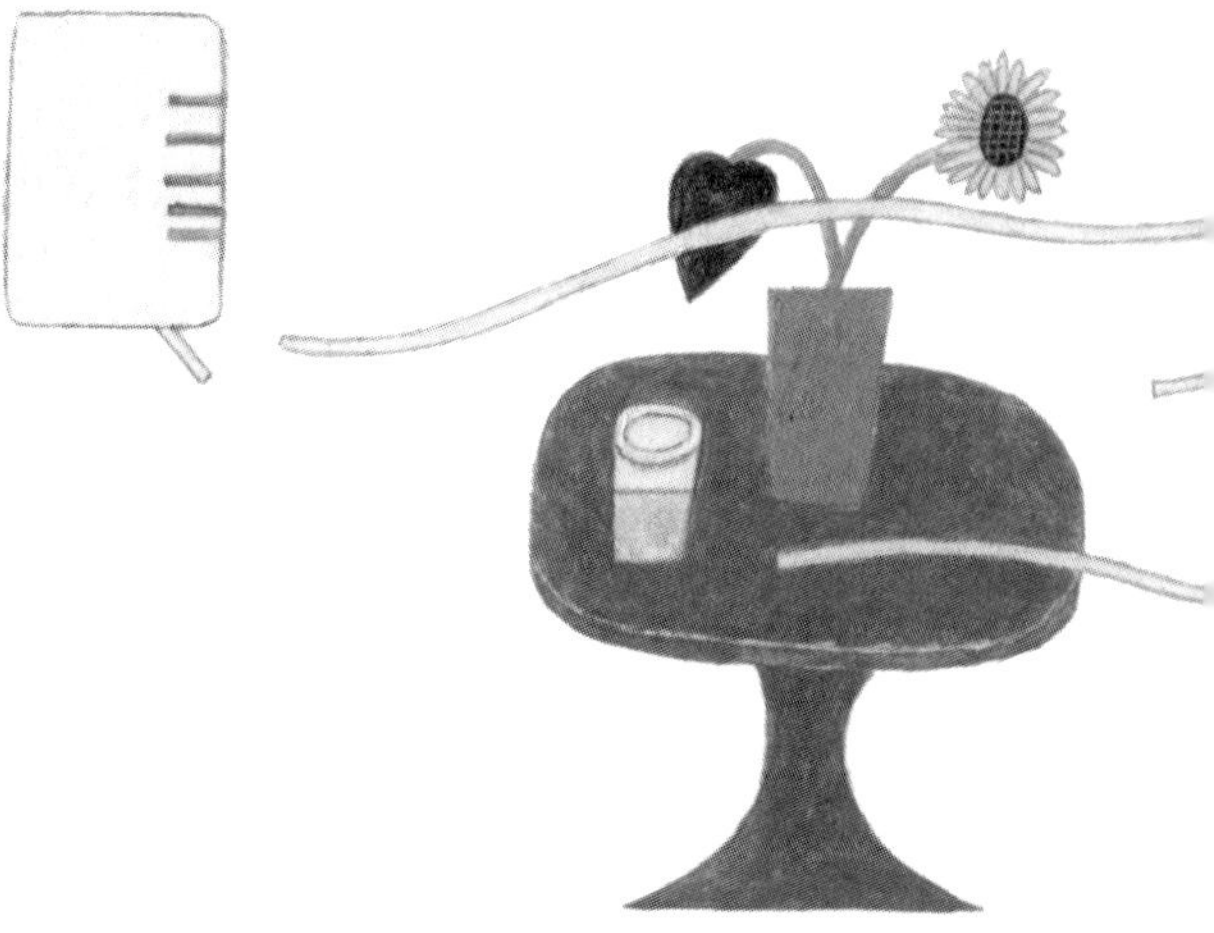

夏にめまいが起こったら脱水症が原因かもしれません

夏は知らないうちに体から水分が失われ、「脱水症」を引き起こすことがあるので注意が必要です。

私たちの体の多くは水分でできており、大人の場合体重の50～60%を占めるといわれます。通常、体内に入ってくる水分量と出ていく水分量は一定に保たれているのですが、このバランスが崩れ、体内の水分量が少なくなってしまうと脱水症が起こります。

脱水症の初期には、めまいや立ちくらみ、頭痛などの症状があらわれることがあります。

暑い時期にめまいや立ちくらみなどを感じたら脱水症を疑って、すみやかに水分を補給しましょう。脱水症の疑いがあるときは、スポーツドリンクよりミネラルの濃度が高い経口補水液がおすすめです。

また高齢になるほど、のどの渇きを自覚しにくくなるもの。のどが渇いていないと思っても、小まめに少しずつ水分補給することが大切です。

夏の肌にも水分と油分が必要です

夏は汗をかくため、一見、肌がしっとり潤っているように見えます。

そのためか、冬はしっかり保湿して肌の乾燥対策はバッチリという方でも、夏のお手入れはいい加減になりやすいものです。

しかし、夏は紫外線によるダメージや冷房による乾燥などで、皮膚のバリア機能が低下しやすい季節です。外界の刺激から肌を守るバリア機能が低下すると、汗に含まれる塩分や老廃物が刺激となってかゆみや肌荒れにつながることもあります。

皮膚のバリア機能を保つためには、「水分」だけでなく「油分」も忘れずに補給しましょう。

夏はべたつきやすく、夜の洗顔後のお手入れは化粧水だけという方もいらっしゃいますが、それだけでは足りません。べたつきが気になる方はさっぱりタイプの乳液を選ぶとよいでしょう。

顔だけでなく、入浴後は体もしっかり保湿しましょう。

アトピー性皮膚炎は汗が刺激になって悪化しやすい

アトピー性皮膚炎は、かゆみを伴う湿疹が慢性的によくなったり悪化したりをくり返します。

夏はアトピー性皮膚炎が悪化しやすい季節。なぜなら夏は湿気と熱が体内にこもりやすいうえ、汗をかくため、それが刺激となってかゆみを誘発しやすいからです。

炎症を悪化させないために、夏もしっかりとケアを行いましょう。まず、汗をかいたらすぐに拭き取ることです。たくさん汗をかいたときは、着替えたり、シャワーを浴びたりするとよいでしょう。

体を洗うときはゴシゴシこすらず、やさしく肌の汚れを落としましょう。入浴後は肌が乾燥しやすい状態になっているので、すぐに保湿してください。

また紫外線もアトピー性皮膚炎を悪化させるため、紫外線対策も万全に。日焼け止めは肌にやさしいタイプを選びましょう。

においは思い込みであることも少なくありません

夏になると、体のにおいが気になるというお悩みが増えます。

ただ、「自分がにおう気がする」というのは、思い込みであることも多いものです。診察すると、におわないケースや心配するほどではないケースがよくあります。ひとりで悩まず、周囲の方や医師に相談することをおすすめします。

汗くさいというお悩みについては、

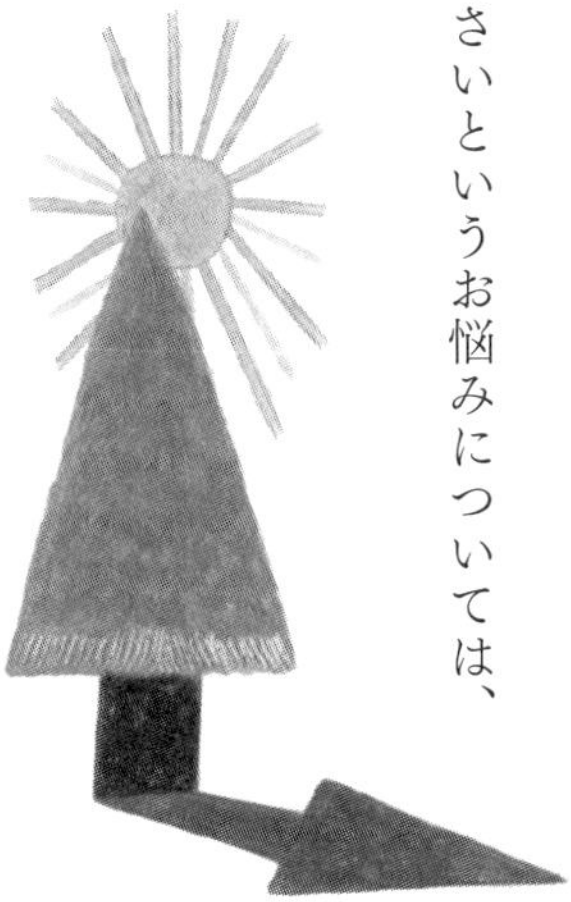

汗を放置しないことが大切です。分泌された直後、汗はほとんどにおいません。しかし、時間が経って皮脂などと混ざり、これを細菌が分解するとにおい物質が発生してしまいます。においが気になる方は、汗が出たらすぐに拭き取るようにしましょう。

わきからの強いにおいが気になる場合は、わきがの可能性もあります。皮膚科で相談してみましょう。

食べ物もにおいに影響します

体のにおいが気になるという場合、食べているものもにおいに影響することがあります。

ふだんから肉類や牛乳、チーズなど、動物性脂肪を含む食材をよくとる方は、においが強くなる傾向があるといわれています。また、ブロッコリーなどアブラナ科の野菜やにんにく、アルコールなども、体内で分解される過程でにおいのもとになる物質が発生し、とり過ぎると体臭を引き起こす原因になるとも考えられています。

そのほか、極端な糖質制限をしている方も、体内にケトン体という物質が増えることで体臭を発しやすくなるといわれています。

気になるときは食事の内容を変えてみるのもひとつの方法です。

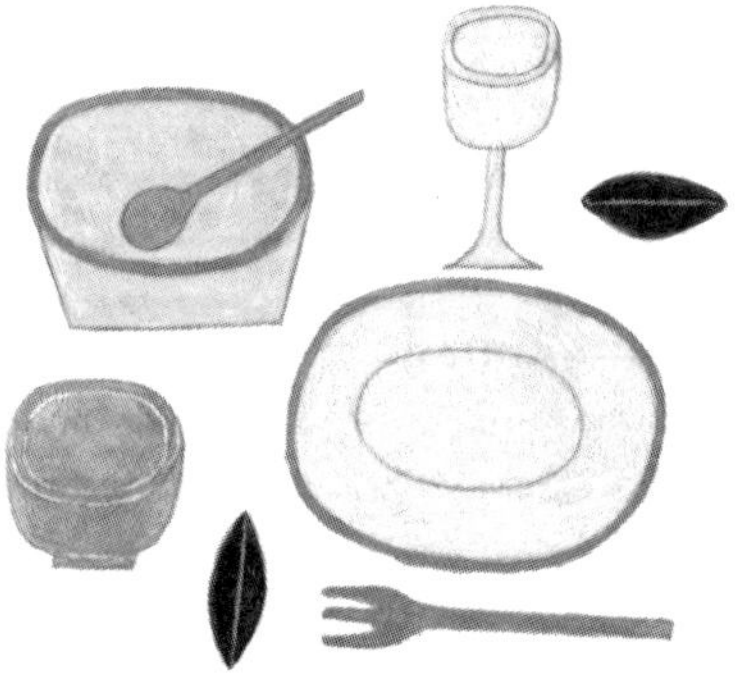

「多汗症」とは異常なほど大量の汗をかく病気で、全身汗でびっしょりとなる「全身性多汗症」と、わきの下や手のひらなど体の一部（局所）に汗が増える「局所性多汗症」とがあります。

全身に大量の汗をかく場合、甲状腺機能亢進症や糖尿病などの病気が影響している可能性もありますが、多くは原因が特定できない原発性（特発性）のものです。

一方、体の一部（局所）に汗が増えるのも、原因が特定できない原発性（特発性）のものと、神経障害によるものなどがありますが、緊張など精神的な影響も多いといわれています。

「多汗症」は悩まず医師に相談しましょう

汗は非常に気になるもの。最近は保険適用の外用剤などもありますので、なかなか改善しない場合には、ひとりで思い悩まず、まずは皮膚科で相談しましょう。

多汗症で悩む患者さんには漢方薬を処方することもあります。「防已黄耆湯《ぼういおうぎとう》」は水太りのぽっちゃり傾向にあり、むくみやすく、しっとり汗ばむようなタイプの方に。「黄耆建中湯《おうぎけんちゅうとう》」は胃腸が弱くて疲れやすく、寝汗をかくようなタイプの方に。ほかにもさまざまな漢方薬がありますので、漢方専門医に相談するのもよいでしょう。

スタミナ料理は楽しんで

土用の丑の日は、「鰻を食べるとよい日」として知られています。夏バテしないよう、すでに食べたという方も多いのではないでしょうか。

鰻はビタミンA・B_1・D・Eなどのビタミンが豊富で、亜鉛やカルシウムなどのミネラル、DHA・EPAといった良質の脂質も多く、積極的にとりたいスタミナ食のひとつです。

しかし、夏バテ気味で食欲がないときに、スタミナをつけようと無理に鰻を食べることはおすすめしません。なぜなら、胃腸の機能が低下しているときに脂質の多い鰻を食べると、胃腸に負担がかかりやすく、消化不良を招くことがあるからです。せっかく鰻を食べたのに、かえって体力が落ちるということになりかねません。胃腸の機能が低下しているときは、栄養価の高いもののなかでも、胃にやさしくて消化のよいものを食べたほうが体力回復に役立ちます。

土用の丑の日にこだわらず、胃腸の調子がよく、鰻を食べたいと思ったときに楽しむようにしましょう。鰻に限らず、焼肉などそのほかの「スタミナ料理」にも同じことがいえます。

7.26

夏も胃腸を冷やさないことが大事

暑い日が続くと、冷たくてのどごしのよいものを食べたり飲んだりしたくなるもの。ですが、冷たいもののとり過ぎは胃腸に大きな負担をかけてしまいます。

口から入った飲食物は、さまざまな消化酵素の働きによって吸収されやすい形に分解されます。多くの消化酵素にとって働きやすい温度は体温に近い37℃前後。冷たいものをとり過ぎて胃腸が冷えてしまうと、消化酵素の働きが弱くなってしまうだけでなく、胃腸の血流も悪くなり、働き自体も低下してしまいます。その結果、消化不良や下痢といった不快な症状を引き起こしやすくなります。

冷房がきいた部屋の中で過ごすことが多い方は、冷たいものは控えめにして温かいものをとることを心がけ、胃腸の負担を減らしましょう。

冷房で冷えた体に、しゃぶしゃぶなどいかがでしょうか。夏に鍋を準備するなんて……と思うかもしれませんが、シソ、みょうがなど、夏が旬の薬味をたっぷり使うと、風味や香り、彩りもよく、消化も助けてくれます。食欲が落ちてしまいがちな夏でも、さっぱりいただけるのでおすすめです。

「気」を補い、のどやお腹の症状が出やすい夏風邪を回避

暑い屋外と冷えきった室内を行ったり来たりする夏は、体調を崩しやすくなります。毎年、夏風邪をひいてしまうという方もいらっしゃるのではないでしょうか。

夏風邪の原因となるウイルスは高温多湿の環境を好み、のどや腸で増殖して悪さをします。そのため、夏風邪は秋冬の風邪にくらべて鼻水や鼻詰まりは少なく、強い咽頭痛や、腹痛・下痢といった胃腸症状が出やすいという特徴があります。

夏は暑い屋外でついつい冷たいものの摂取が増え、胃腸機能が落ちてしまいがちです。また、暑い外から冷房のきいた場所に入り、急に冷えることなども、腹痛や下痢を主体とした夏風邪を引き起こしやすい要因となります。

そのうえ夏は、大量の汗をかくことで「気」を消耗し、免疫力が低下することも。漢方医学では、「清暑益気湯《せいしょえっきとう》」や「補中益気湯《ほちゅうえっきとう》」など「気」を補うとされる漢方薬を使い、夏バテや夏の疲れ、ひいては夏風邪対策につなげます。

7.28

「夏風邪は長引きやすい」といわれますが、秋冬よりもウイルスの力が強いというわけではありません。長引くのには、体内で増殖したウイルスが体外に排出されるまでに時間がかかることや、風邪をひいた方の免疫力の状態などが影響します。

日が長くなり、活動量が増えたことによる蓄積疲労、夜更かしによる睡眠不足、冷たいものの飲食増加による胃腸機能低下、屋外と室内の気温差による自律神経の乱れなどが、免疫力低下を引き起こします。その状態で風邪をひくと回復が遅れ、長引きやすくなります。夏は風邪に対する意識も低下しがち。手洗い・うがいを忘れず、免疫力を落とさないように生活習慣を見直しましょう。

夏も免疫力を落とさないようにしましょう

まず、冷たいものはほどほどにする、食欲がないときは消化しやすく栄養のあるものをよく噛んで食べるなど、胃腸機能を落とさないように注意すること。外から冷房のきいた部屋に入る前は汗を拭き取り、羽織るもので調整するなど、急な温度変化への対策も忘れず行いましょう。睡眠もしっかりとって明日に疲れを残さないようにするなど、日々のちょっとした心がけで免疫力を保つようにしましょう。

夏風邪にかかったら
のどにやさしい食べ物を

夏風邪にかかってしまった場合は、長引かせないため、しっかりと養生しましょう。

体感温度は個人差が大きいのですが、寒くもなく暑くもないという快適な環境（室温25～28℃・湿度50～60％）で、まずはゆっくり休養をとりましょう。

夏風邪はのどが痛くなったり、下痢をしたりなどの症状が出やすいため、消化がよく、のどにやさしく、のどごしのいい食べ物をとるようにしましょう。はちみつ、大根、ねぎ、しょうがなどはのどの不調によいとされます。のどごしのいい湯豆腐や卵とじに、ねぎやしょうがなどを加えると、体を温めながら栄養をとることができます。

ゼリーなどで栄養補給をする場合は、冷た過ぎると刺激になって腹痛や下痢を誘発してしまう可能性があるので、冷蔵庫から出して常温に近づけてから食べましょう。

また、夏風邪に多い、のどの痛みにおすすめのツボは「少商《しょうしょう》」。親指の爪の付け根の外側にあるツボです。ここを刺激するのもよいでしょう。

7.30

食後の眠気を招く血糖値スパイク

昼食の後は眠くてしかたがなく、仕事や家事に集中できないという方も多いのではないでしょうか。さっと食べられてお腹にたまるもの……と、パンや麺類、ごはんたっぷりの丼ものなどで空腹を満たしていませんか？

空腹時、最初に糖質（炭水化物）を口にすると、血糖値が急上昇してしまいます。この急上昇した血糖値を抑えようとインスリンが大量に出てしまい、今度は血糖値の急降下を招きます。このような血糖値の乱高下は、グラフにすると棘《とげ》のような形に見えることから「血糖値スパイク」と呼ばれています。

血糖値の乱高下は強い眠気を引き起こしやすく、さらに乱高下がくり返されると、糖尿病になるリスクも高まるため、近年注目されています。

食後に眠気が起きるという方は、まずは食事の内容や食べ方を見直してみましょう。丼ものや麺類といった単品ではなく、主菜に副菜などがついている定食スタイルがおすすめです。

きのこや葉物野菜などの食物繊維たっぷりのおかずから食べ始め、次に肉や魚、大豆製品などたんぱく質のおかず、最後にごはんやパンなどの糖質を食べるようにしましょう。腹八分目を心がけるようにするのも、食後の眠気を抑えるポイントです。

目を閉じる食休みで消化を助けましょう

食べる順番を工夫し、腹八分目にしても、食後に眠気が起きる方がいます。これは、胃腸が弱っている方によく起こるケースです。

胃腸が弱っていると、「気虚」また「血虚」の状態に陥りやすくなります。もともと全身にエネルギーが足りないうえ、食事で消化・吸収にエネルギーが消費されてしまうため、強い眠気におそわれやすくなるのです。

食後の眠気に悩んでいる方は、積極的に胃腸をいたわりましょう。胃腸が整えば、栄養がしっかりとれ「気」を補うことができますし、栄養がしっかりとれれば「血」も十分に産生できるようになります。

胃腸の疲れを感じるときには、食材をやわらかく煮たり、ふだんよりもよく噛んで食べるようにしたりと消化しやすいような工夫をし、食後はすぐに動き出さず、食休みをとるのもおすすめです。

食後、テレビやスマートフォンなどを見て過ごすのではなく、目を閉じて10分ほどしっかり「休む」こと。視覚からは膨大な情報が入ってくるため、情報をシャットアウトすることで、消化・吸収にエネルギーを集中させます。リラックスにもなり、スッキリと活動が再開できます。

怒りを感じたら6秒カウントしましょう

暑い日が続いていています。暑くて不快だと、ささいなことにイライラしがち。一瞬の感情に引きずられて必要以上に怒ってしまうのを防ぐ方法として、「アンガーマネジメント」と呼ばれる怒りのコントロール法を紹介します。

アンガーマネジメントとは1970年代にアメリカで始まった、怒りを予防し制御するための心理トレーニングです。日本においても日本の現状に合わせて改良され、医療機関や教育現場、企業研修などでも取り入れられています。

怒りを感じたときに6秒間ゆっくり数を数える方法は、「6秒ルール」と呼ばれ、日本ではよく知られている「アンガーマネジメント」法のひとつ。効果については賛否両論あるようですが、試してみる価値はあると思います。

イラッとしたときには、「1、2、3、4、5、6」と胸の内でゆっくり数を数えてみましょう。数えている間に怒りの気持ちが少し収まれば、目の前の物事にも冷静に向き合いやすくなります。

8.2

怒りを感じたその場から いったん距離をとってみましょう

ゆっくり数を数えてみても怒りの感情が収まらないときには、怒りを感じてしまったその場から、いったん離れてみるのもよいでしょう。

電話だと言って席を外す、お手洗いに行く、外に出て風にあたるなど、そのときにできることでかまいません。その場を離れることで、視界に入るものや聞こえる音などが変わり、冷静さを取り戻しやすくなります。

とはいえ、その場を離れることはおろか、目線を逸らすことすらできない状況に置かれることもあるでしょう。そのような場合には、自分の呼吸に集中してみましょう。怒りを感じていると呼吸が乱れやすくなるため、まず一度、大きく深呼吸します。その後は、「吸う息よりも吐く息を少しだけ長く」ということを意識してゆっくり呼吸してみましょう。

怒りを受け入れることでも感情を手放しやすくなります

イライラを引きずってしまうという場合には、無理に忘れようとせず、「怒り」の感情をいったん受け入れるのも一案です。何に対してどう怒っているのか、なぜ怒りが収まらないのかなど具体的に考えてみると、気持ちの整理がつきやすくなります。

また、そうして気づいた怒りの感情を紙に書き出し、最後にビリッと破るのも、スッキリして気持ちに区切りがつくよい方法です。

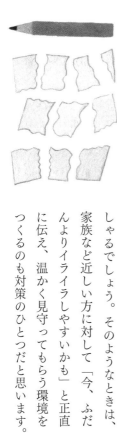

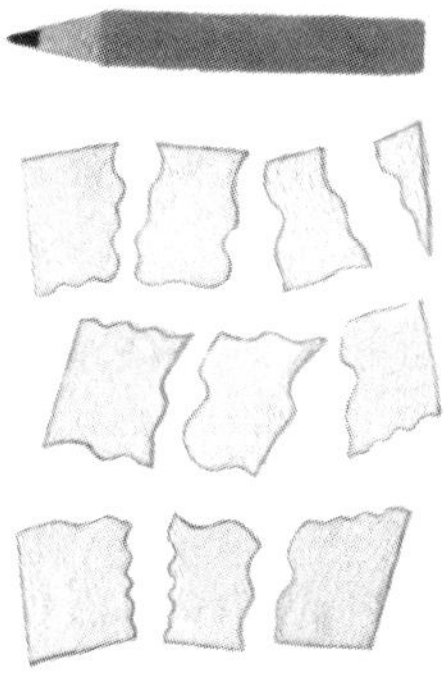

忙しい時期やストレスが多い時期には、些細なことでも敏感に反応してしまうかもしれません。また、生理前は感情の調整が難しいという方もいらっしゃるでしょう。そのようなときは、家族など近しい方に対して「今、ふだんよりイライラしやすいかも」と正直に伝え、温かく見守ってもらう環境をつくるのも対策のひとつだと思います。

動いたとき、また、みぞおちをポンポンとたたいたときに、ポチャポチャと音がすることはありませんか？　漢方医学では、このような状態を「胃内《いない》停水《ていすい》」と呼びます。飲み物を飲んでいないときでもポチャポチャと音がしますが、胃に「水」が停滞した「水毒」の兆候のひとつです。

暑くて一度に大量の水分をとったり、冷たいものの飲食が増えたり、冷房で冷えたりすると、「水毒」の状態が起こりやすくなります。消化器官に必要以上の「水」がたまり、胃腸機能が低下することで、下痢の症状を引き起こしてしまうこともあります。

夏は「水毒」による下痢が起こりやすくなります

暑い時期も冷たい飲食物はとり過ぎないよう心がけ、水分摂取は「少しずつこまめに」が基本です。必要な水分はしっかりとりつつ、余分な水分の排出を促す食材もとるなど、「水」のバランスをとることを意識しましょう。また、冷房でお腹が冷えないように薄手の腹巻などで対策することもおすすめです。「水毒」による下痢には「五《ご》苓散《れいさん》」、冷えが加わる場合には「真武《しんぶ》湯《とう》」などの漢方薬が主に使われます。

8.5 下痢は胃腸の弱さやストレスで起こることも

夏の下痢は「水毒」によるものが多いのですが、慢性的な下痢は「気虚」や「気滞」によって起こることもあります。

もともと胃腸が弱い「気虚」の状態だと、消化不良によって下痢を起こしがち。食欲がないのに栄養をたくさんとろうと無理に食べると、胃腸の負担が大きくなります。食欲がないとき、また、下痢をしているようなときには消化のよいものを少量とり、胃腸も休ませてあげましょう。漢方薬では「人参湯《にんじんとう》」や「啓脾湯《けいひとう》」などが処方されます。

ストレスで「気」の巡りが悪い「気滞」になると、自律神経のバランスが崩れて腸のぜん動運動が乱れやすくなり、腹部膨満感や下痢を引き起こしやすくなります。気分転換をはかるなどリラックスを心がけ、自律神経のバランスを整えましょう。ストレス症状がある場合は、みぞおちあたりに物がつかえる感じがし、硬くなることがよくあります。そのような場合の下痢には、「半夏瀉心湯《はんげしゃしんとう》」が処方されることが多いです。

8.6

胃腸がつらいときは「食べない」ことで休ませるのも一案

お腹を下したり、胃もたれしているのは、胃腸にかなり負担がかかっているということ。このように胃腸がぐったり疲れているときに「食べないと体に悪い」と無理に食事をすると、逆効果になることがあります。胃腸をいたわるには食事をせず、胃腸を休ませてあげるのもよい方法です。

ただし、日中に何も食べないのはエネルギー不足になる心配もあるので、朝・昼は消化のよいものを軽く食べ、夕食を抜くのがおすすめです。そうすることで、夕方から次の日の朝まで胃腸が空っぽの状態になり、睡眠中、胃腸をしっかりと休ませることができます。

なお、食事をとらない場合でも、水分不足にならないよう、水分はこまめに補給しましょう。

翌日は、朝からいきなり重いものを食べると、空っぽの胃腸に負担がかかります。消化のいいものからスタートし、少しずつふだんの食事に戻していきましょう。

紫外線をカットし過ぎると骨が心配です

日差しの強い夏。夏の間は日焼けするのがいやだからと、紫外線カットのために日傘や帽子、長袖・長ズボンと、完全防備で歩く方を見かけることがあります。

紫外線に当たり過ぎるのもよくないのですが、完全にカットしてしまうというのも、それはそれで問題があります。というのも、日光を浴びることによって、体内でビタミンDがつくられるからです。

ビタミンDは骨の材料になるカルシウムの吸収を助ける働きがあり、不足すると骨が細くなりやすく、もろくなってしまいます。特に女性は、女性ホルモンの分泌が減ると骨密度が低下し、骨粗しょう症を発症するリスクが増えます。そのため、食事からカルシウムやビタミンDをとるだけでなく、適度に日に当たることも必要なのです。

比較的涼しい時間帯に日焼け止めなどで紫外線対策をしたら、近くの店や最寄り駅まで歩きましょう。骨を強く保つためには、運動で骨に負担をかけることも重要なポイントです。

動悸は急ぎの対応が必要な場合もあります

激しい運動をしたわけでもないのに、心臓の鼓動をバクバクと強く感じたり、速く感じたりすることを動悸といいます。

動悸が起こる原因はさまざまです。

たまに動悸を感じる程度ならしばらく様子をみてもいいのですが、動悸だけでなく、咳や痰が止まらない、呼吸がしづらい、すぐに息切れがする、むくみがひどい、めまいやふらつきがある、意識が遠のくなどの症状を伴うようなら、命に関わることもあるので、早急に病院を受診してください。

また、動悸が一時的なものでなく、長引く場合にも受診が必要です。不整脈の可能性があるので、まずは循環器内科を受診してください。

急に動悸がして息ができなくなり、強い不安感におそわれるようなら、パニック障害の可能性があります。精神科か心療内科を受診しましょう。

動悸は、更年期の女性によく見られる症状のひとつでもあります。気になる場合は婦人科で相談するとよいでしょう。

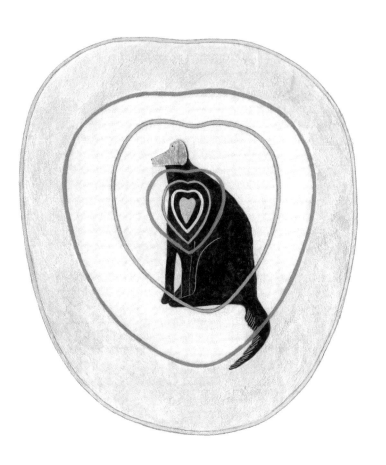

動悸は「心《しん》」の機能の乱れで起こることも

先に挙げたような動悸の原因となる病気がない場合、漢方医学では、「五臓」のうち、血液循環や精神活動を司る「心」の機能が乱れていると考えます。また、過度の緊張やイライラなど、ストレスによって「気」が逆上する「気逆」や、「血」が不足する「血虚」、「血」の巡りが滞る「瘀血」、体内に過剰な「水」がたまる「水毒」などで動悸は起こりやすくなり、それぞれの状態に応じてバランスを整える治療を行っていきます。

動悸を感じたときには、軽減させるツボを刺激するのもよいでしょう。覚えておくと、とっさのときに使えます。「神門《しんもん》」は、突然の動悸を抑えたいときに役立ち、神経の高ぶりを抑え、緊張をやわらげるとされるツボ。手首の内側のシワの上で、小指側の骨の内側のくぼみにあります。「労宮《ろうきゅう》」は疲労回復や自律神経の安定を促し、動悸を抑える助けになるツボ。手のひらの中央で、手を軽く握ると中指と薬指の先が当たる、くぼんだあたりにあります。どちらのツボも、反対側の親指を当て、痛くならない程度に押しましょう。

動悸が起きたら落ち着いて深呼吸を

動悸が起こると不安になり、どうすればいいかわからなくなってしまうこともあると思います。

動悸が起きたらまずは落ち着くことが肝心。ゆっくりと深呼吸をして気持ちを落ち着かせましょう。

軽く目を閉じて、吸う、吐く、という自分の呼吸に集中します。呼吸は意識してゆっくり行いましょう。焦ると、激しく何度も息を吸ったり吐いたりしてしまいがち。まずは、できるだけ長く息を吐くことに意識を向けましょう。

何回かくり返していくうちに、だんだんと気持ちが静まっていきます。

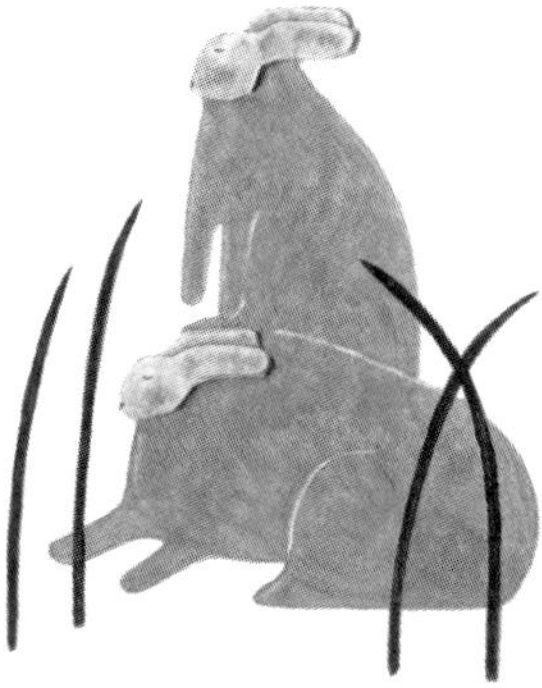

動悸の原因によっても処方する漢方薬は異なります

更年期には、女性ホルモンの減少によって自律神経のバランスが崩れ、動悸が起こりやすくなります。その場合、「加味逍遙散《かみしょうようさん》」や「柴胡桂枝乾姜湯《さいこけいしかんきょうとう》」などの漢方薬を処方することが多いです。

動悸が起こることに強い不安を抱えている方には、「半夏厚朴湯《はんげこうぼくとう》」をよく処方します。体力は中等度、もしくはやや弱い方向けで、のどの詰まりを感じやすい方に処方されることの多い漢方薬です。

また、体力は中等度以上で、緊張やイライラなどの精神不安のあるようなタイプの方には、「柴胡加竜骨牡蛎湯《さいこかりゅうこつぼれいとう》」を処方することがあります。上がり過ぎた「気」を下げ、心を落ち着かせる効果が期待できます。このようなタイプの方は、アロマでリラックスするのもよいでしょう。鎮静効果があるとされ、心を落ち着かせるのに役立つイランイランやネロリがおすすめです。

8.12

生理不順の原因はさまざまです

通常、生理周期は25~38日（変動6日以内）、出血期間は3~7日間ですが、これに当てはまらない場合は生理不順の可能性があります。

　生理不順の原因は実にさまざま。最も多いのは、ホルモンバランスの乱れです。そのほか、ストレス、激しい運動、無理なダイエットなども誘因になるので注意してください。また、不妊や早期閉経につながるリスクもあるため、放置しないようにしましょう。

　子宮筋腫、子宮内膜症、多嚢胞性卵《たのうほうせいらん》巣症候群《そうしょうこうぐん》、子宮頸がん、子宮体がん、卵巣がんなど婦人科系の疾患、甲状腺疾患、内分泌系の異常でも生理不順が起こります。生理不順が3か月ほど続く場合は、必ず婦人科を受診しましょう。

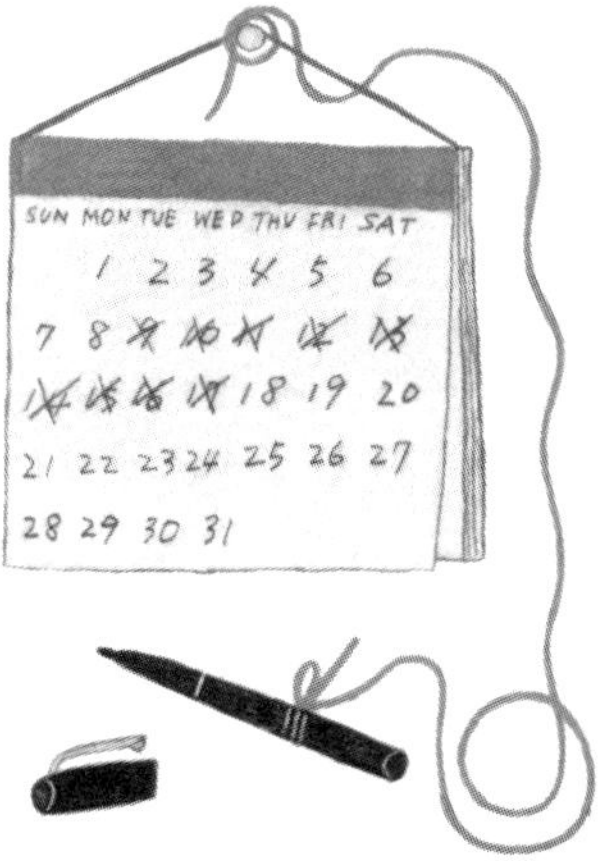

8.13

生理不順には「瘀血」が関係することも

冷えが原因となり生理不順を引き起こす場合もあります。冷えが慢性化して血流が悪くなると、子宮や卵巣への血流も不足し、子宮や卵巣の機能が低下してしまうことがあります。ホルモンバランスが崩れやすくなる結果、生理不順につながります。

　また、漢方医学では、「血」の巡りが滞ってしまう「瘀血」があると、冷えをさらに悪化させるほか、先にもお話ししたように生理不順をはじめとした生理関連トラブルも起こしやすくなると考えられています。

　実際、冷え、生理不順、生理痛、月経前症候群（PMS）、更年期症候群などのお悩みで受診される患者さんの大半に「瘀血」を認めるため、「瘀血」を改善させる「駆《く》瘀血《おけつ》剤」を処方することが比較的多いといえます。「駆瘀血剤」の中でも「当帰芍薬散《とうきしゃくやくさん》」「加味《かみ》逍遙散《しょうようさん》」「桂枝茯苓丸《けいしぶくりょうがん》」は、生理不順をはじめ婦人科系のトラブルに対して使われることが多く、「婦人科三大処方」と呼ばれています（10月21日参照）。「瘀血」を改善させるために、あわせて、冷え対策もしっかり行っていただきます。特にお腹や骨盤まわり、下半身を冷やさないようにすることが大事です。

骨盤まわりを温めておくと生理痛がやわらぎます

骨盤まわりが冷え、動きが悪くガチガチと固まったような状態を放置していると、血流が悪くなり、生理のとき子宮の収縮が強くなって痛みが出やすくなります。

ふだんからストレッチをして、骨盤まわりの筋肉をしっかり動かし、血流を促しましょう。

まずは、脚を左右に倒すストレッチをご紹介します。

●やり方

①あお向けに寝て、両腕は肩の高さで左右一直線に伸ばす。両ひざを立て、足を肩幅程度に開く。

②息をゆっくり吐きながら、右肩が浮かないように意識して、両ひざを左にゆっくりと倒し10秒キープ。

③ゆっくりひざを起こしたら、反対側へも同様に行う。倒しづらいと感じる側はキープする時間を少し長めにとるようにし、5往復くり返す。

ベッドの上でもできるので、ふだんから寝る前や起きたときの習慣にしましょう。

骨盤まわりを温める股関節ストレッチ

骨盤まわりを温めるには、骨盤とつながっている股関節のストレッチも効果的です。

●やり方

①座って足裏を合わせ、膝を左右に開く。

*腰が丸まってしまう場合は、ヨガブロックや座布団、畳んだバスタオルの上に座ると、骨盤が立ちやすい。

*両足を合わせたときに膝が浮いてしまう場合は、痛みがないところまでゆっくりと左右に開く。

②背すじを伸ばしたまま、上体をできるところまでゆっくりと前に倒していき、10秒キープ。ゆっくりと戻し、5回くり返す。

〈できる方は〉

両脚を左右に開き、開脚した状態で②を行う。

痛いところまで無理に開脚しようとしたり、前に倒れようとしたりする必要はありません。息は止めずにゆっくり吐き、呼吸を深めることを意識してみましょう。

8.16

生理中以外に性器から出血することを不正出血といいます。不正出血には重大な病気が隠れていることもあり、決してあなどってはならない症状といえます。

感染症やホルモンの異常、子宮内膜症や子宮筋腫などのほか、子宮頸がんや子宮体がん、卵巣がんなどの悪性腫瘍が不正出血を起こすこともあります。また、子宮外妊娠などの異常妊娠も不正出血を起こす原因となりえます。

不正出血を見逃さないように

排卵期に起こる中間期出血など異常とはいえないものもありますが、早急に治療が必要となるケースもありますので、不正出血が続いたり、くり返したりするようなら、迷わず婦人科を受診しましょう。

不正出血は真っ赤な鮮血もありますが、出血から時間が経つと茶色、出血が少量だと黄色の場合もあります。おりものは白から薄いクリーム色なので見逃さないようにしましょう。

男性・女性ともに不妊の原因はさまざまです

不妊症とは、妊娠を望む健康な男女が避妊することなく性生活を継続しているにもかかわらず、1年以上妊娠しないことをいいます。

不妊の原因はさまざまで、女性側の原因として多いのが以下のようなケースです。

①正常な排卵が起きていない

②卵管が狭い、もしくは詰まっていて、精子・卵子・胚（受精卵）が移動しづらい

③子宮筋腫やポリープなど子宮に疾患があり、胚が着床しづらい

このほか、女性の体が精子を異物とみなしてしまい、受け入れないといった免疫系のトラブルや、子宮頸管の問題で精子が子宮内に侵入しづらいことが原因となる場合もあります。

男性側の主な原因としては以下が挙げられます。

①精子の製造能力の問題（精子の数が少ないまたは無い、または運動性など性状が悪い）

②精管が詰まり、精子が排出できない

③勃起障害や膣内射精障害など性機能に問題が見られる

不妊の悩みにはまず西洋医学的アプローチを

さまざまな不妊の原因があることをお話ししましたが、「年齢」も少なからず影響します。男女とも年を重ねるごとに、妊娠させる力、妊娠する力が低下してしまうからです。

なかなか妊娠しない場合はもちろん、妊活を始めた年齢が高い場合にも、男女そろって西洋医学的な検査を受けることをおすすめします。不妊につながる原因がわかれば治療を行うこともできますし、多種ある不妊治療のうち、最適と考えられる治療法を提案してもらえます。

ただ、不妊症の検査を受けても、はっきりとした原因がわからないケースもあります。また、不妊治療を受けてもなかなか妊娠に至らないケースもあります。

このような場合、漢方医学からのアプローチもひとつの方法です。養生や漢方薬で、妊娠しやすい体へと整えていきます。

貧血はさまざまな不調を招きます

出血すると、体から鉄が失われます。そのため、生理がある方は鉄が不足しやすく、貧血になりやすい傾向があります。経血量の多い「過多月経」の方や、ダラダラと出血が続く「過長月経」の方は、特に注意が必要です。

日中でも夜用のナプキンが必要な場合や、レバーのような塊の経血がある場合には「過多月経」が、月経が8日以上続く場合には「過長月経」が疑われるため、婦人科で相談を。いずれもホルモンの乱れだけでなく、子宮内膜症や子宮筋腫など隠れた病気の症状のこともあり、その場合は病気を治療することで貧血も改善されます。

軽く見られがちな貧血ですが、疲れやすくなるほか、動悸や息切れ、頭重感、めまいなどを起こすこともあります。また、貧血によって冷えが悪化することもありますので、思い当たる方はこれまで受けた血液検査の結果を見直してみましょう。赤血球数やヘモグロビン濃度が正常より低かった方や、長らく血液検査を受けていない方には、内科受診をおすすめします。

鉄の蓄えが減ってしまう「隠れ貧血」に注意

貧血の中でいちばん多いのは鉄欠乏性貧血。鉄欠乏性貧血かどうかは、赤血球数、ヘモグロビン濃度、血清鉄、フェリチン値、鉄結合能などを採血でチェックし、総合的に判断します。

ヘモグロビンは血中の鉄を原料にしてつくられるのですが、血中の鉄が不足すると、肝臓などにストックされている貯蔵鉄が使われます。このため一時的に鉄が少なくなっても、すぐに貧血と診断されるほどヘモグロビン濃度が低下することはありません。しかし、貯蔵鉄が低下した状態だと貧血と同様の症状を生じることもあり、「隠れ貧血」として注目されています。

貯蔵鉄の量は血液中の「フェリチン」というたんぱく質の濃度が指標になります。貧血と診断されなくても、フェリチンが低下していれば適切な対処が必要となります。しかし、血液検査では常にフェリチンの値を検査するわけではありません。これまで受けた検査で異常を指摘されていない場合でも、昨日お話しした症状が続く場合には、内科で相談してみましょう。

漢方薬についてお話ししましょう

これまで漢方薬についても触れてきましたが、ここで改めて、漢方薬とはどのような薬なのかお話ししましょう。

漢方薬は薬効のある「生薬《しょうやく》」と呼ばれる原料をブレンドしたものです。

昔から、天然に存在する植物の葉・茎・根、鉱物や動物には薬効があることが知られていました。これらを加工したものが生薬です。

東洋医学の考えに基づき、生薬の種類・組み合わせ・量を調整し、薬として確立したものが漢方薬です。古来より、薬の構成だけでなく、どのような方に処方すべきか、服用後にどのような体調変化が起こるかなど、効能効果・副反応に至るまで、詳細に伝えられてきました。

表面にあらわれている症状だけでなく、自覚していなくても潜んでいるバランスの崩れや、体質など、心身全体を診て処方するのが漢方薬。煎じ薬であれば、状況に応じて生薬の加減を行う場合もあり、「匙加減」が重要な薬ともいえます。

8.22

即効性が期待できる漢方薬もあります

漢方薬は効き目がおだやかで、長く飲み続けなくてはいけないもの、というイメージがあるかもしれません。もちろんそういった薬もありますが、即効性が期待できる薬もあります。

「芍薬甘草湯《しゃくやくかんぞうとう》」という薬をご存じでしょうか？　こむら返りによく使用されますが、服用直後から症状がほぼ消失することも多く、即効性の期待できる漢方薬の代表です。そのほか、ゾクゾクと寒気がする風邪の初期に、その方の体質や症状によって、「麻黄附子《まおうぶし》細辛湯《さいしんとう》」や「桂枝湯《けいしとう》」、「葛根湯《かっこんとう》」などを処方しますが、1回の服用ですんなりと症状が落ち着くこともあります。

急にあらわれた症状に対して使用される漢方薬は効き目が早いことも多く、服用直後から数日以内には治療が終了するケースもあります。一方、慢性的な症状に対しての治療や、体質改善を目標とするような治療となると、じっくり取り組む必要があります。

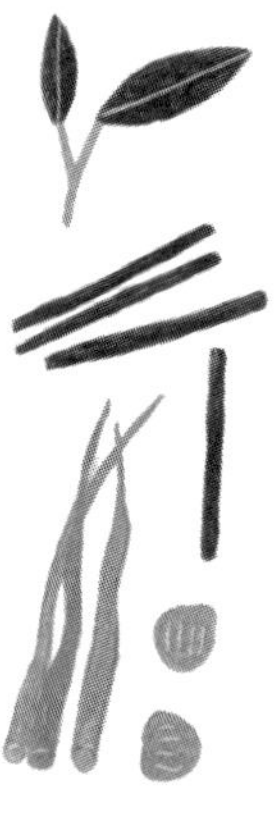

漢方薬の形状は4つ。基本は空腹時に服用します

漢方薬には煎《せん》剤（湯《とう》剤）・散《さん》剤・丸《がん》剤・エキス製剤の4つの形状があります。

煎剤（湯剤）は生薬を水から煮出す煎じ薬で、散剤は生薬をすりつぶして粉状にしたもの、丸剤は散剤にはちみつなどを加えて丸く固めたものです。

現在、主流になっているのがエキス製剤で、煎じ薬を濃縮・乾燥・粉末化させ、顆粒剤や細粒剤、錠剤やカプセル剤などに加工したものです。成分が安定しており、手軽に持ち歩くこともできます。

医師から特別な指示がない限り、漢方薬は食前もしくは食間（食事と食事の間）の空腹時服用が基本ですが、飲み忘れた場合や、胃腸が弱っている場合は、食後服用でもかまいません。

ただし、タンニンやカフェインの影響で漢方薬の効能が変わってしまうことがあるため、漢方薬服用の前後30分程度は、お茶やコーヒーを飲むのを控えるようにしましょう。

漢方薬は お酒で飲んでもよい ユニークなタイプも

漢方薬のユニークな服用法をご紹介しましょう。

生薬を粉末にしたものを散剤、生薬の粉末をはちみつなどで丸く固めたものを丸剤といいますが、散剤の「当帰《とうき》芍薬散《しゃくやくさん》」や丸剤の「八味地黄丸《はちみじおうがん》」を服用する際には、「酒服《しゅふく》」といって、少量の温めたお酒で飲むことが推奨されています。

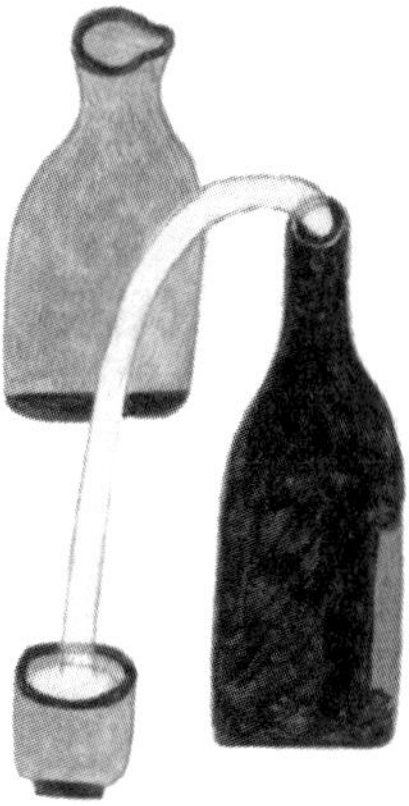

おちょこ1杯程度の温めた日本酒で服用するのですが、酒を入れることによって、胃への負担を減らしているのではないかと考えられています。

ただ、「酒服」はあくまで、散剤の「当帰芍薬散」、丸剤の「八味地黄丸」を服用する場合の話。現在、主に処方されているエキス製剤については、お湯に溶かして服用する、または、白湯で服用するということが基本です。

漢方薬にも副反応があらわれることがあります

漢方薬は、西洋医学の薬とくらべると作用がおだやかな薬が多いことは確かですが、副反応がまったくないわけではありません。

たとえば、約7割の漢方エキス製剤に配合されている「甘草」という生薬の作用により、飲む方の体質や薬の量によってはカリウムが低下し、むくみや血圧上昇が起こるケースがあり、注意が必要です。

そのため、甘草を含む漢方薬をほかの漢方薬や西洋薬と併用する際は、投与量の調整が必要なことがあります。

また、どの漢方薬でも、肝機能障害を起こすリスクがゼロではありません。ですから、定期的に肝機能やカリウムを含めた電解質のバランスなどを検査する必要があります。

また、間質性肺炎を起こすケースもあります。風邪をひいたわけでもないのに咳が止まらない、息苦しいなどの症状が出た場合には、すぐに医師にご相談ください。

漢方薬を処方されるときは薬やアレルギーの情報を伝える

　昨日、漢方薬にも副反応があるというお話をしましたが、最近では、「山梔子《さんしし》」という生薬を含む漢方薬について、5年以上服用していると、「腸間膜静脈硬化症《ちょうかんまくじょうみゃくこうかしょう》」という状態を引き起こすリスクがあることがわかってきました。そのため、該当する漢方薬を長期で服用している場合は、適宜チェックが必要となります。

　また、漢方薬に含まれる生薬に対しアレルギー反応が出たり、飲み合わせによっては好ましくない影響が出たりすることもあるため、漢方薬を処方してもらうときや、薬局で購入するときには、アレルギーの有無、現在服用している薬やサプリメントなどを、医師や薬剤師に必ず伝えるようにしましょう。

　そのほか、漢方薬服用中は薬の副反応がでていないか、血液検査をはじめ、定期的に検査を受けることも必要です。

1種類の漢方薬で複数の症状に対応できることもあります

気になる症状が複数あるけれど、薬をいろいろ飲みたくないという場合も、漢方薬はおすすめできます。

西洋医学では、痛みの緩和には鎮痛剤を使うといったように、1つの症状に対して1種類の薬が処方されるのが一般的です。

それに対して漢方薬は、1種類で複数の症状を改善できることも少なくありません。というのも、漢方医学では異常のある部位ごとではなく心身全体を診て、自然治癒力を活かしながら健康な状態へと近づける治療を行うことが多く、その視点で漢方薬を処方すると、複数の症状が改善されることもあるからです。

ある症状だけで、全身の状態が現在どのような状況にあるのかを判断するのは、自分では難しいものです。こういったときほど漢方医学的診察を受け、心身の状態に合った漢方薬を処方してもらうことをおすすめします。

「酸化ストレス」は健康の大敵です

「酸化ストレス」が体にとって好ましくないことは、6月9日にもお話ししましたね。

酸化ストレスとは「活性酸素」が過剰に発生し、バランスが崩れた状況のことを言います。

活性酸素とは、呼吸によって体内に取り込まれた酸素の一部が、通常よりも活性化した状態に変化したものです。活性酸素は細菌やウイルスを攻撃する役割、細胞間のシグナル伝達、細胞の分化などにも重要な役割があります。体にとって必要なものなのですが、活性酸素が過剰に発生してしまい、「抗酸化防御機構」という、活性酸素の産生を抑え、生じたダメージの修復・再生をおこなう機構を超えるほどの状態になると、酸化ストレスとなってしまいます。

酸化ストレスの状態になると、老化・慢性疲労・がん・動脈硬化・アルツハイマー病などともかかわってきます。

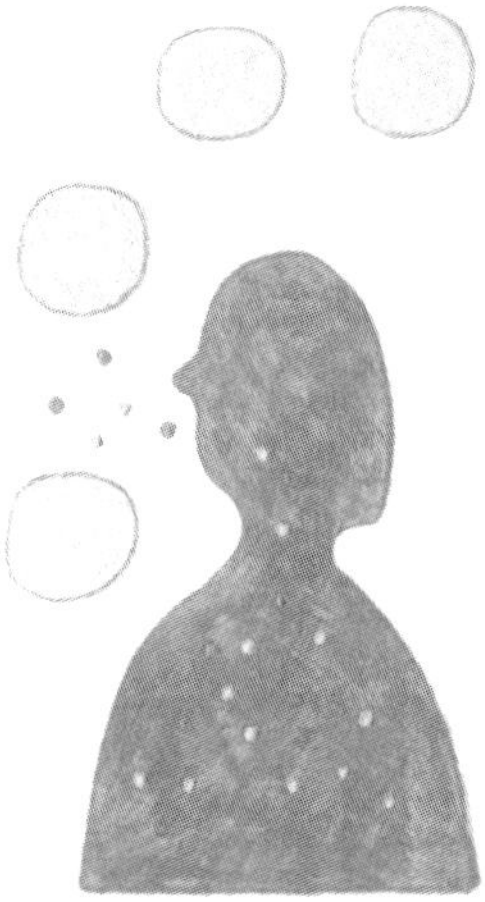

「酸化ストレス」は
シワやたるみなど
美容にも悪影響を与える

活性酸素が過剰に発生することで引き起こされる酸化ストレスは、美容にも悪影響を与えます。

コラーゲンやエラスチンは、肌の潤いやハリを保っているたんぱく質。若々しい肌を保つ大切な役割を担っていますが、除去されず蓄積された活性酸素は、これらのたんぱく質を変性させてしまうのです。

コラーゲンやエラスチンが変性すると、肌はハリを保てなくなって、シワやたるみができる原因になってしまいます。

さらに、蓄積した活性酸素はメラノサイトを刺激し、メラニン色素も増加させ、シミが増える原因にもなります。また、皮膚のバリア機能も低下させてしまうため、乾燥しやすくもなり、肌トラブルを引き起こしやすくなります。

健康でいきいきとした見た目をキープするには酸化ストレスを防ぐことが大切です。

過剰な活性酸素を生み出さない生活をしましょう

酸化ストレスとは活性酸素が過剰に発生し、抗酸化防御機構を上回り、バランスが崩れた状態です。まずは過剰な活性酸素を生み出さない生活を心がけましょう。

喫煙、過度の飲酒や心身のストレスは、活性酸素を大量に発生させる元凶。喫煙を控え、飲酒もほどほどにしましょう。リラックスタイムを毎日つくって、ストレスをこまめに解消しておきたいものです。

適度に日に当たる必要はありますが、紫外線も浴び過ぎると大量の活性酸素を生み出すことに。外出するときは日焼け止めを塗り、日傘をさして、長時間、強い日差しを直接受けないように工夫しましょう。

習慣化された適度な運動には、抗酸化防御機構を高める効果がありますが、呼吸量が急に増えるような激し過ぎる運動は、過剰な活性酸素の発生につながります。次の日まで疲れが残るような運動をした後は、2日程度の休息日を取り入れ、オーバートレーニングにならないようにしましょう。

抗酸化力が高い食材で「酸化ストレス」から体を守る

酸化ストレスから体を守るには、活性酸素が過剰に発生しないような生活を心がけるとともに、抗酸化力の高い成分が豊富な食材を積極的にとることも大切です。

ビタミンA・C・E、ポリフェノール、カロテノイドは抗酸化力が高いことで知られる栄養素です。

ビタミンA・C・Eは6月9日にもお話ししたように、緑黄色野菜に豊富に含まれます。

ビタミンEはナッツなどにも多く含まれています。血流を促す作用もあるので、積極的にとっていただきたい栄養素です。ただし、ナッツは脂質やカロリーも高いため、とり過ぎないように注意しましょう。

ポリフェノールは赤ワイン、カカオ、オリーブの実、プラムなどに、カロテノイドは緑黄色野菜のほか、エビ・カニなどの甲殻類などに多く含まれています。

このように、抗酸化力の高い栄養素が含まれている食材が数多くあります。毎日の食事でバランスよく取り入れたいものです。

秋

暑さがおさまり、だんだんと気温が
下がっていく秋は、乾燥の季節
潤いを補うことを大切に、過ごしていきましょう。

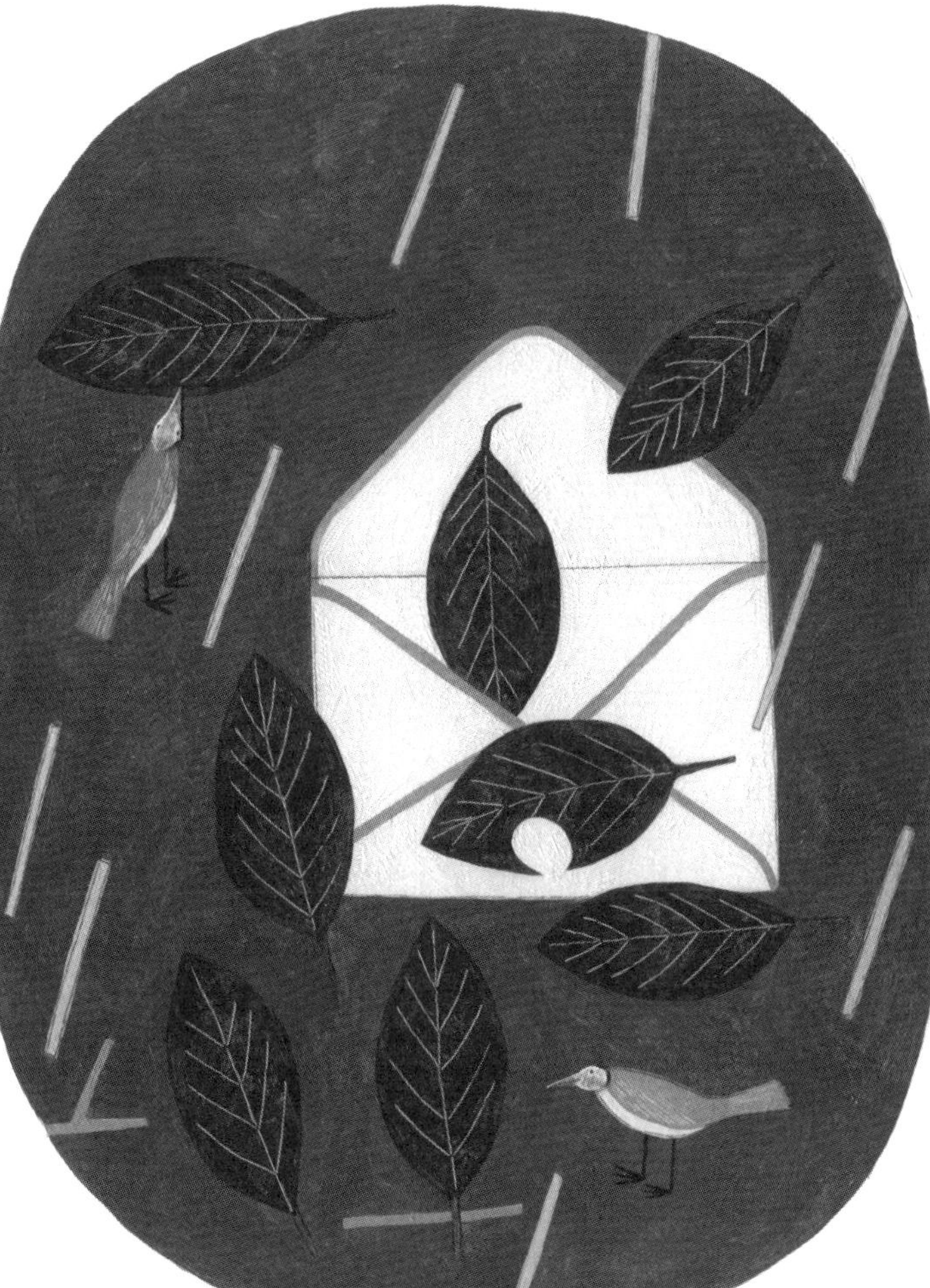

9.1 ——→ 11.30

秋は「肺」を養いたい季節です

まだまだ残暑が厳しい、9月の始まり。9月はここからだんだんと蒸し暑さがおさまり、夏から秋へと切り替わっていくときです。

秋は漢方医学では、五臓の中の「肺」の機能が影響を受けやすい季節と考えられています。

「肺」の働きは、西洋医学でいうところの肺の機能だけではありません。呼吸によって外の空気を取り入れ、体内の不要な空気を排出するという「呼吸」の機能だけでなく、「気」をつくり出し全身に送る働き、「気」を巡らせ、発散させる働き、「水」を巡らせ、分散させる働き、「外邪」（外部から侵入して不調や病気を引き起こす邪気）を排出する防御作用など、広範囲にわたります。

秋は大気が少しずつ乾燥に向かい、「燥邪」が勢力を増す時期。「肺」は乾燥で弱りやすく、弱ると乾いた咳やのどの痛み、ぜんそく、気管支炎などの呼吸器の不調が起こりやすくなります。

また、「肺」は皮膚や、鼻、大腸とも関係が深いので、皮膚の乾燥、鼻水・鼻詰まり、嗅覚異常、便通異常などが起きやすくなります。

白い食材で「肺」を潤わせる

秋は乾燥しやすい時期なので、呼吸によって大気を体に取り込んでいる「肺」がダメージを受けやすくなります。「肺」を潤す食材を取り入れて、養いましょう。

「肺」を潤すとされる食材は白いものです。大根、山芋、百合根、白ごま、レンコン、豆腐などを使った料理を取り入れましょう。果物では梨が「肺」を潤してくれます。

また、唐辛子やねぎ、しょうが、にんにくなど「辛味」の食材は「邪気」を払い、発散作用で「気」の巡りをよくするといわれています。取り入れていただきたい食材ですが、量が多いと、その発散作用で乾燥を助長し、「肺」の機能をかえって弱めてしまう可能性があります。逆効果となってしまうので、「少量使い」を意識しましょう。

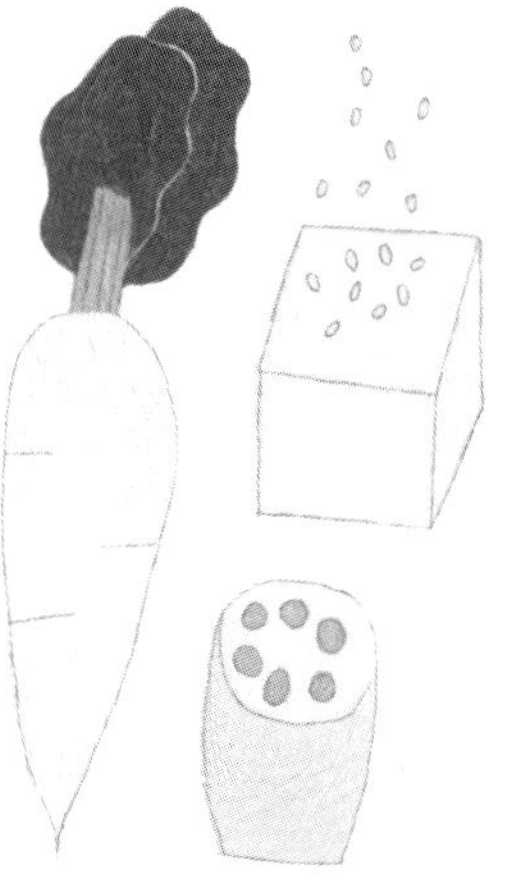

秋は「悲しみ」が起こりやすい

秋になると物思いにふけって気持ちが沈み、感傷的になりがちです。

「怒・喜・思・憂・恐」（五志）に「悲・驚」を加えた7種類の感情を「七情《しちじょう》」といいます。感情変化が正常の範囲内では特に問題にはなりませんが、過激な感情変化が長期にわたって継続すると、「五臓」や「気」の流れに影響を与えてしまいます。

春は「肝」と「怒り」、夏は「心」と「喜び」、土用と長夏は「脾」と「思い悩み」、秋は「肺」と「悲しみ・憂い」、冬は「腎」と「恐れ・驚き」と深い関係があります。

「肺」の働きが弱まりやすい秋は、悲しみや憂いの感情が前面に出やすい季節ですが、悲しみや憂いの感情が強く出過ぎる、または長く続いてしまうといった状況に陥ると、さらに「肺」を損ねてしまうのです。

この季節にわけもなく気分が落ち込んでしまうのは「肺」が弱っているからかもしれません。ある程度は季節の影響と割りきってゆったりとかまえ、ネガティブな感情に引きずられ過ぎずに、秋の養生法に取り組みましょう。

ストレスを感じたら息を長く吐いて

物思いに沈んでいると、知らず知らずのうちにため息をついているもの。ため息にはネガティブなイメージがありますが、リラックスをするという点においては、簡単で役立つ方法です。

というのも、「呼吸」は自律神経に働きかける方法のひとつだからです。

ため息をつくように、長く大きな息を吐きだす呼吸を行うと、自律神経のうち副交感神経が優位な状態へと導かれやすく、心身のリラックスにもつながるといわれています。

ストレスを抱えて、あれこれ悩んでいるときには、呼吸が浅くなりがちです。知らないうちに息を止めるように息こらえをしているような方もおられます。ため息をつくと幸せが逃げてしまう……なんて考えず、息をゆっくりと吐きましょう。お腹から息を押し出すイメージで時間をかけて息を吐いていきます。吐ききったら鼻からゆっくりと息を吸います。心が落ち着くまで続けましょう。

秋は「容平《ようへい》」を意識した養生を

漢方医学のルーツがある中国で、現存する最古の医学書「黄帝内経《こうていだいけい》」では、秋の3か月は「容平」の時期とされています。

容平とは「すべてのものの形が定まる」という意味。新しい物事を始めるというより、仕上げに適した時期といえます。また心身共に穏やかに過ごすことが大切です。

なお、「黄帝内経」で指す秋の3か月は、立秋から霜降（8月7日〜11月6日頃）を指すため、現代の秋の感覚とはズレがありますが、秋に対する考え方は現代にも通じます。

「黄帝内経」に記載されている秋の養生法の基本は「早寝早起き」。心穏やかに朝の「気」を取り入れましょう。「スポーツの秋」ともいわれますが、激しい運動は「気」の消耗につながるため適度な運動にとどめ、やたらと動き回るのは避けましょう。活動的に過ごした夏の疲れを取っていくことがこの時期の過ごし方です。

また、気温変化の大きい秋は、衣服をこまめに調節し、体を冷やさないようにすることも大事です。

「血」を補い、「血」の巡りをよくすると肌がツヤツヤに

秋になると湿度が下がり、カラッとした天気の日が多くなります。空気が乾燥すると、肌の乾燥が気になりますよね。

肌の乾燥ばかりでなく、肌荒れやシミ、くすみ、むくみ、たるみといった美容の悩みには、「血」が不足した状態や、過不足がなくても「血」の巡りが悪い状態、いわゆる「血」のトラブルが影響していることがあります。「血」の不足である「血虚」、「血」の巡りが滞る「瘀血」の状態では、肌のすみずみまで酸素や栄養が行き渡らず、肌のターンオーバーが滞りがちに。

潤いのあるツヤツヤの肌を目指すには、乾燥した空気から肌を守るため、保湿効果の高い化粧水、乳液、クリームで肌をケアするとともに、「血」を補い、「血」の巡りをよくして、内側からの潤いもキープしましょう。

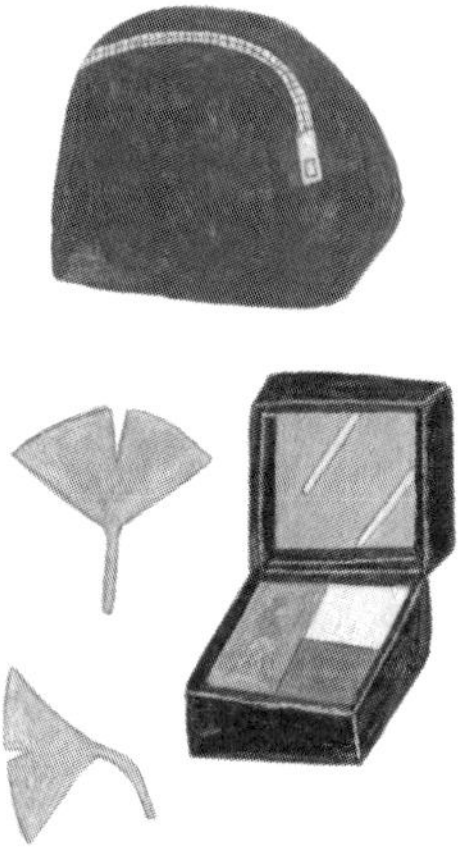

シワ対策には「血」の不足を回避

漢方医学では、「血」が不足した状態の「血虚」になると肌が乾燥し、ハリが失われて小ジワができやすくなるとされます。深いシワになる前に「血」を補いましょう。

「血」を補うとされる食材には、手軽なものとしてドライフルーツやナッツがあります。おやつとして食べるとよいでしょう。ただし、どちらも食べ過ぎには注意。糖質や脂質のとり過ぎにならないように適量を守りましょう。また、ドライフルーツもナッツも、オイルコーティングされていないものを選びましょう。

「血」の不足を防ぐには、「血」を補うことを意識するだけでなく、「血」の消耗を抑えることも大事なことです。目を使い過ぎると「血」を消耗するとされています。パソコン作業などは休憩を入れながら行いましょう。暇さえあればスマートフォンを見てしまうという方は、ときにはスマートフォンを見る時間を制限して目を休ませてあげてください。

9.8

乾燥肌の悩みには
内側から潤いを与える

肌の乾燥が進んでしまい、かゆみのある患者さんに、「当《とう》帰《き》飲《いん》子《し》」という漢方薬を処方することがよくあります。

この薬は「血」を補うとされる生薬に、「気」を補うとされる生薬や、かゆみを抑える助けになる生薬を配合したもの。体の内側から肌に潤いを与える働きがあり、乾燥肌に効果が期待できるお薬です。この薬の効果を目にすると、内側から潤いを与えるのは大事なことだと実感します。

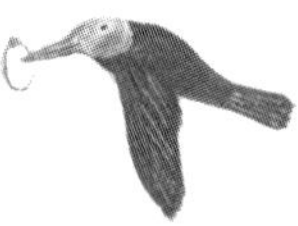

漢方医学の食養生では、身近な食材の中にも、体を内側から潤してくれる「滋《じ》潤《じゅん》作用」があるといわれているものがあります。山芋、松の実、クコの実などです。潤いが足りないと感じたら、積極的に食べるといいですよ。

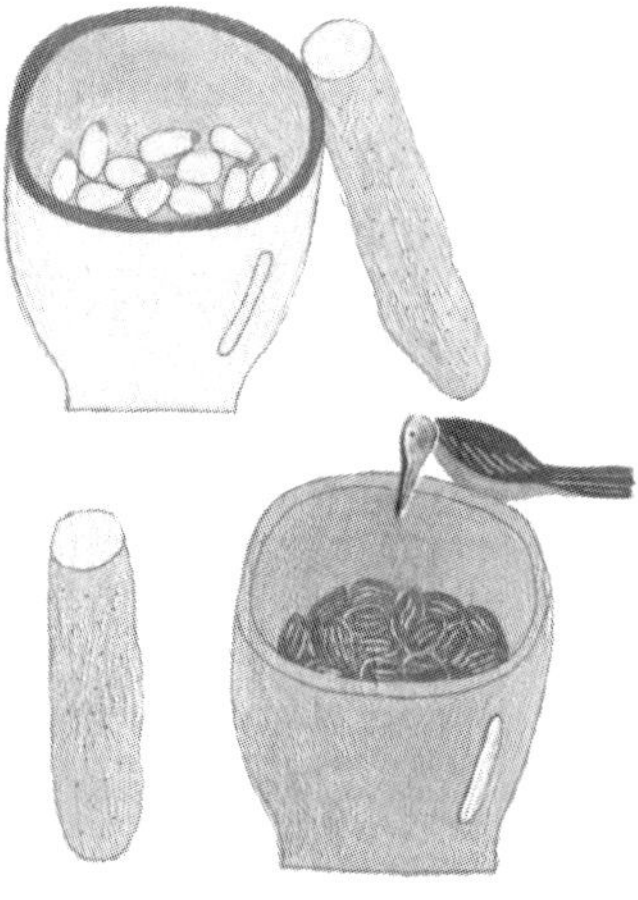

「ヨクイニン」で肌のターンオーバーを促す

皮膚の表皮と呼ばれる部分では、内側から常に新しい細胞が生まれています。生まれた細胞は、成熟しながら外側の角質層（角層）に向かって押し上げられていき、角質層のもっとも外側に存在する古くなった細胞はやがて剥がれ落ちていきます。この一連の流れをターンオーバーといいます。

一般的に、ターンオーバーのサイクルは、健康な20代の方で28日程度ですが、加齢とともに少しずつ長くなっていきます。すると、角質層が厚くなりやすく、シミやくすみ、乾燥などにもつながりやすい状態となります。

ターンオーバーの正常化、角質層の古い細胞の排出をサポートするとされる代表的生薬は、はと麦を加工した「ヨクイニン」です。6月13日に「水毒」の改善に役立つというお話をしましたが、美肌にも効果が期待できます。

はと麦は食材としてもなじみ深く、昔から親しまれている「はと麦茶」は、はと麦を炒ったものです。カフェインフリーなので、時間を気にせずに飲むことができます。肌のために、ふだんからはと麦茶を飲むのもおすすめです。

乾燥肌にダブル洗顔は洗い過ぎです

メイクをするようになって始めたダブル洗顔を、肌質関係なく、いつまでも続けていませんか？

20代の頃は問題なかったとしても、肌の皮脂量が減り、乾燥が気になり始める40代以降は、クレンジングでメイクを落とした後、さらに洗顔フォームで洗うと、肌のうるおいまで落としてしまいがちに。余計な摩擦も増え、肌のバリア機能の低下にもつながります。

洗い過ぎを避けるため、薄化粧の日はダブル洗顔不要のクレンジングにしてみましょう。メイクと汚れを1回で落とせ、必要以上に肌の潤いを奪うこともありません。

ただし、濃いメイクをした日や、乾燥よりも脂っぽさが気になる脂性肌の方は、クレンジング＋洗顔のダブル洗顔にしましょう。お化粧の濃さやお肌の状態によって使い分けることをおすすめします。

また、アイメイクを落とそうとして、目もとを強くこすることはやめてください。目のまわりの皮膚や粘膜は繊細なので、傷つき、炎症を起こすケースが少なくありません。目もと専用のクレンジングを使い、やさしくオフするようにしましょう。

姿勢の悪さが首のシワに影響します

顔はしっかりとケアしていても、首まわりはほったらかしにしていませんか？　首のシワは気づかないうちに深くなりやすく、老けた印象を与えがち。首も忘れずしっかりとケアして、シワを予防しましょう。

首のシワには、「広頸筋《こうけい》」という筋肉の衰えが影響します。広頸筋は、下あごから鎖骨のあたりまで広い範囲を覆う、首の皮膚のすぐ下にある筋肉です。口を「イー」と開いたときに動く筋肉というとわかりやすいでしょうか。

この筋肉が衰えると、首のたるみやシワの原因となります。下を向いてスマートフォンを操作する、あごを出すような首が前に出た姿勢（猫背でのデスクワークなど）、頬杖などが広頸筋をたるませます。

まずは姿勢を正すことから始めましょう。

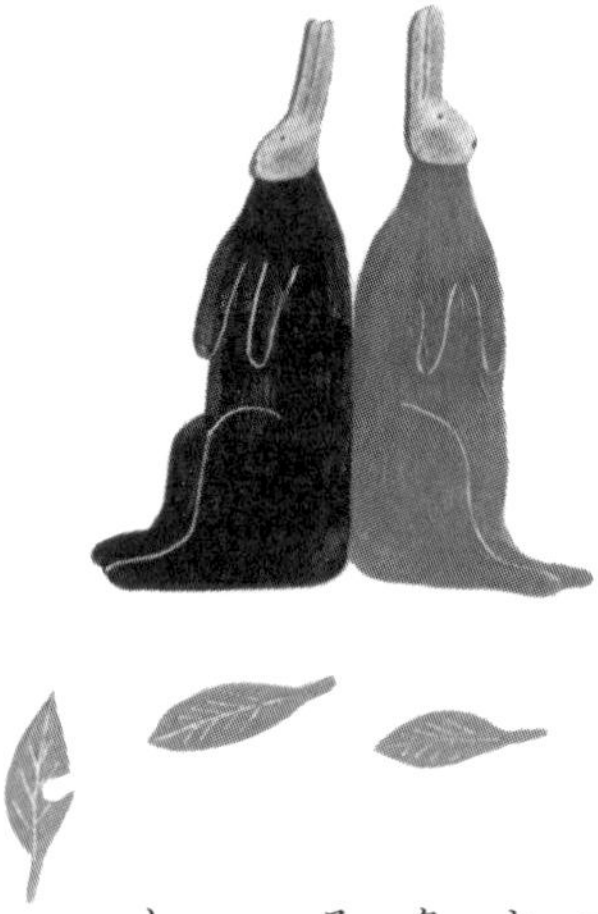

広頸筋のストレッチで首のシワ予防

首のたるみやシワの原因となる広頸筋の衰えを防ぐには、ストレッチを行うのもおすすめです。

●やり方

①ラクな姿勢で座る。両手を右鎖骨の下で重ねる。

②両手を右下に引っ張りながら、あごは手と反対の左斜め上に持ち上げるようにして、お互い引っ張り合う。気持ちよく伸びたら、反対側も同様に行う。

また、首を下から支える「大胸筋」を鍛えることも大切です。バストアップにつながるだけでなく、デコルテラインもスッキリします。

●やり方

背筋を伸ばして胸を張り、胸の前で両手のひらを合わせて強く押し合う。

朝のむくみに「わきもみ」でリンパの流れを促進

朝起きたとき、顔のむくみが気になったことはありませんか？　寝ているときは全身がほぼ同じ高さにあるため、顔にも水分が移動しやすく、顔がむくみやすくなるのです。

顔の余分な水分を流すのにおすすめなのが、わきをもみほぐすことです。わきには、体内の余分な水分や老廃物を回収するリンパ節があります。ここを刺激すると、リンパ液の流れがよくなり、むくみの改善が期待できます。

わきのくぼみに、反対側の手の親指以外の4本の指を入れ、親指と4本指でわきを挟むようにして、よくもみほぐします。少し強めにもみほぐすのがポイントです。

鎖骨のくぼみにもリンパ節があるので、鎖骨まわりをマッサージするとさらに効果がアップします。12月24日に紹介した鎖骨まわりのマッサージも、ぜひ試してみてください。

起床時に行えば、朝のむくみ解消を促し、顔のスッキリ感が期待できます。

顔のツボ押しで顔まわりの血流改善を！

顔には美容に良いツボがたくさんあります。顔のツボ押しは、顔まわりの血流改善にもつながります。朝晩のスキンケアのついでに実践しましょう。

「瞳子髎《どうしりょう》」は、目尻から親指半分ほど外側に指をずらし、骨のくぼみを感じたところにあるツボです。疲れ目やかすみ目などの眼精疲労や、目の充血に効果があるとされます。目の輝きを保つほか、顔まわりの血流改善や、むくみ、筋肉の緊張改善にも効果が期待でき、目尻のシワや顔のたるみの改善をサポートします。

「四白《しはく》」は、瞳の中心から下がっていき、頬骨の下のくぼみにあるツボです。小鼻の横のライン上で、浅くくぼんでいます。「四白」の名の由来である、四方八方明るく見えるという視力改善に加え、顔のむくみや目の下のクマ改善にもよいとされます。

左右の口角のすぐ外側、ほうれい線上にある「地倉《ちそう》」というツボは、口内炎や歯の痛み、三叉神経痛などに効果があるとされますが、顔のむくみや口まわりのたるみ・シワの改善も期待できます。

それぞれゆっくり押していき、気持ちいいと感じる程度の強さで5秒ほど押し、ゆっくり離します。これを数回くり返しましょう。

9.15

白髪には「腎」の養生

40代で白髪が多くなる方もいらっしゃれば、60代になってもほとんど白髪がない方もいらっしゃいます。その違いはどこから来るのでしょうか。

漢方医学では生まれながらにして持っているエネルギーを「先天の気」といい、このエネルギーは「腎」に蓄えられているとされます。このエネルギーが加齢とともに少なくなっていくと、白髪が増えると考えられています。白髪の多い方は「腎」が弱くなり、エネルギーが減っている状態と考えられます。

白髪が増えたと感じたら、黒ごまや黒豆、黒きくらげ、昆布など、「腎」を補うとされる食材を積極的にとりましょう。朝はパン食という方は、黒ごまのペーストをパンに塗るのもよいでしょう。

「腎」を補う働きが期待できる食材については、1月29〜30日にもお話ししていますので、読み返してみてください。

9.16

髪のパサつきは「血」を補いましょう

「血」が不足して、体のすみずみに血液が行き渡らなくなる「血虚」の状態になると、肌のトラブルを招くだけでなく、髪の毛もツヤがなくなって、パサパサになりがち。また、「腎」が弱ると増えやすい白髪は、「血虚」の状態でも起こります。「血」を補ってツヤのある髪を取り戻しましょう。

「血」を補うとされる赤や黒の食材、手軽にとれる食材については、5月26日、9月7日にお話しさせていただきました。読み返して、日々の食事にぜひ取り入れてください。

「血虚」状態のほか、女性ホルモンのエストロゲン分泌が減少することも、パサつきの原因になります。体内でエストロゲンと似た働きをしてくれる大豆イソフラボンを多く含む、大豆製品を食べるとよいでしょう。

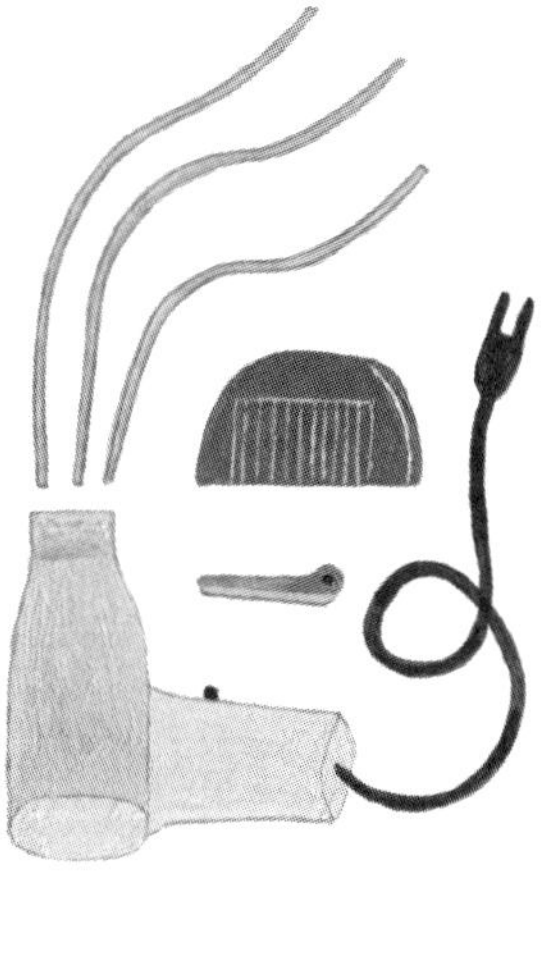

9.17

頭皮の硬さは抜け毛の注意信号

美容院で「頭皮が硬いですね」といわれたことはありませんか。

頭皮が硬くなる主な原因のひとつは、心身のストレスです。ストレス過多な状態が続くと、交感神経が優位な状態が続きます。交感神経は血管を収縮させて血行不良を招くため、頭皮が硬くなってしまうのです。

血行が悪いと毛根に栄養が行き渡らず、髪が抜けやすくなります。頭皮の硬さに気づいたら早めにケアを。まずはストレスを軽減するために、リラックスできる時間をつくり、副交感神経を優位にすることを心がけましょう。

シャンプー前の予洗いのとき、ついでに頭皮のマッサージを行うのもおすすめです。汚れをしっかり落とせるだけでなく、血行もよくなります。指の腹を使い、心地よいと感じるくらいの強さで、頭皮全体をやさしく指圧していきましょう。頭皮に栄養を与えるシャンプーを選ぶのも良いですね。

頭皮の血行がよくなると、健康な髪が生える土台が整います。また、頭皮とつながっている顔の血行もよくなり、リフトアップ効果も期待できます。

加齢に伴う変化は「気」の不足が影響する

9月の第3月曜日は「敬老の日」ですね。高齢になってもすこやかに暮らしていきたいというのは、多くの方の願い。年を重ねても元気ではつらつとされている方がいらっしゃる一方で、年を重ねるごとに、弱々しく老け込んでしまう方もいらっしゃるように、加齢に伴う変化は、大きく差が出てしまうことがあります。

漢方医学で「老化」とは、親から与えられた生命力である「先天の気」と、生まれた後につくりだす生命力の「後天の気」のどちらか、または両方ともが虚（不足）していく状態とされます。

五臓のうち、「先天の気」を司るのは「腎」、「後天の気」を司るのは「脾」です。加齢とともに、これらの働きが低下することによって体力が衰え、さまざまな不調や病気があらわれやすくなると考えられています。

加齢を止めることはできませんが、老化の速度をゆっくりにし、年齢を重ねてもいきいきとすこやかに暮らしていくためには、「腎」や「脾」を養っていくことが、大切なポイントのひとつになってきます。

昨日お話ししたように、「先天の気」と「後天の気」のうち「後天の気」を司るのは「脾」です。

「脾」には飲食物を消化・吸収し、体に必要なエネルギーや「気・血・水」をつくり出し、全身へ送り出す働きがあります。「脾」とは脾臓のことではなく、胃腸を含めた消化器系全般の機能のことをいいます。

親から与えられた「先天の気」は、年齢とともに減っていきますが、がっかりする必要はありません。なぜなら、「後天の気」で「気」を補うことが可能だからです。そのためにも食べる力を保つことが大切です。

生まれつき胃腸が弱い方もいらっしゃいますが、胃腸をいたわり少しずつ丈夫にしていくことで、しっかりと食べることができるようになります。食べられる体でいることは、年齢を重ねても元気でいられる秘訣といえるでしょう。

年齢を重ねても食べる力を保ちましょう

量より質で「しっかり食べる」ことが大切です

「後天の気」を補い、年齢を重ねてもすこやかに暮らしていくためには、しっかり食べることが大切です。

しっかり食べるというのは、単に「量」のことをいっているのではありません。多少「量」が少なめであっても、栄養バランスのとれた「質」の良い食事がとれていれば大丈夫です。逆に偏った食事で「量」が多過ぎる方は、かえって「脾」の機能を落としてしまいます。

胃腸が弱い方は、脂質が少なくて消化のよい魚や豆腐などからしっかりたんぱく質をとり、さらに、腸内で善玉菌のエサになる水溶性食物繊維を意識してとりましょう。水溶性食物繊維は、山芋、オクラ、めかぶ、とろろ昆布など、ネバネバした食品に多く含まれています。ただし、とり過ぎると、軟便や下痢を引き起こしてしまいます。また、ビタミンやミネラルなど必要な栄養素の吸収を抑えてしまうため、適量を守りましょう。

「脾」の働きをサポートする漢方薬があります

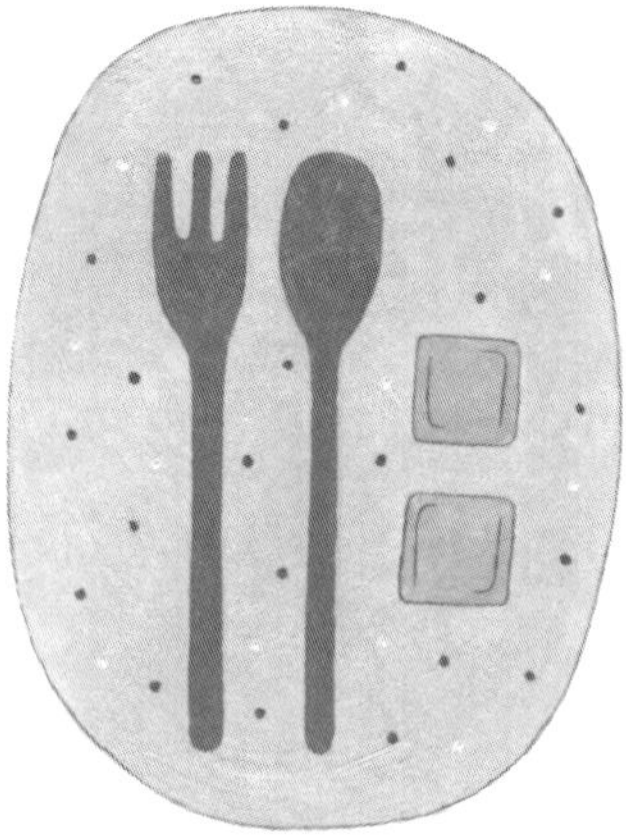

「五臓」のうち、「後天の気」を司るのは「脾」です。食事内容や食べ方を工夫しても、なかなか胃腸の調子が改善しない場合には、「脾」の働きをサポートする漢方薬を処方します。
「補気健脾《ほきけんぴ》」、つまり、「気」を補い、「脾」の働きを高め、すこやかな状態へ導く助けとなる漢方薬の代表格は、「六君子湯《りっくんしとう》」です。
「六君子湯」には、食欲増進作用のある「グレリン」というホルモンを増やす効果があるといわれています。また、胃の内容物を十二指腸へと送り出す、「胃排出能《いはいしゅつのう》」を高める効果が期待できるともいわれています。そのため、食欲不振や胃もたれをする方にはよく処方されます。

9.22

「先天の気」を補うとされる漢方薬もあります

五臓のうち、「先天の気」と関係するのは「腎」というお話を先にしましたね。

年齢を重ねるごとに、この「先天の気」は少しずつ減少してしまいますが、不足するまでに至ってしまった状態を「腎虚」といいます。「腎虚」の状態になってしまうと、夜間頻尿や排尿障害、腰痛、白髪、下肢のだるさや冷え、耳鳴り、難聴などの症状が出てきてしまいます。

このような場合、「腎」の働きを補うとされる、「補腎剤」とよばれる漢方薬を処方します。その代表格は、「六味地黄丸《ろくみじおうがん》」、「八味地黄丸《はちみじおうがん》」、「牛車《ごしゃ》腎気丸《じんきがん》」です。

胃腸が弱い方の中には、「補腎剤」に含まれる「地黄《じおう》」が胃に障ってしまい、食欲が落ちてしまう方もいます。そういった場合には、「六君子湯」と併用することもあります。

このほかにも加齢による不快な症状の緩和が期待できる漢方薬はありますので、症状がつらい方は、漢方専門医に相談してみましょう。

未病の段階から対処することで健康寿命は延ばせる

年齢を重ねていくと、視力や聴力が低下する、物覚えが悪くなる、食欲がない、疲れやすいなど、若い頃にはなかった不調がいろいろとあらわれやすくなります。このような不調は「年だから仕方ない」と、対策もとらずにすませてしまいがちです。しかし、加齢による症状は、最初はささいな不調であっても、次第に深刻さを増してしまうこともあります。

思いきって病院を受診しても、検査で大きな異常が見つからない場合、西

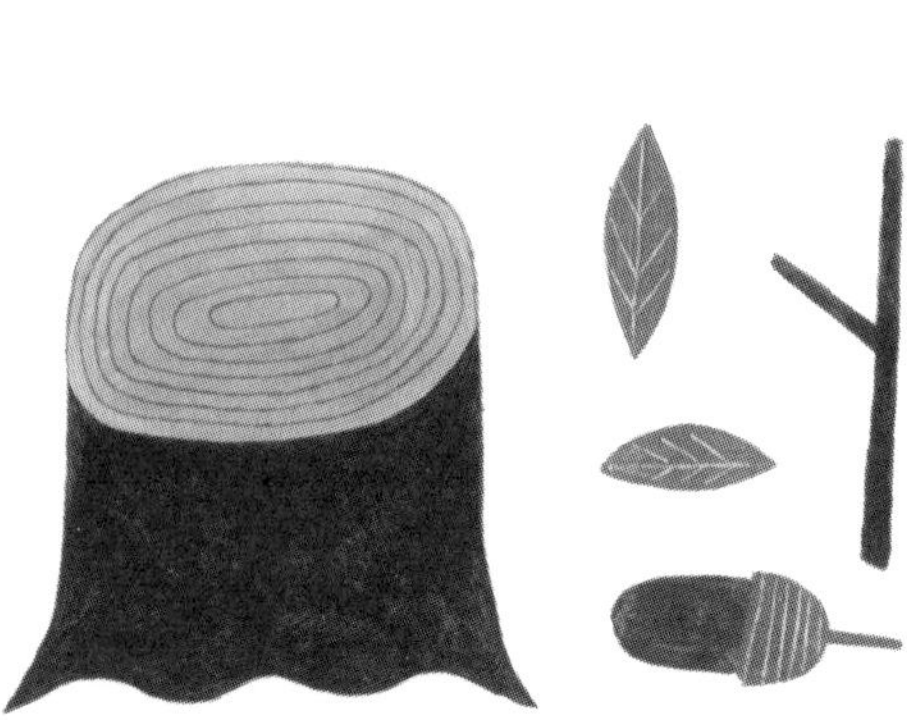

洋医学では、「加齢が原因」と判断され、治療の対象外となるケースもありますが、漢方医学なら、発病には至っていないけれども健康な状態ではない「未病」の段階から治療の対象となります。そのため、加齢による症状でも、症状の軽減、症状の進行を緩やかにすることを目標として、生活習慣の見直しや食養生などを指導し、必要に応じて漢方薬による治療も行います。

年齢による変化はある程度は受け入れなければならないものではありますが、不調を放置したり「年のせい」と早々にあきらめたりせず、漢方医学の知恵も活用して対策をとりましょう。

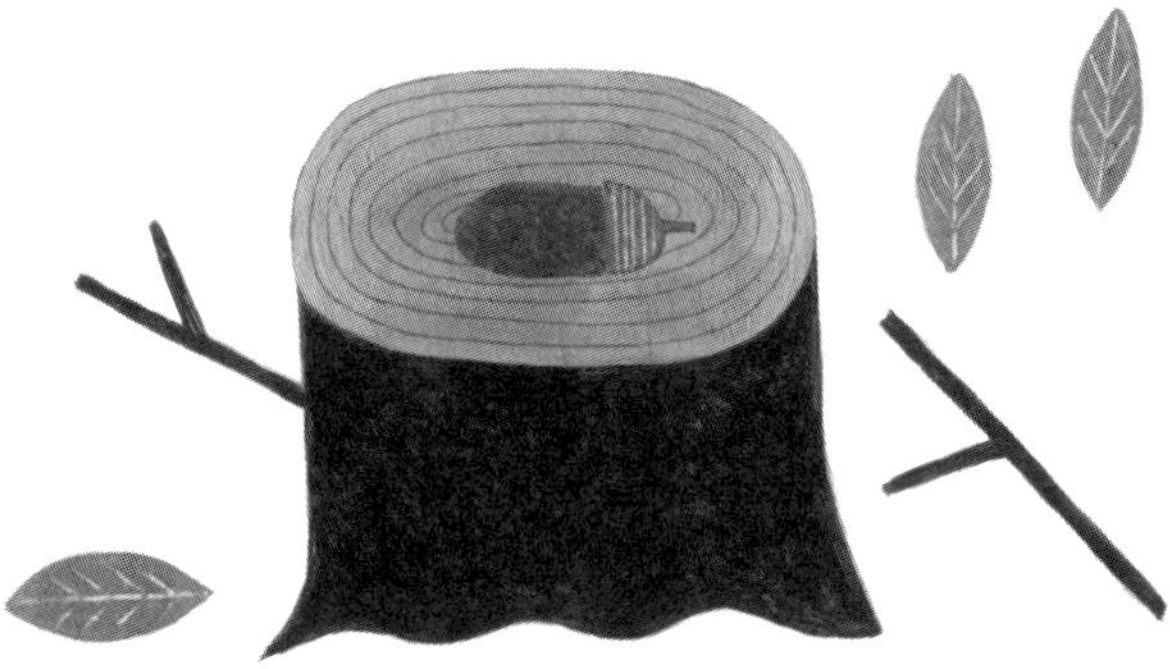

女性は7の倍数の年齢で体に変化が起こる

漢方医学のルーツは古代中国医学。その中国に現存する最古の医学書「黄帝内経」には、女性は7の倍数の年齢のときに節目を迎え、体に変化があらわれるといった記述があります。

具体的には、7歳で永久歯に生え変わり、14歳で初潮を迎え、21歳で体が成熟し、28歳のときに女性としての機能が最も充実し、35歳では肌や髪の毛など容姿の衰えが始まり、42歳では白髪やシワが目立ってくるといったように段階を経て老化が始まり、49歳で閉経を迎えるということです。

多少のズレはあるものの、現代女性の女性ホルモンの分泌の変化と一致します。

女性ホルモンの分泌が始まるのがだいたい8～9歳頃。20代から30代前半にかけて女性ホルモンの分泌がピークを迎え、40代半ばから急激に減少し始めます。ただ減少するのではなく、大きくゆらぎながら減少するため、不快な症状が起こりやすくなります。卵巣の活動性が次第に消失し、生理が永久に停止した状態を閉経といい、閉経を迎える平均年齢は50歳前後です。

男性の体は8の倍数の年齢で節目を迎える

「黄帝内経」によると、男性は女性と少し異なり、8の倍数で節目を迎えると考えられていました。

8歳で永久歯が生え、16歳で精通（射精）を迎え、24歳で筋骨が丈夫になって体が成熟し、32歳で男性としての身体機能が最も充実し、40歳で抜け毛や歯のトラブルなど衰えが見え始め、48歳で白髪やシワが目立つようになり、56歳で生殖能力が低下するというものです。

この考え方も、男性ホルモンの分泌の変化とほぼ一致します。男性ホルモンの代表格であるテストステロンには、しっかりした骨格や筋肉、体毛など、男性らしい体をつくる働き、性欲などの性機能に関わる働きがあるだけでなく、前向きな思考や決断力にも影響を与えます。

テストステロンの分泌は、20代でピークを迎え、その後はゆるやかに減少し、年齢とともに男性的な機能も少しずつ落ちていくのが一般的です。

男女ともに更年期の不調が起こりうる

男性ホルモンのテストステロンは、ゆるやかに減少するのが一般的ですが、その減少速度や度合いには個人差があります。環境やストレスが大きく影響し、人によっては男性ホルモンが急激に減少してしまう場合もあります。

女性ホルモンだけでなく、男性ホルモンの急激な減少も、心身の不調を招きやすく、近年、「更年期の不調」は女性特有というわけではなく、男性でも起こりうる不調だということが広く知られるようになりました。多くは40歳以降、どの世代においても起こる可能性があるといわれています。

男女ともに、古代から伝えられている節目の年齢で起こる体の変化に目を向け、特に衰えが始まる年代からは、不調を放置せず、生活習慣を見直すなど、気をつけながら過ごすことが養生のコツです。

年を重ねてもすこやかでいられるように節目の年齢を意識し、自分の体の状態を見つめるきっかけにしてみましょう。

9.27

ささいな不調でも早めに軌道修正を

健康でアクティブに年を重ねるには、ささいな不調に対する早めの軌道修正が欠かせません。

人によって体質も健康状態も異なりますが、長年付き合ってきた自分の心と体の状態は、自分がいちばんよく知っているはず。ふだんと異なる不調を感じることがあれば、できるだけ早く対処することが大切です。

たとえば、昨日より気分が落ち込んでいると感じたら放置しないことが大事です。少しだけでもいいので、気分の落ち込みが改善する方法を考えてみましょう。

落ち込んだとき、家に閉じこもっていたら、余計に気分がふさいでしまったと感じたならば、外に出て、景色をゆっくり眺めながら歩いてみるのもよいでしょう。外出する元気が出なければ、窓を開けて空気を入れ替えるだけでもＯＫ。さらに何かできそうなら、好きな音楽を聴く、好きな香りの入浴剤を入れてゆっくり湯船に浸かるなど、自分が好きなことでリラックスできるようなことをやってみましょう。

9.28

自分で自分を苦しめないことが大事

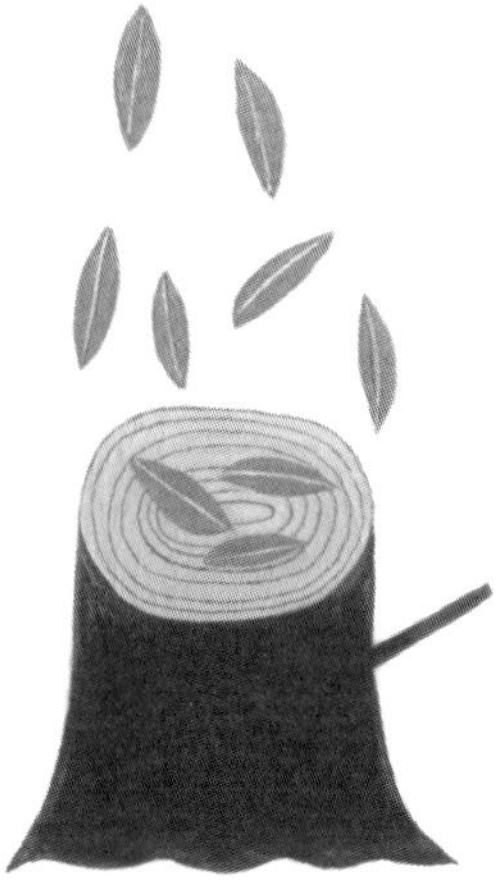

気分が落ち込んでいると感じたとき、落ち込んでしまった原因を追究し過ぎるのはNG。あれこれ考え過ぎると、「気」の巡りが悪くなってしまいます。逆に何も考えたくないときには、無理に考える必要はありません。

　体調を気づかい、変化を感じて対応することはとても重要なことですが、不調に気づいて検査を受けたとき、「異常なし」と診断されたことでかえって不安になり、あれこれ悩む方が少なからずいらっしゃいます。必要以上に悩み続けたり、悪い方向に考えたりして自分で自分を苦しめず、まずは、「異常なし」という結果を素直に喜び、受け入れましょう。そのうえで、経過を定期的に医師に診てもらうようにしましょう。

　それでも、悩んでしまったときや不安なときは、自分で自分を抱きしめる「セルフハグ」を取り入れ、自分自身を慈しむようにしてみましょう。

加齢による変化と上手に付き合いましょう

年齢を重ねると、すべてが若い頃と同じようにはいかないものです。年齢相応の変化であれば、必要以上に嘆かず、ある程度は受け入れましょう。

たとえば年齢とともに、目が早く覚めるようになったなら、「もっと寝ていたい」とばかり嘆かずに、早朝の気持ちのよい時間を楽しむと切り替えてみるのもひとつの手。老眼で目が見えづらくなったなら、お洒落な老眼鏡をつくって、ファッションとして楽しむのもいいと思います。最近は、お洒落で高性能な補聴器もありますね。

年齢とともに、記憶力や処理能力の低下が出てくるのは当然のことです。がむしゃらに長時間作業して補うのではなく、休めるときにはしっかり休んで、疲れから起こる集中力低下やミスを少なくすることが大事。これまでに培ってきた知識や経験でカバーすることは可能なはずです。加齢による変化は誰にでも起こるもの。ネガティブにとらえず、うまく付き合い、自分らしい生活を楽しめるといいですね。

サウナの後、ビールでは水分補給になりません

サウナが流行し、楽しむ方が増えました。サウナに入ると大量の汗をかくため、脱水症にならないようにしっかりと水分補給する必要があります。

サウナを出た後は、ビールが飲みたくなるという方も多いのではないでしょうか。気持ちはわかりますが、ビールでは水分補給になりません。そればかりか、ビールを飲むと、飲んだ量以上の水分が尿として排出されてしまうといわれており、かえって脱水症を引き起こしかねません。サウナの後はお酒ではなく、水でしっかり水分補給を行いましょう。また、サウナの後の飲酒は、1時間以上時間を空けるようにしましょう。

アルコールが体内で分解されるときにも水分が必要です。ビールに限らず、お酒を飲んだときには、水もしっかり飲むようにしましょう。水は氷抜きにして、体を冷やし過ぎないように心がけましょう。

秋バテが出ていませんか

朝晩は涼しい風が吹き、過ごしやすい日も増えてきました。けれども、疲れが抜けない、食欲がないと感じているなら、それは「秋バテ」かもしれません。秋バテを起こすと、暑さがピークを過ぎた秋口になっても食欲がわかず、胃もたれ、疲労感、頭痛、めまいといった夏バテに似た症状が続きます。

秋になると、過ごしやすい日が増える一方、朝晩は冷えるのに昼間は暑いといったように、1日の気温差が大きい日も増えます。また、秋雨前線や台風の影響で、天気や気圧が変わりやすいのも特徴です。このように日々の変化が大きい秋は、自律神経のバランスが崩れやすく、注意が必要な時季なのです。しかし、夏の間に冷たいものをとり過ぎたり、冷房にあたり過ぎたりして、体が冷えた状態のまま、また、夏の疲れを放置してしまったまま秋を迎えてしまうと、自律神経のバランスはいとも簡単に崩れてしまい、夏の間は元気だった方も秋バテを起こしてしまいがちです。

本来は秋バテしないように夏からのケアが大切なのですが、思い当たるようなら、すぐにケアしていきましょう。

食欲不振には冷えた胃腸を温める

食欲不振は秋バテの典型的な症状です。秋は、寒さが厳しくなる冬に向けて、エネルギーを蓄える必要があり、普通なら食欲が出てしっかり食べられるようになります。それなのに食欲がないまま秋を過ごしてしまうと、体力が不十分のまま冬を迎えることになってしまいます。

食欲を取り戻すには、冷えて機能が低下した胃腸を温めることが必要です。夏の延長でついつい冷たいものをとり過ぎていると、胃腸は冷えたまま。まずは冷たいものをとり過ぎないように心がけ、気温が下がる朝晩の時間帯からでもいいので、温かいものを取り入れてみましょう。特に体温が低い朝は、白湯を1杯飲むのがおすすめ。それだけで胃腸が温まります。

夏の間は冷たいそばや素麺の出番も多かったと思いますが、この時期は、温かいそばやにゅう麺に切り替えるようにしましょう。山芋をすりおろしてとろろにし、トッピングするのもおすすめです。スタミナ食材として知られている山芋には胃腸を整える働きがあるだけでなく、「肺」の機能を助ける効果もあるとされます。秋は「肺」を養いたい季節だと9月1日にお話ししましたね。ぜひ、もう一度読み返してみてください。

10.3

おかゆだけでは元気が出ません

食欲がないとき、胃腸の調子が悪いときなど、体調が優れないときに食べるものといえば「おかゆ」を思い浮かべるかもしれません。

おかゆは消化がよく胃腸にやさしい食べ物ですが、お米だけの白がゆではほとんど炭水化物しか摂取できず、エネルギーや栄養をしっかり取り込むことができません。体にやさしくても元気が出ないのです。

おかゆと一緒にとりたいのは、たんぱく質やビタミン。半熟卵や豆腐、白身の魚、やわらかく煮た野菜など、消化のよいものがおすすめです。おかゆや味噌汁、スープの具としてトッピングするか、おかずとして添えましょう。

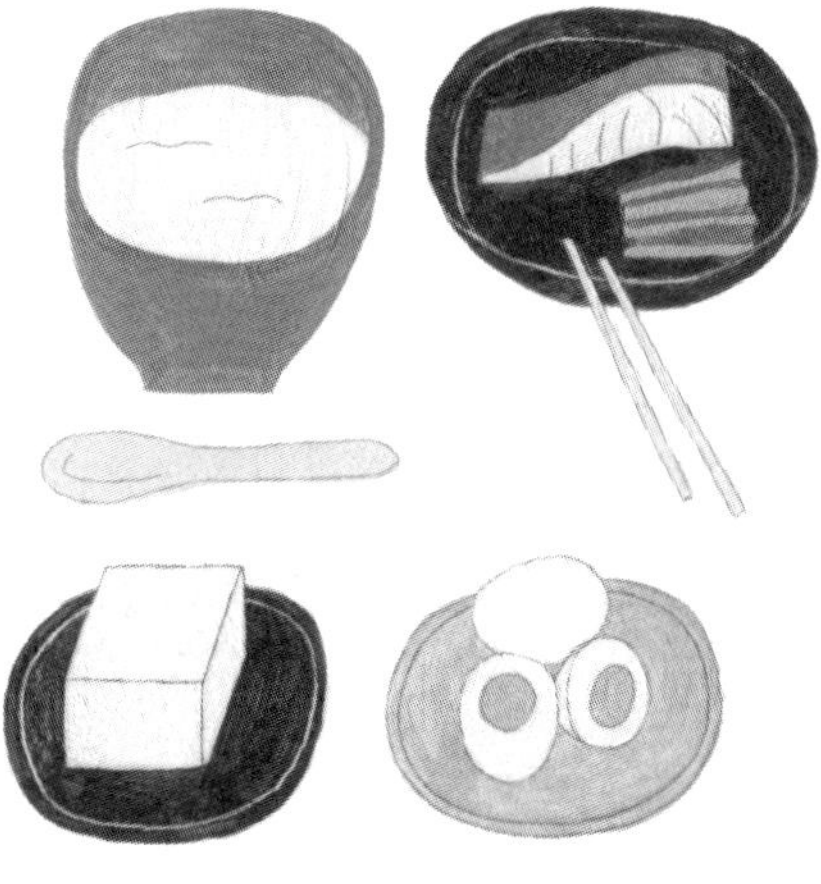

耳鳴りは耳の病気やストレスも引き金に

実際には音が鳴っていないのに、鳴っているように聞こえる現象を耳鳴りといいます。聞こえてくるのは、ジージーとセミが鳴くような音や、キーンという高音などさまざまです。耳鳴りは突発性難聴、メニエール病、中耳炎、耳管狭窄《じかんきょうさく》、聴神経腫瘍など耳鼻科領域の病気のほか加齢や自律神経のアンバランス、ストレスなどでも起こります。

また、ヘッドホンやイヤホンで大音量の音楽などを聴くことが原因となる「ヘッドホン（イヤホン）難聴」が社会問題になっています。初期は軽い耳鳴りなどで気づかないことが多く、重症化すると聴力の回復は困難ですから、音量や時間を減らすよう心がけましょう。いずれにしても耳鳴りが続く場合は、まず耳鼻科を受診しましょう。

ストレスや自律神経のバランスが崩れたことによる耳鳴りの場合は、まず十分な休養をとり、自分に合ったリラックスする方法を取り入れるなど、日々の生活の中で、自分を労わる時間を取り入れましょう。そうすることで、自然に解消することもあります。

そのほか、高血圧や低血圧、貧血によって起こる場合もあるため、耳や脳に異常がなく、血圧の異常や貧血を指摘されたことがある方は、内科でも相談してみましょう。

10.5

加齢による耳鳴りには「腎」を補う

漢方医学では、耳の機能と関係が深い「腎」が弱ることによって、耳鳴りが生じやすくなると考えます。

高齢になると難聴になることが多いのは、「腎」が衰えるためと考えられています。前述のように黒豆や黒ごま、黒きくらげなどの黒い食材を食べて、「腎」を補うことを心がけましょう。

加齢による耳鳴りには、「腎」を補うとされる「八味地黄丸《はちみじおうがん》」や「牛車腎気丸《ごしゃじんきがん》」などの漢方薬を主に処方します。

もちろん、加齢とは関係ない耳鳴りに対応する漢方薬もあります。たとえば、めまいを伴うような耳鳴りに対しては、余分な「水」をさばく「五苓散《ごれいさん》」、「苓桂朮甘湯《りょうけいじゅつかんとう》」、「半夏白朮天麻湯《はんげびゃくじゅつてんまとう》」などを処方します。一口に耳鳴りといっても、処方の候補となる漢方薬はさまざまです。

耳鳴りだからこの処方といった一対一対応ではなく、その方の状態に合わせて処方するため、症状がなかなか治まらない方は漢方専門医にも相談してみてください。

耳と耳周辺の血流を促し耳鳴りをやわらげましょう

耳や脳に病気がない場合、耳の周囲や首筋の血行不良が耳鳴りの引き金になることがあります。首すじをマッサージして、耳周辺の血流やリンパの流れを促しましょう。

片方の手のひらを反対側の首すじに当て、耳の下から鎖骨に向かってやさしくなで下ろします。

また、耳をマッサージするのもおすすめです。親指と人差し指で耳の上側を挟んで上へ、横側を挟んで横へ、耳たぶを挟んで下へと、ゆっくり耳を広げるようなイメージで引っ張ります。1分ほどくり返すと、血流がよくなって耳まわりのコリもほぐれます。

耳鳴りに効果的とされるツボもあります。耳の穴の前側に小さな突起があり、口を開けるとその前にくぼみができます。そのくぼみの中央が「聴宮《ちょうきゅう》」、その上が「耳門《じもん》」、下が「聴会《ちょうえ》」です。軽く口を開け、この3つを結ぶ線を人差し指で軽く10秒ほど押さえ、指をはなすというマッサージを数回くり返してみましょう。できれば朝昼晩毎日少しずつ行うのがベターです。

すっきり起きられないときは熱いシャワーを

ベッドの中で伸びをしてもまだ眠い。頭がボーッとして動き出そうという気になれない……。そんなときにおすすめなのが、朝のシャワーです。

シャワーの温度は40～43℃に調節しましょう。この、ちょっと熱いかなと感じる温度がポイントです。熱いシャワーを浴びると、その刺激で交感神経のスイッチが入り、脳と体が目覚めて、スムーズに活動モードと切り替わります。就寝中に下がった体温が上がり、血流もよくなって、午前中からシャキシャキと動けるようになります。

夜の入浴で湯船に浸かるときは、38～40℃のぬるめの温度で副交感神経を優位にし、リラックスするのがおすすめですが、活動に向かう朝は熱いシャワーを。眠気を吹き飛ばし、快適な1日をスタートさせましょう。

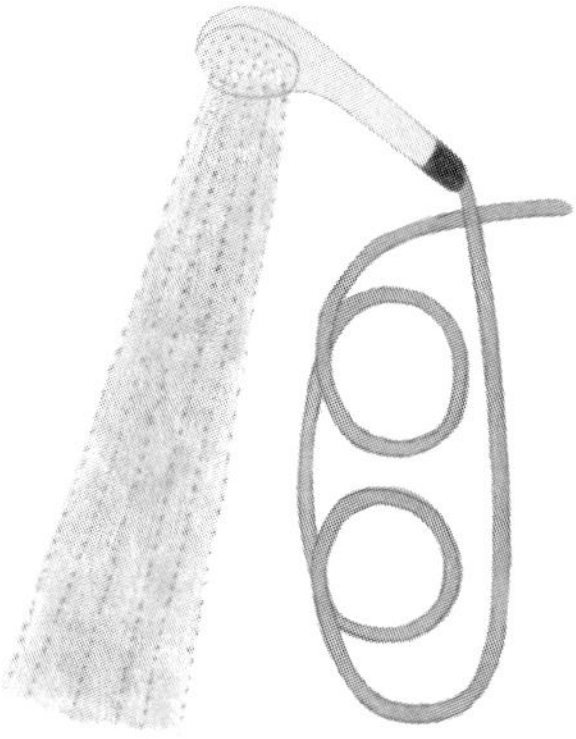

10.8

デリケートゾーンは専用ソープで洗う

近年はフェムケアが注目され、デリケートゾーンの悩みに寄り添う商品も多く見られるようになりました。

デリケートゾーンを体と同じソープで洗っているという方が多いと思いますが、専用ソープで洗うことをおすすめします。なぜなら、デリケートゾーンは体のほかの部分とはpHが異なり、粘膜を酸性に保つことで膣の自浄作用を保持しているからです。

体を洗うせっけんやボディソープは中性〜アルカリ性も多く、デリケートゾーンには刺激を与えてしまいがち。酸性に保たれていた環境が崩れ、自浄作用が低下してしまうと、においやかゆみなどを引き起こしてしまいます。

また、デリケートゾーンは体のほかの部位より皮膚が薄く、敏感でもあるため、ゴシゴシと摩擦を与えるような洗い方はやめましょう。専用のソープをよく泡立て、なでるようにやさしく、丁寧にすみずみまで洗います。洗い流すときも水勢を弱くし、ぬるま湯でやさしく洗い流しましょう。洗うのは外陰部だけ。膣内までは洗わないようにしてください。

10.9

補正インナーを日常的に身に着けない

気になる体型補正に、補正インナーを身に着けている方もいらっしゃると思います。

けれども、体を締めつけるインナーを身につけていると、心身ともに緊張しやすく、常にストレスがかかった状態になり、自律神経のバランスを崩してしまいがちです。また、体を締めつけることは、血管を圧迫して血流を悪くすることにつながり、冷えやむくみを招きやすくなります。

なかでも、お腹やお尻まわりを締めつけるタイプのガードルは、骨盤内や下半身の血流を悪化させやすいため、下半身の冷えやむくみが気になる方、生理痛がある方、下肢静脈瘤がある方は避けるようにしましょう。

タイトな服を着たいときなど、特別なときに身に着ける場合でも、体のサイズに合ったソフトガードル程度にしましょう。日常的に身に着けることはおすすめできません。

10.10

疲れ目は「血虚」の症状

10月10日は「目の愛護デー」とされています。ふだんから目を大事にしていますか？　パソコンやスマートフォンを見ている時間が長く、どうしても目を酷使してしまうという方も多いのではないでしょうか。

目を酷使していると「血」を消耗し、「血虚」の状態に陥ります。すると、目に栄養が届かなくなり、眼精疲労を覚えることに。眼精疲労の改善には、5月26日にお話しした「血虚」のケアもおすすめです。

また、意識的に目を休めることも大切です。仕事でどうしてもパソコンから離れられない方は、1時間に1回、5～10分程度目を休める小休憩を挟むようにしましょう。集中し過ぎてついつい何時間も作業してしまう方は、休憩を促すタイマーを設置するのもおすすめです。

この後、食材やメガネ選び、休憩時のケアなど、生活の中で手軽に眼精疲労を改善するアイディアをご紹介します。ぜひ取り入れてみてください。

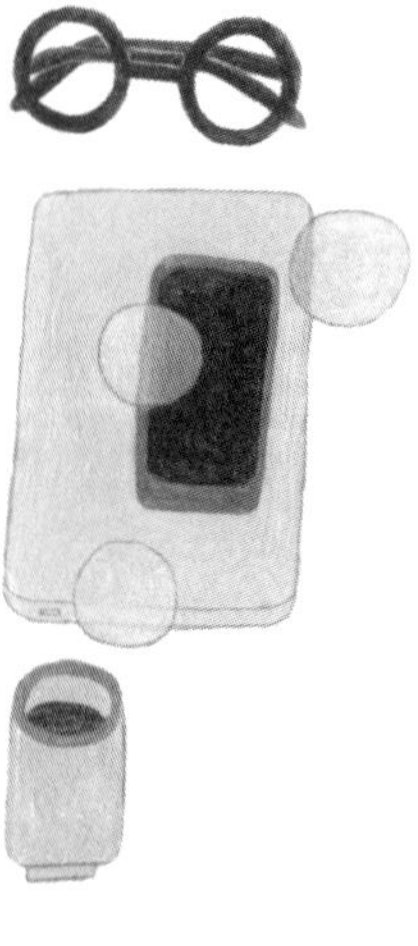

クコの実は目の疲れを癒すスーパーフード

クコの実は薬膳料理でよく使われる食材です。杏仁豆腐の上によくのっている、赤くて細長い、甘酸っぱいベリーのようなものがクコの実です。スーパーフードとして注目されている、ゴジベリーもクコの実のことです。

クコの実は、「枸杞子《くこし》」とも呼ばれ、漢方薬にも使用される生薬のひとつです。「枸杞子」は「血」を補うほか、目の疲れを癒し、視力回復にも役立つ働きがあるとされます。また、「五臓」のうち、「肝」や「腎」を補う働きもあるとされ、血圧を下げ、老化を防ぐことが期待できるほか、滋養強壮・滋《じ》潤《じゅん》作用があるともいわれています。

滋潤作用とは体の内側から潤いを与える働きのこと。肌、口の中、目の乾燥の改善に役立つだけでなく、腸を潤し、便秘の改善にもつながります。

クコの実をヨーグルトやシリアル、サラダ、おかゆ、スープなどにトッピングすれば、鮮やかな赤色のアクセントにもなりますし、手軽に食べることができます。

食用菊は目の疲れを和らげるサポートに

10月になると、目にも鮮やかな食用菊が出回るようになります。

食用菊にはビタミンB_1・B_2、ビタミンAなど目によいとされるビタミン群が含まれています。

ビタミンB群には視神経が正常に働くようサポートし、光やピント調節を助ける働きがあるとされます。ビタミンAには、目の潤い維持や角膜ダメージの修復に関わる働きがあるとされるほか、暗さに目が慣れる反応にも必要で、不足すると暗闇で目が見えづらくなるということが知られています。

さらに、食用菊には、抗酸化力が強く、血行促進作用もあるビタミンEも含まれています。目が疲れやすい方はぜひ食事に取り入れましょう。

食用菊というと、刺身のツマくらいしか思い浮かばないという方も多いかもしれませんが、おひたしや酢の物、てんぷら、炊き込みご飯など、いろいろな料理に活用できます。

1013

目を休める時間に
菊花茶を

菊の花は、目の疲れやかすみなどを改善する生薬として使われています。また、漢方医学のルーツがある中国では「菊花茶」が親しまれています。

菊花茶は延命長寿のお茶として有名ですが、目のかすみにもよいといわれています。

菊の花を干して乾燥させたもので、湯を注ぐと花が開き、見た目も香りもよいお茶です。

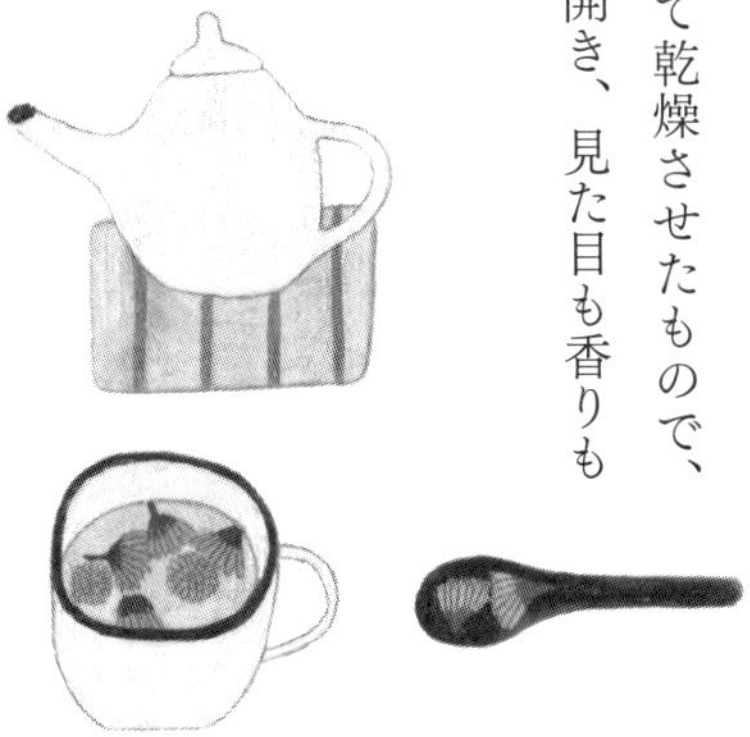

菊花茶はそのまま飲むほか、ほかのお茶とブレンドして楽しめます。目の疲れが気になる方は、休憩時間に目を休めながら飲んでみてはいかがでしょうか。

漢方薬としては、「補腎剤」である「六味地黄丸《ろくみじおうがん》」に「枸杞子」と「菊花」を加えた、「杞菊地黄丸《こぎくじおうがん》」がありますが保険適用で処方される医療用漢方製剤には含まれていません。

10.14

目を休めながらツボを刺激

パソコン作業など、目を酷使する仕事をしているときは、長時間継続せず、1時間に1回は休みを取るようにしましょう。目を休める時間にツボを刺激すると、さらに効果的です。

両眉頭のくぼんだ部分にあるのが「攅竹《さんちく》」というツボです。両親指の腹を当て、少しずつ力を加えていきましょう。「攅竹」の少し下、目頭の内側からやや上のくぼんだ所には「晴明《せいめい》」というツボがあります。両手の人さし指か中指を当て、ゆっくりと押していきます。親指と人差し指でつまむようにして刺激してもいいでしょう。

簡単なのは机にひじをつき、指の腹にツボを当ててうつむき、頭の重さで刺激する方法です。じっくり押すと、頭の緊張もゆるんでリラックスできます。

どちらのツボも目の疲れをやわらげ、涙の分泌を促して、目の渇きを防ぐ効果が期待できます。また、「攅竹」は頭痛・頭重感解消にも効果があるとされ、目の疲れに頭痛を伴う方には特におすすめのツボです。

10.15

室内での作業時、「遠近両用」メガネは目が疲れやすい

一般的に40代ぐらいから少しずつ目のピント調節能力が低下していきます。それまで裸眼だった方、メガネやコンタクトを使用されていた方、どちらの方も、遠くの見え方は変わらないのに、手元の文字がぼやけて見づらいと感じるようになってきます。近くを見るときだけ、老眼鏡を使用するという方もいらっしゃるかもしれません。

老眼鏡のかけはずしが面倒な場合に、近くから遠くまで1本の眼鏡で対応できるのが遠近両用メガネ。手元から遠くまで見え、車の運転やアウトドアでも使用できます。40代になって遠近両用のメガネに替えたという方もいらっしゃることでしょう。けれども、遠近両用でパソコン作業やテレビ鑑賞、家事などの室内作業を長時間続けると、疲れ目を引き起こしてしまいます。

なぜなら、一般的に遠近両用は、レンズの上半分が遠くを、下3分の1が近くを、その間が中間を見るように合わせられており、中間距離を見ることが多い室内作業は、レンズの狭い範囲で見ることが増え、長時間だと目に負担がかかってしまうからです。

合わないメガネは体調不良の原因にも

最近は遠近両用だけでなく、「中近両用」や「近近両用」のメガネが登場しているのをご存じでしょうか？

中近両用は、手元から3～4ｍ程度がよく見えるよう調節されています。遠近両用レンズに比べ、中間距離を見るのに適した部位が、レンズの中央により広く配置されるため、パソコン作業、テレビ鑑賞、家事など、室内で過ごす時間が長い方に適したメガネです。

中近両用よりも、さらに広く手元を見ることに特化したのが近近両用。手元から60㎝程度がよく見え、近くの一点にしか焦点が合わない老眼鏡よりも少し奥行きがあるため、パソコン画面や書類を見るなど、デスクワークや細かい手元の作業に適しています。

年齢とともに目の状態も生活パターンも変化します。自分に合ったメガネをつくり、シーンによって使い分けるとよいでしょう。合わないメガネの使用を続けていると、目の疲れ、頭痛、吐き気などの不快な症状だけでなく、更なる視力低下を招いてしまうこともあります。これは、老眼鏡に限ったことではありません。合わないメガネやコンタクトで過ごしているどの世代の方に対しても、同じことが言えます。

見えづらさを感じたら、再度調整してもらいましょう。

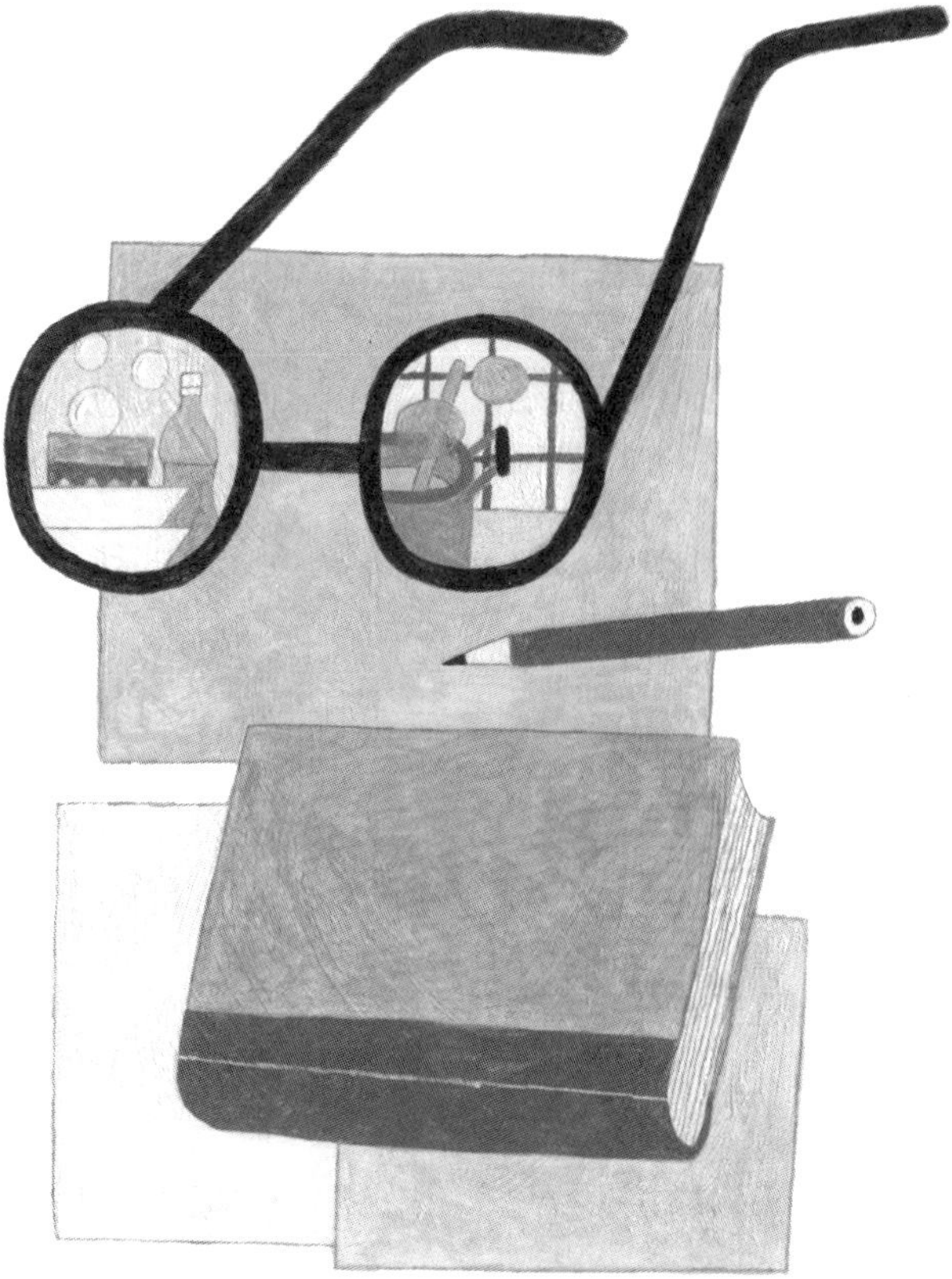

近くを見る作業が続いたら ときどき遠くを見ましょう

私たちがものを見るとき、ピントを合わせる働きをしているのが、目の「毛様体筋《もうようたい》」という筋肉です。

スマートフォン画面など近くを見るときは、毛様体筋が緊張（収縮）します。その状態が長時間続くと筋肉に負担がかかり、疲れやすくなります。

毛様体筋をゆるめるには、遠くを見るのがいちばんです。近くを見る作業が続いたら、作業の合間に外の景色を眺めるようにしましょう。外の景色が見えない場所では、なるべく遠くにある絵や観葉植物などを見ましょう。

疲れ目を癒すには、目のまわりの筋肉をほぐすのもおすすめ。指の腹を使い、目のふちに沿ってやさしく押していきます。目のまわりはデリケートな部位なので、力を入れすぎないよう注意しましょう。目をぐるぐる回したり、上下左右にできるだけ大きく動かしたりするのも、疲れ目解消に役立ちます。

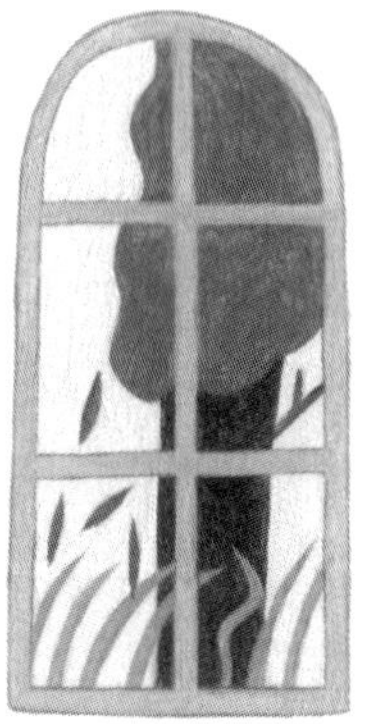

いつものような角度で、パソコンのディスプレイを見ていますか？ディスプレイが目線と同じか目線より高い位置にあると、目を大きく開いてしまううえ、ディスプレイを見続けている間はまばたきの回数も減ってしまいがちに。その結果、涙の量が減って目が乾きやすくなります。また、長時間見続けると、毛様体筋をはじめ、目の周辺の筋肉が緊張したままとなり、目が疲れやすくなります。

目の疲労を防ぐには、ディスプレイ上部が目線と水平になる位置に調整し、視線は水平からやや下に向ける角度にするのがポイント。目を大きく見開く必要がなくなり目が乾燥しづらくなります。

PCは見下ろす角度だと目が疲れにくい

姿勢も重要です。目線が下を向くことで、猫背にならないよう注意しましょう。首や肩、腰に負担がかからないようにいすに深く座って姿勢を正し、ひざは股関節と平行、足はしっかり床についておくのが基本です。ひじの角度は90～100度が理想的。ノートパソコンの場合は、高さを上げるスタンドを使用する、もしくはセカンドモニターを使うのもいいでしょう。

いすの高さだけで設定しようとすると姿勢が崩れることもありますので、注意してくださいね。

10.19

目は加齢によって影響を受けやすい部位です。50歳前後で老眼鏡を必要とする方が増え、加齢とともに、緑内障や加齢黄斑変性《かれいおうはんへんせい》などの目の病気にかかる方が増えていきます。どちらも進行すると失明するリスクが高まる病気です。緑内障の場合、初期は自覚症状がほとんどなく、あっても疲れ目や老眼のような症状のため放置されがちです。一方、加齢黄斑変性の初期は、物がゆがんで見える、視界の中心が暗くなるなど、一見、緑内障の初期よりわかりやすい症状のように思われがちですが、片目が正常だと見え方が補われるため、やはり気づくのが遅れがちです。いずれの疾患も、おかしいと思ったときにはすでに進行しているケースも少なくありません。

見え方が変だと感じたら眼科を受診

緑内障も加齢黄斑変性も、初期の段階で発見できれば、治療で進行をくい止められる病気です。自覚症状がなくても、年1回は眼科検診を受けましょう。緑内障は頭痛の原因にもなりますので、頭痛がある方は必ず受けていただきたい検診のひとつです。

ふだんから目の状態にも気を配り、視力低下、目のかすみ、光がまぶしいなど、いつもと見え方の違いを自覚した際には、疲れ目だろうと放置せず、すぐに眼科で診てもらいましょう。

更年期をネガティブにとらえ過ぎない

閉経を挟んだ前後5年ずつの約10年間を、更年期と呼びます。

「閉経してしまったら、女性として終わってしまうようで前向きになれない」と悩む方がいらっしゃいます。しかし、「女性ホルモン＝女性らしさ」というわけではありません。閉経したからといって、「女らしさがなくなる」といった心配は無用です。あなたはあなたらしくいればいいのです。生理がなくなって予定が立てやすくなるなど、ポジティブに考えてみましょう。

更年期になると、さまざまな不調がどっと押し寄せるというイメージがあるかもしれません。けれども更年期にどのような不調が訪れやすいか、また、どのようなリスクがあるかなどをあらかじめ知っておけば、少しは不安を減らせるはずです。落ち着いて更年期を乗り切りましょう。

一口に更年期症状といっても、あらわれる症状はさまざま。更年期症状と似ていても、実は別の病気という可能性もあります。気になる症状がある場合は、まず婦人科を受診しましょう。検査を受けて更年期による症状だと確認された場合、必要に応じて女性ホルモンの補充や、漢方薬による治療などが選択されます。

更年期症状にも漢方薬が使われます

　更年期の症状や生理に関するトラブルといった、女性が悩まされやすい症状によく使われる漢方薬といえば、「当《とう》帰《き》芍《しゃく》薬《やく》散《さん》」・「加《か》味《み》逍《しょう》遙《よう》散《さん》」・「桂《けい》枝《し》茯《ぶく》苓《りょう》丸《がん》」です。「婦人科三大処方」とも呼ばれます。

「当帰芍薬散」は、比較的体力のない方に使用されることが多い処方です。「血」を補い、巡りを改善する作用、また「水」の巡りも改善させる作用があるとされ、冷えや貧血、めまいなどに効果が期待できます。

　更年期症状に対する漢方薬というと、「加味逍遙散」のほうが有名かもしれません。「気」のバランスを整え、たまった熱を抑え、「血」を補うとされ、イライラや不安感などの精神的不調を改善し、ホットフラッシュを抑える効果が期待できます。

「血」の巡りが滞る「瘀血」があると、下半身は冷えているのに上半身がのぼせる「冷えのぼせ」が起こりやすくなります。「当帰芍薬散」や「加味逍遙散」にも「瘀血」を改善させる効果が期待できるのですが、「血」の滞りがよりはっきりしている場合には、「血」をしっかり巡らせる作用があるとされる「桂枝茯苓丸」を使用します。「気」を下ろす作用もあるとされ、更年期のイライラにも有用です。

女性ホルモン補充療法も選択肢のひとつ

女性ホルモンの分泌が急激に減少することによって引き起こされる更年期症状。その改善に有効とされる手段のひとつが、女性ホルモン補充療法（ＨＲＴ）です。ＨＲＴは低下してしまった女性ホルモンを補い、ホルモンのゆらぎを小さくすることで症状の改善を図るものです。ホットフラッシュ、不眠、だるさ、気分の落ち込み、イライラといった更年期症状を緩和させるほか、骨粗しょう症の予防効果も期待できます。

ＨＲＴの方法は錠剤、貼るパッチタイプ、塗るジェルタイプの３タイプがあり、体の状態などによって投与方法は異なります。なお、乳がんの既往や子宮の病気などがあると、この治療が受けられないこともあり、その場合はほかの方法を検討します。

このように、更年期症状の治療にはさまざまな選択肢があります。症状がつらければ医師に相談しましょう。体が大きく変わる更年期こそ、しっかりと心身をメンテナンスすることが大切です。それが、更年期後の長い人生をすこやかに生きる力にもなります。

更年期によくある「のどの詰まり感」

のどの詰まり感は、更年期によく見られる症状のひとつ。女性ホルモンが減少することで、自律神経のバランスが崩れるのが一因です。また更年期世代には、仕事や家事、子育てや介護などに追われる方が多く、精神的に負担がかかりやすいことも少なからず影響します。休養の時間が満足にとれず、交感神経優位な状態が続くと、のどの緊張が続いたり粘膜が過敏になったりして、違和感を覚えやすくなります。しっかり心身を休めてあげましょう。

そのほか、胃酸が逆流し、炎症や胸やけが起こる「逆流性食道炎」によって、のどの違和感が起こることもあります。中高年層になると、食道と胃の境界の逆流防止機能が低下しやすく、逆流性食道炎も起こりやすくなります。近年は、食生活やストレス過多により、若年者の間でも逆流性食道炎を発症する方が増えています。年齢問わず、のどの違和感が続くときは、まず耳鼻咽喉科で診てもらいましょう。胸やけやみぞおちの不快感なども伴うようなら、消化器内科で相談しましょう。

西洋医学的な異常がない場合は、漢方の出番。「のどの詰まり感」は「気」の巡りが滞る「気滞」の典型症状のひとつです。「気」を巡らせる漢方薬で改善することも多々あります。

10.24

腟の乾燥による不快感はがまんせず婦人科で相談を

更年期を迎えると、女性ホルモンの減少により、皮膚や粘膜のうるおいが失われやすくなります。

外陰部や腟が乾燥・委縮して刺激に弱くなり、痛みが出ることがあります。性交時に痛みを感じやすくなり、出血する方も。また、おりものや粘液が減り、腟の自浄作用も弱まるため、菌が増殖しやすく、においやかゆみを引き起こすこともあります。

10月8日にデリケートゾーンは専用のソープを使ってほしいとお話ししました。トラブルを避けるためにも、若いうちから専用のものを使うように心がけてください。

乾燥がひどい方は、専用の保湿剤やオイルを使用するのもよいでしょう。ただし不快感が続く場合は必ず婦人科を受診しましょう。かゆみがある場合は感染症の可能性もあるので、決して放置しないでください。

性交痛についてはなかなか話しづらいかもしれませんが、潤滑剤などもありますので、医師に相談してください。恥ずかしい場合は、女性医師の外来だと相談しやすいかと思います。

更年期の不調に女性ホルモンを整えるツボを刺激

冷えの改善、PMSや生理痛など女性特有の症状緩和を促すツボとして、「血海《けっかい》」（ひざの皿の上部の、内側の角から指3本分上）や「三陰交《さんいんこう》」（内くるぶしのいちばん高いところから指4本分上）を2月17日に紹介しましたが、この2つのツボは、更年期の不調を和らげる効果も期待できます。

今日、さらにもうひとつ、「陰陵《いんりょう》泉《せん》」という水分代謝を促し、むくみにもよいとされるツボを紹介します。ひざの内側で、ひざの皿から少し下がったところに骨の盛りあがった場所がありますが、そのすぐ下にあるくぼみが「陰陵泉」です。

これら3つのツボは女性ホルモンのバランスを整える効果が期待できるツボ。それぞれを刺激することはもちろん、3つのツボを結んで、下から三陰交↓陰陵泉↓血海までさするようにマッサージするのもおすすめです。好きな香りのオイルやクリームを使ってゆったりとした気持ちでマッサージしましょう。

10.26

がんばり過ぎるのも更年期の不調を招く

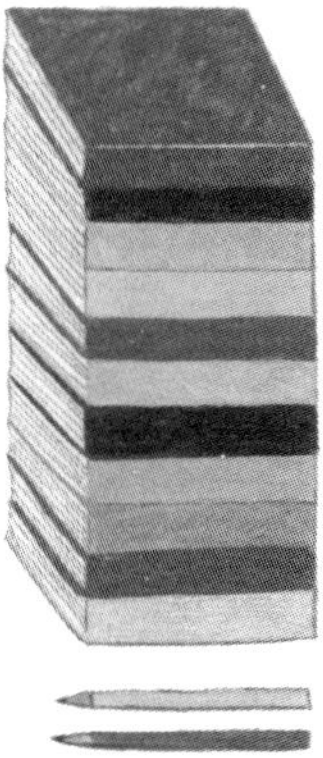

更年期症状は個人差が大きく、その理由として挙げられることのひとつが性格です。神経質な方、こだわりが強い方、完璧を求め何事もがんばってしまう方などには、更年期症状があらわれやすいといわれています。

また更年期世代は、家庭では育児や介護、職場では責任ある立場や多くの業務をこなす必要があるなど、忙しい世代でもあります。先に挙げたような性格の方は、特にこの時期、ストレスを強く感じやすい傾向にあり、心身ともに不安定になりがちです。また、あまり気にしなくていいような事柄や症状に対しても気にし過ぎて、かえって症状が悪化することもあります。

がんばるのは素敵なことですが、時には肩の力を抜いてリラックスしましょう。がんばり過ぎて、ストレスをため、体調を崩しては元も子もありません。時には自分に甘く。これもすこやかに暮らすためのポイントです。

10歳年上の素敵な方を目標になりたい自分をイメージ

更年期は、いろいろなものが失われるように感じる時期でもあります。20〜30代のときより体力が落ちたり、見た目にも加齢による変化を感じたり。子どもが成長し巣立っていくことで、大きな喪失感を抱く方もいらっしゃるかもしれません。

更年期は、女性ホルモンの変化によって自律神経が乱れ、精神状態も不安定になりやすい時期。そのような時期に喪失感を抱いてしまうと、さらに心身のバランスを乱し、更年期症状を悪化させることにもつながります。

そのようなとき、見つけていただきたいのが、このように年を重ねていけたらいいなと思う10歳くらい年上の素敵な方です。身近な方でもいいですし、芸能人でもかまいません。そして、「10年後に、○○さんみたいになる」と目標を立てるのです。新たな目標ができると、自分が今どう考え、どう行動すればいいかが見え、喪失感からも解放されやすくなりますよ。

男性更年期の不調は女性のように区切りがない

更年期の不調は女性特有のものと思われがちですが、男性にも起こることがあるというお話は9月26日にもしましたね。男性ホルモン（テストステロン）は20代でピークを迎え、その後ゆるやかに減少していきます。男性機能もゆるやかに落ちていくのが一般的ですが、中には急激に低下し、心身の不調が起きてしまう方もおられます。そのような場合、症状が深刻になることがあります。

女性の更年期は閉経を挟んだ前後5年ずつの約10年間を指しますが、男性の場合も同じように期間が決まっているというわけではありません。

男性の更年期の不調は、多くの場合は40歳以降いつでも起こる可能性があり、女性の更年期のように閉経から5年ほどで落ち着いてくるような区切りもなく、終わりがないのも特徴です。

男性ホルモンの低下をできるだけ防ぎ、症状を緩和させるためには、ストレスをため込まず、十分な睡眠や休養をとり、適度な運動を心がけることが大切です。

男性更年期の不調には「補腎剤」や「補気剤」で「腎」・「気」をサポート

男性の更年期症状には、疲労感、ほてり、異常発汗、関節痛、頻尿など、女性の更年期症状に似た症状のほか、性欲減退や勃起力の低下など、男性特有の症状があります。また、意欲や集中力の低下、不安感、うつ状態など、心の問題を引き起こすこともあります。

以上のような症状に思い当たる場合は、泌尿器科を受診しましょう。西洋医学では、男性ホルモンを補充する治療法があります。ただし、抱えている病気によっては治療が行えない場合もあります。

漢方医学では、男性の更年期は「五臓」の中の「腎」が衰えたことによって起こると考え、「腎」の働きを補うとされる「補腎剤」という種類の漢方薬を処方することが多いです。補腎剤の中では、「八味地黄丸《はちみじおうがん》」が代表格。疲労感、頻尿をはじめ、主に下半身に起こりやすい症状の改善に効果が期待できます。補腎剤だけでなく、「気」を補うとされる「補気剤」の代表格である「補中益気湯《ほちゅうえっきとう》」もよく使用されます。

10.30

睡眠を妨げない黒豆茶を持ち歩く

肌寒さを感じ始めるこの時期、外出時には温かい飲み物を持ち歩くのがおすすめです。

温かい飲み物というと、コーヒーや紅茶、緑茶などが一般的。しかし、これらはカフェインが多く含まれるので、胃に負担がかかりやすく、夕方以降も飲み続けると不眠につながることがあります。

とはいえ、白湯では味気ないというときにおすすめなのが黒豆茶です。黒豆茶はノンカフェインなので、夕方に飲んでも睡眠に影響を与えることがありません。

黒豆は「腎」を補うとされる食材で、アンチエイジングも期待できます。黒い皮に多く含まれるのがアントシアニンという色素。アントシアニンはポリフェノールの一種で、強い抗酸化力があることが知られています。また、大豆イソフラボンも豊富で、女性にうれしい食材です。

黒豆を粉砕してティーバッグにしたものが市販されていますし、黒豆をじっくりと炒ってお湯を注げば、手づくりの黒豆茶が楽しめます。

かぼちゃは「気」を補い抗酸化に役立ちます

ハロウィンにはかぼちゃのランタンがよく飾られますよね。あのランタンには、悪魔を追い払う魔除けの意味があるのだそうです。

かぼちゃは「温性」に属し、体を温めるとされる食材です。胃腸の働きを高め、栄養をしっかり取り込める体をつくる助けになるといわれています。「気」を補う働きもあるとされ、疲労がたまったときにも取り入れたい食材です。

緑黄色野菜の代表格でもあるかぼ

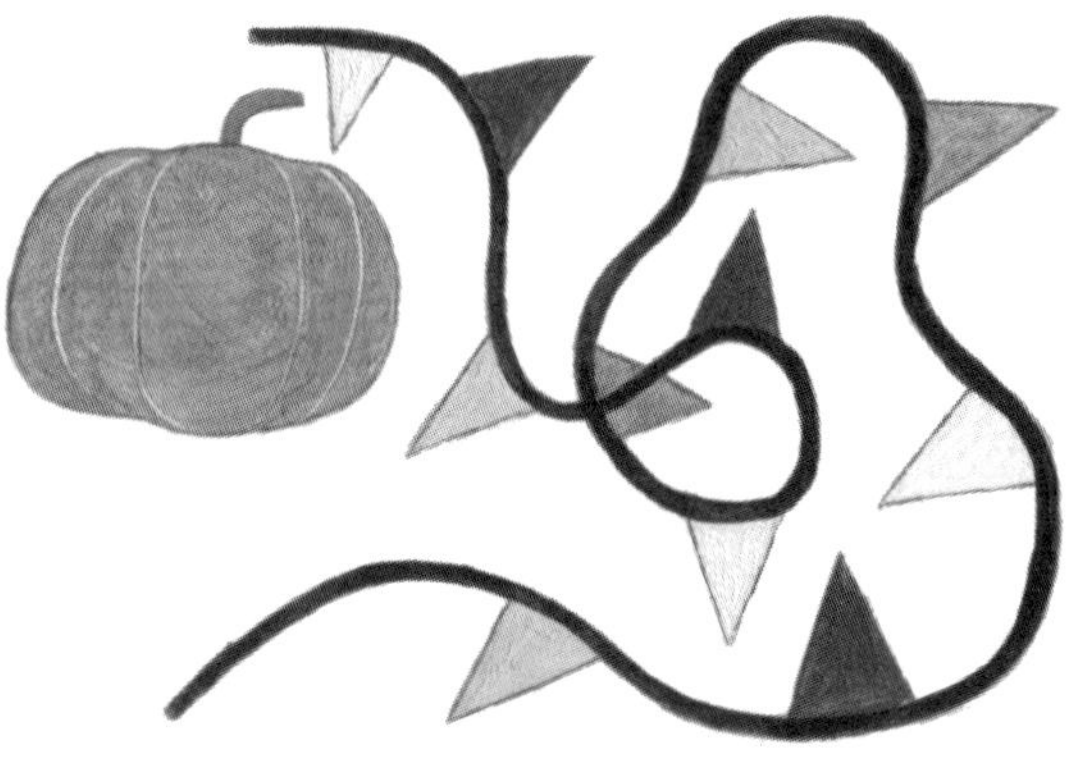

ちゃは、β－カロテンやビタミンC・Eなどのビタミンや、カリウム、食物繊維も豊富です。β－カロテンは体内でビタミンAに変わるので、抗酸化力の強いビタミンA・C・Eがすべてそろった最強の抗酸化食材のひとつといえるでしょう。

季節を問わず、いろいろな料理に活用したいものです。

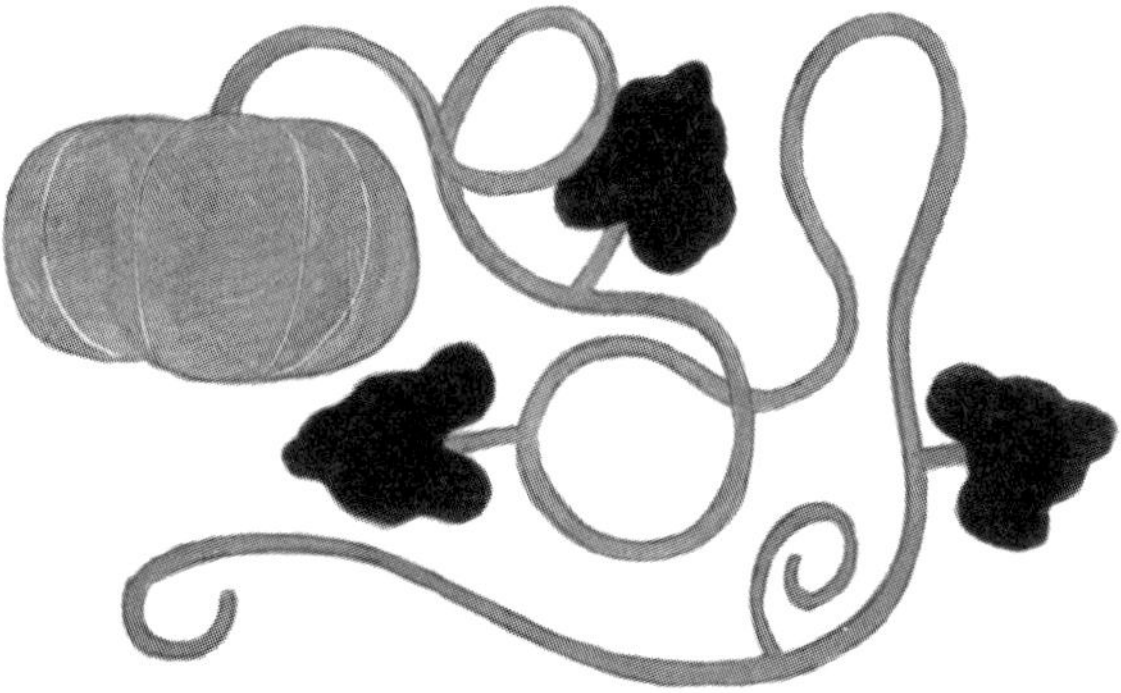

旬の木の実で体を温め腸を潤す

秋になると、さまざまな木の実が旬を迎えます。

くるみや松の実は、体を温める性質を持つ「温性」の食材とされます。また、腸を潤す「潤腸《じゅんちょう》」作用があるとされる食材の代表格でもあり、冷えを感じる方、便通が悪い方、コロコロとした硬い便しか出ないという方には、特におすすめです。

くるみは、「五臓」のうち「腎」を補う力があり、足腰の弱り、頻尿、耳鳴りといった「腎」が衰えると起こりやすい症状の緩和に役立つとされます。「腎」の衰えは老化にもつながることから、老化を防ぐ助けになります。

松の実は、「肺」を潤す力があるとされます。「肺」が弱ると起こりやすい、のどの痛みや声枯れ、乾いた咳などの症状緩和を助けます。9月1日に「肺」は皮膚や大腸とも関係が深いというお話をしました。「肺」が潤うことで、皮膚や腸も潤いやすくなります。

くるみや松の実には、良質なオイルや若返りのビタミンといわれるビタミンEも豊富。旬を迎える秋に、ぜひ味わってください。

きのこは免疫力アップを促す成分が豊富です

秋の味覚といえばきのこ。人工栽培のきのこは年間を通して出回りますが、秋になると天然きのこの収穫が加わり、選ぶ楽しみが増します。いろいろなきのこを使った料理を楽しみましょう。

きのこは低カロリーで、食物繊維が豊富。そのうえ、β－グルカンという免疫力アップを促す食物繊維も含まれています。さらに、疲労回復を助け、肌のターンオーバーに一役買ってくれるビタミンB群や、骨の強化に役立つビタミンDも含まれており、積極的に取り入れたい食材です。

このほか、きのこには余分なナトリウム排出を促すカリウムも含まれています。むくみが気になるときに取り入れてみましょう。また、「気」を補う力があるともいわれている食材なので、気力の低下を感じるときにもおすすめです。

きのこのなかでも、体を温める「温性」のマイタケは、日に日に気温が下がってくるこの時期にもってこいの食材といえます。

脂ののった青魚を食べて血液サラサラ成分を補給

秋になると、脂ののったイワシ、サンマ、サバなどの青魚が出回るようになります。秋が旬の青魚は、体を温めも冷やしもしない「平性」、または体を温めてくれる「温性」の食材とされるものが多く、体内ではつくり出すことのできない必須脂肪酸のEPAやDHAの含有量も豊富です。

　EPAとDHAには血液をサラサラに保つ働き、また、血液中の悪玉コレステロールや中性脂肪を調整し、動脈硬化を予防する働きが期待できます。なかでもDHAは、脳機能の維持や神経系の保護に関わるとされ、脳の活性化、記憶・学習機能の向上に役立つことが期待されている栄養素です。

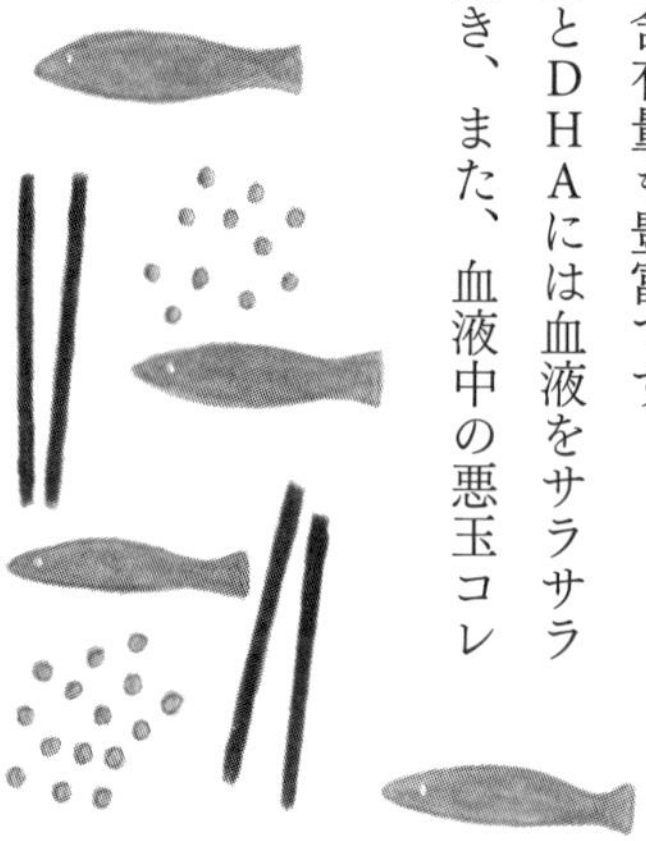

　また、青魚にはビタミンB群も豊富に含まれています。ビタミンB群は糖質・脂質・たんぱく質の代謝を助け、皮膚や粘膜、髪や爪などをすこやかに保つためにも役立つ栄養素です。

EPA、DHA、ビタミンB群など、体にうれしい栄養素を豊富に含む青魚。脂がのっているこの時期に積極的にいただきたいものです。

とはいえ、生の魚を調理するのは手間がかかるもの。また、焼くと約20%、揚げると約50%のEPAやDHAが損なわれるといわれています。そこで活用したいのが、サバやイワシなどの缶詰です。熱が加えられているため調理が簡単。また、EPAやDHAの含有量が明記されているものもあって安心です。忙しい日や調理に時間をかけることができない日には、缶詰に限らず、かまぼこやちくわなど調理の手間を省いてくれる加工食品を、上手に取り入れるのも一案です。

なお漢方医学の考え方では、食品添加物を多く含む食品は冷えを招くものとされています。そのため、加工食品を購入するときは原材料名をチェックし、なるべく添加物を使っていないものを選ぶようにしましょう。

加工食品を上手に利用するのも一案です

11.5

たくさん食べても満腹感を得られないときに「内庭《ないてい》」のツボ

食べても食べてもなかなか満腹にならず、つい食べてしまう……。このように食欲を抑えることができないときには、ツボ刺激を試してみましょう。

脂っこいもの、甘いもの、辛いもの、アルコール類のとり過ぎや、精神的なストレスなどによって胃に熱がこもり、その働きが低下した状態を「胃熱《いねつ》」といいます。「胃熱」があると、十分な量食べてもなかなか満腹感が得られず、満足できないという症状があらわれやすくなります。

この「胃熱」をとるのに役立つのが「内庭」というツボです。

「内庭」は足の甲側、人さし指と中指の間のくぼんだところにあります。ツボに指を当て、「1、2、3」と3段階に分けて少しずつ力を入れ、気持ちいいと感じる程度の強さで5秒ほどキープした後、少しずつ力を抜いてゆっくり離します。これを数回くり返してみましょう。

11.6

のどの乾燥にタイムのハーブティーを

湿度が下がる秋は、鼻やのどの粘膜も乾燥しやすくなります。粘膜が乾燥するとバリア機能が低下し、風邪をひきやすくなるため注意が必要です。

のどがイガイガするときに飲みたいのが、タイムのハーブティーです。タイムには抗菌作用があり、のどの痛みや炎症にもよいハーブとして知られています。また、タイムのハーブティーに、のどによいとされるはちみつを加えるのもおすすめです。

どの種類のハーブティーに関しても注意点がひとつ。甘みを加えるために、リコリスが入っているものがあります。リコリスは「甘草《かんぞう》」という生薬と同じものです。甘草は多くの漢方薬に含まれる生薬なのですが、とり過ぎると電解質のバランスを崩し、むくみや血圧上昇を引き起こすことがあります。たまに飲む程度なら問題ありませんが、頻繁に飲むのは控えましょう。

特に、甘草を含む漢方薬を服用中の方[※1]、甘草の主成分であるグリチルリチン酸が含まれている薬を服用中の方[※2]、原発性アルドステロン症という診断がついている方は、リコリスが含まれているハーブティーや食品を頻繁にとるのは控えてください。

※1、2　わからない場合は医師または薬剤師に尋ねましょう。

腰痛改善のため、血流を促し姿勢を正す生活を

腰痛を引き起こす原因はさまざまです。代表的なものとして、椎間板ヘルニアや脊柱管狭窄《せきちゅうかんきょうさく》症など腰椎の異常がありますが、腰椎の問題だけでなく、血管や内臓に重大な異常が潜んでいる場合もあります。腰痛が長引くときには、まず整形外科を受診しましょう。

原因がはっきりしない腰痛のなかには、筋力低下や姿勢の悪さが影響しているものもあります。加齢とともに起こりやすくなりますが、最近は若い方にも増えています。

なかでも多いのが、座りっぱなしや立ちっぱなしで仕事をしている方。同じ姿勢を続けていると血流が悪くなってしまい、腰痛を引き起こしやすくなります。また、座るときに脚を組む癖のある方は体がゆがみやすく、ゆがみが痛みを引き起こす原因にもなります。

気温が下がっていく秋から冬は、腰痛が悪化しやすい季節。寒さで血管が収縮し、血流が悪くなりやすいことや、寒さで体が縮こまって硬くなりやすいことが影響します。

腰痛の改善に 大腰筋《たいようきん》のストレッチ

腰痛は姿勢の悪さや運動不足といった日々の不摂生で増悪しがち。正しい姿勢を保つことを心がけ、体をこまめに動かして血流を促し、腰痛の予防や改善に取り組みましょう。

座りっぱなしの方が腰痛になりやすいのは、「大腰筋」という筋肉が硬くなりやすいからです。

大腰筋とは、背骨から太ももの付け根にかけてついている筋肉で、上半身と下半身をつなぎ、姿勢を保つために働く筋肉のひとつです。座る時間が長い方は、ここが縮んだ状態が続いて硬くなりやすいのです。大腰筋をゆるめるにはストレッチが有効です。

●やり方

①いすの中央よりやや右寄りに座り、太ももの付け根の伸びを意識しながら、右脚をできるだけ後方に伸ばす。

②ゆっくり元に戻したら、座る位置を左寄りにして、左側も同様に行う。

※注意　安定したいすを使い、転倒しないように十分注意して行いましょう。

腰痛には臀筋《でんきん》のストレッチもおすすめです

本日は、臀筋（お尻の筋肉）のストレッチをご紹介します。大腰筋のストレッチと同様に、腰痛改善効果が期待できます。

●やり方

①いすに座った状態で、片方の足首を反対側のひざの上にのせ、背筋を伸ばすことを意識して上半身を前に倒す。

②10秒ほどキープして、ゆっくり上半身を元の位置に戻す。①②を2〜3回繰り返す。

③足を左右入れ替えて、反対側も同様に行う。

※注意　安定したいすを使い、転倒しないように十分注意して行いましょう。

ストレッチのポイントはゆっくり伸ばしたら、ゆっくり戻すこと。すばやく伸ばしたり戻したりすると、かえって筋肉を痛めることがあります。ご紹介した大腰筋と臀筋のストレッチはどちらもデスクワークの合間にできるので、ぜひ試してみてください。

11.10

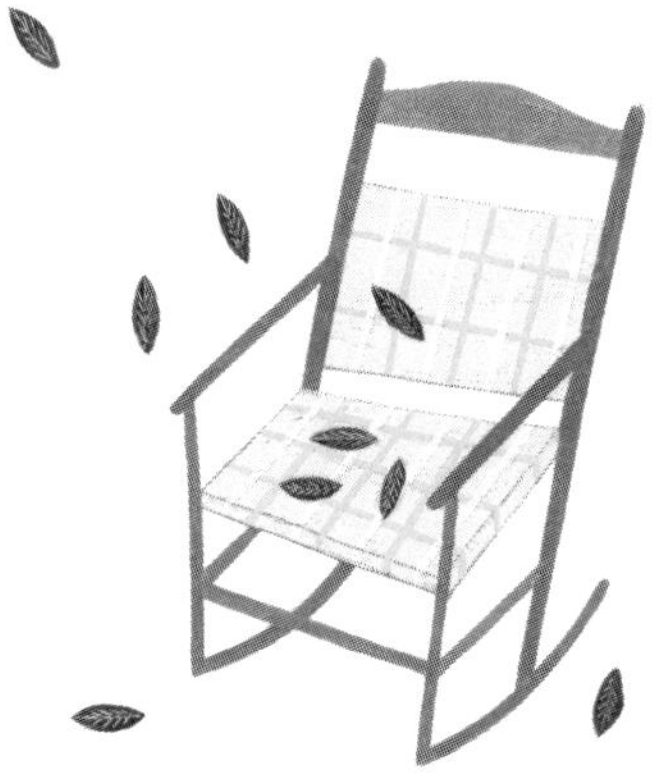

用心のコルセットははずす勇気をもつ

腰痛を予防するため、いつもコルセットをつけていませんか。用心するのはいいことですが、コルセットをいつまでも使い続けるのは好ましくありません。

ぎっくり腰など、激しく腰を痛めたとき、医療機関でコルセットが処方される場合があります。コルセットをつけることで腰が支えられて安定し、痛みも軽減しやすく、急性期には効果が期待できます。しかしコルセットをつけると、筋肉は通常時とは違う動きをします。また、不快な締めつけ感が出ることもあります。そのため、強い痛みがないにも関わらず、いつまでもつけ続けることはおすすめできません。

強い痛みが落ち着いたら、コルセットをはずして姿勢を支える筋肉を鍛えましょう。大腰筋、背筋、ハムストリング、臀筋群などです。慢性腰痛に対しても腰痛予防に対しても、コルセットを使い続けるより、これらの筋肉を鍛えることをおすすめします。

朝はゴロゴロしてから起きましょう

腰痛持ちの方は、朝、起き上がったときに腰が痛くなった経験があるかもしれません。

起床時、腰痛が起こりやすい原因のひとつに、寝返りの少なさがあります。寝返りが少ないと、長時間同じ姿勢のままで寝ていることとなり、同じ部分に負荷がかかることで、痛みが出やすくなります。

寝返りを増やすには、寝返りしやすい寝具に替えるのもひとつの方法です。マットレスや枕が柔らか過ぎると寝返りを打ちづらいので、適度に硬さのあるものを選びましょう。

起き上がってすぐの腰痛を防ぐため、起き上がる前に体をほぐすのもおすすめです。まず、両手で両ひざを抱え、腰を丸めてゴロゴロします。その後、ひざを左右交互に倒して体をねじりましょう。時間に余裕があれば、8月14日にお話ししたように、呼吸も意識して、ひとつひとつの動きを丁寧に行いましょう。体がほぐれたらひざを立てて体を横向きにし、ゆっくりと起き上がりましょう。

お風呂で重力から解放され腰痛を軽減

慢性的な腰痛は、デスクワークや立ち仕事などで、長時間座り続けたり、立ち続けたりする方に多く見られます。腰は、座っているときも立っているときも、重力に逆らって上半身を支えるため、大きな負担がかかっています。それゆえに、長時間同じ姿勢でいると筋肉が緊張したままとなり、血流が悪くなって腰痛を引き起こしてしまうのです。

自宅に戻って一息ついたら、ゆっくり湯船に浸かりましょう。

お湯に浸かると、温かさと水圧で血流が促されることに加え、浮力で体が軽くなり、体を支えるために緊張していた筋肉がほぐれやすくなります。この浮力を使い、湯船の中で腰をふだんの重みから解き放ってあげましょう。それだけでも、少しは腰がラクになるはずです。

腰がつらい方こそ、できるだけ毎日湯船に浸かるようにしましょう。

腰痛には「委中《いちゅう》」のツボ

　腰を自分で揉みほぐそうとしても、なかなか難しいですよね。マッサージに行く時間もなかなかとれない……。そんなときには、腰痛に効果が期待できるツボ押しを取り入れてみましょう。

　代表的なのは、「委中」というツボ。「腰背は委中に求む」といわれており、腰や背中の痛みの症状を緩和するとされます。ふくらはぎの引きつりやひざの痛み、むくみ改善にも効果が期待できます。

　ひざを折り曲げると、ひざの裏に横ジワができますが、「委中」はその真ん中あたりにあります。

　床に座ってひざを90度に曲げ、左右の中指をツボのある場所に重ね、お皿のほうに向かってやさしく押していきます。ここは、皮膚の下に太い血管が流れているところなので、強く刺激するのは控えましょう。

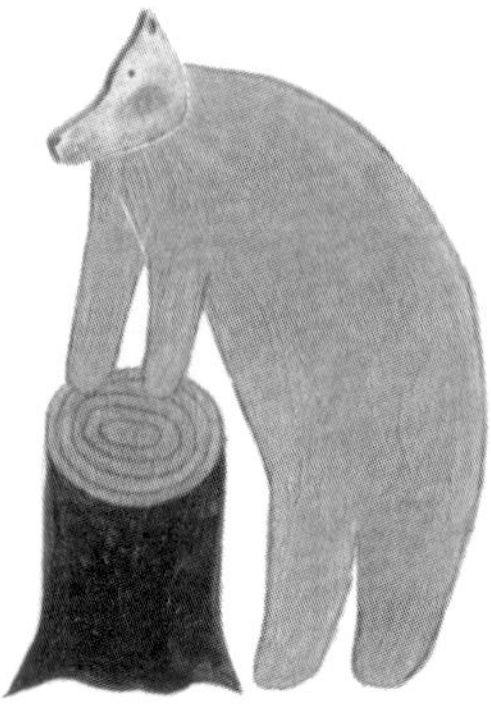

筋力低下がひざの痛みを招くこともあります

年齢を重ねるごとに悩む方が増えるひざの痛み。原因のひとつはひざ軟骨のすり減りです。

ひざ関節の骨の表面は軟骨でおおわれ、骨同士が直接触れないようになっています。しかし、加齢や肥満、筋力低下などで軟骨がすり減ると、骨同士が当たりやすく、痛みが出てしまいます。ひざ軟骨は一度すり減ってしまうと、自然に再生することはありません。そうなる前の対処が必要です。

体重が増えるとひざに大きな負担がかかりやすくなります。肥満傾向の方は、まず体重を減らす努力をしましょう。ただし、食事を極端に減らし、運動しないのはNG。体重に関わらず、筋肉量の減少や筋力低下も、ひざ関節への負担を増やす原因となるからです。

ひざの痛みを予防するため、内転《ないてん》筋や前脛骨《ぜんけいこつ》筋を鍛えましょう。内転筋は太もも内側の筋肉。座って太ももの間にクッションなどをはさみ、つぶすように力を入れて鍛えます。前脛骨筋はすねの外側にある筋肉。床に座って脚を伸ばし、つま先を上げ下げすると鍛えられます。

手のしびれは病気が隠れていることも

手や指がビリビリしたりジンジンしたり……。手のしびれが起こる原因は脳梗塞など脳の問題、ヘルニアや脊《せき》柱管狭窄《ちゅうかんきょうさく》症など脊髄・脊髄神経根の問題、手根管《しゅこんかん》症候群や糖尿病性末梢神経障害など末梢神経の問題などさまざまです。そのほか、電解質の異常や過換気症候群などでも起こります。

手を体の下に押しつぶすようにして寝てしまい、起きたらしびれを感じたけれども時間とともに治ったというように、原因がはっきりしているときは心配しなくてもいいのですが、しびれの程度が強い場合や長く続く場合、一時的でも頻繁に起こる場合には、整形外科や神経内科を受診しましょう。

検査で特に異常がなければ、血行不良が影響していることも。軽く運動する、入浴するなど、体を温めて血流を促すようにしましょう。そのほか、ストレスも血行を悪くする誘因のひとつ。ストレス発散も大事なことです。

なお漢方医学では、しびれや関節痛に使用される漢方薬が多数あり、「手のしびれ」も西洋医学的な疾患の有無にかかわらず、治療対象となります。冷えると症状が悪化するようなタイプには、「桂枝加朮附湯《けいしかじゅつぶとう》」や「当帰四《とうきし》逆加呉茱萸生姜湯《ぎゃくかごしゅゆしょうきょうとう》」などを処方することが多いです。

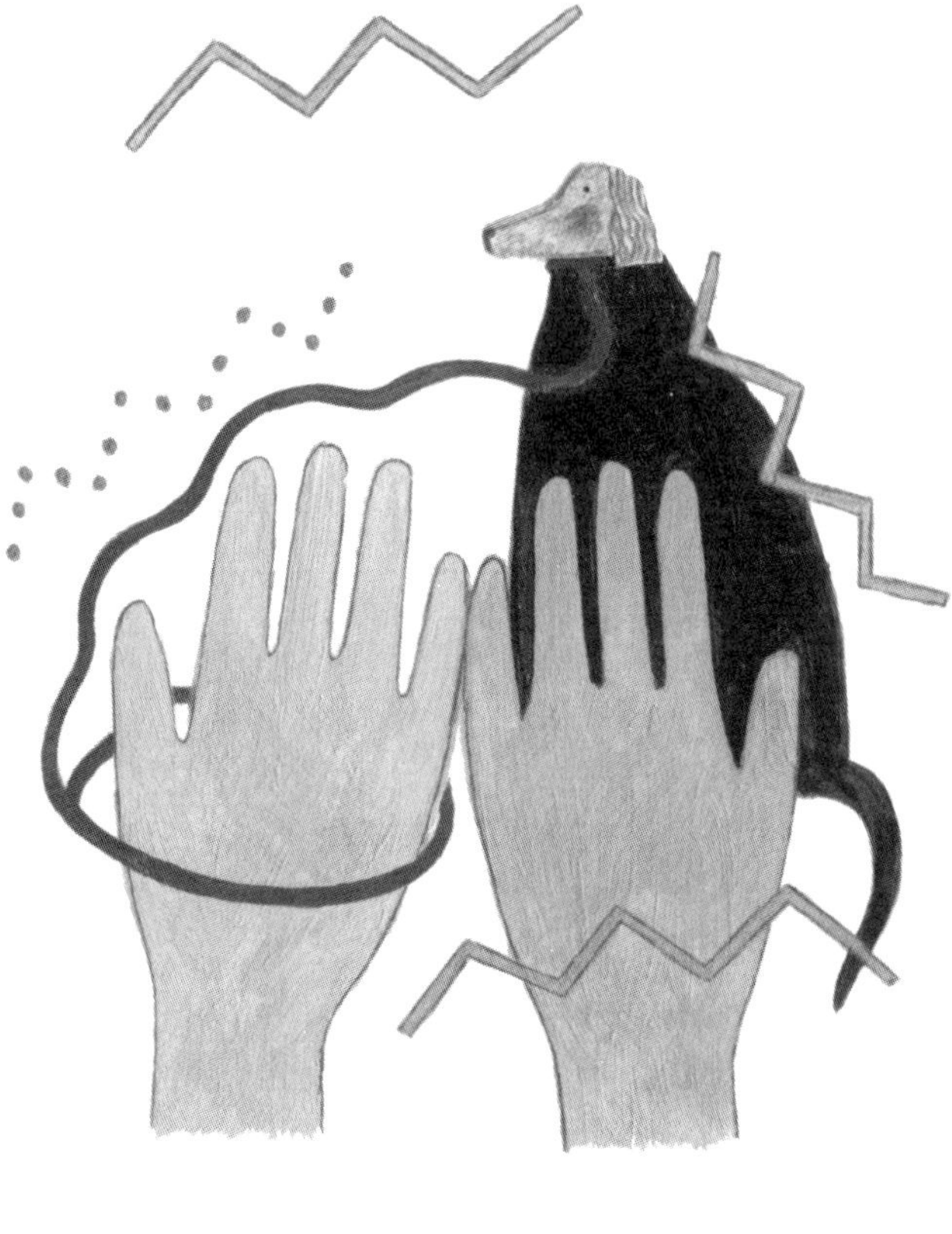

朝、手指がこわばるようなら リウマチの可能性も

朝、手がこわばって動かしづらい、うまく顔を洗うこともできない……。このような手のこわばりは、関節リウマチの初期によく見られる症状です。

リウマチは女性に多い病気で、特に40代からの発症が増えます。リウマチというと、関節痛や関節が変形するイメージがあると思いますが、微熱、息切れ、リンパ節の腫れ、倦怠感など、関節以外の症状が出ることもあります。症状が活発に表面化する活動期とそうでない時期があり、活動期には体のあちこちに症状が出やすく、日常生活に支障をきたすこともあります。

リウマチ治療は着実に進歩しており、以前と比べて症状の進行が抑えられるようになってきています。症状を抑えるためにも、早期診断・早期治療が重要です。

朝、手がこわばることが続いたら、すみやかに内科か整形外科を受診し、検査を受けましょう。

11.17

手のこわばりは更年期にも起こりやすい

検査でリウマチが否定されても、手のこわばりが続く場合には、女性ホルモンの変動が影響しているかもしれません。リウマチを発症しやすい年代と更年期は重なることもあり、症状だけでは見分けがつきにくいのです。

女性ホルモンのひとつ、エストロゲンは、関節の柔軟性を保つことにも役立っています。そのため、更年期を迎えエストロゲンが急激に減ると、関節の柔軟性が失われてしまい、こわばりやすくなります。

また、エストロゲンが極端に少ない状態が続くと、エストロゲン受容体が存在する滑膜《かつまく》（関節包《かんせつほう》を覆う膜）や腱が腫れやすくなってしまいます。腫れてしまった部位は炎症も起こしやすく、痛みやこわばりといった症状を誘発してしまいます。

更年期に指の関節の変形や痛みが起こる「ヘバーデン結節」や「ブシャール結節」、指の曲げ伸ばしがしづらく、引っかかりを感じやすい「ばね指」と診断される方が増えるのは、エストロゲン低下も少なからず影響しています。

更年期の関節の悩みには女性ホルモン補充療法を行うことも

更年期には、エストロゲンが低下することで、関節や腱の腫れ・痛みなどが起こりやすくなります。

そのような症状には、初期の場合、「エクオール」のサプリメントを摂取するようにすすめられることがあります。エクオールとは、腸内細菌によって大豆イソフラボンから生み出された成分。エストロゲンにとてもよく似た働きをします。

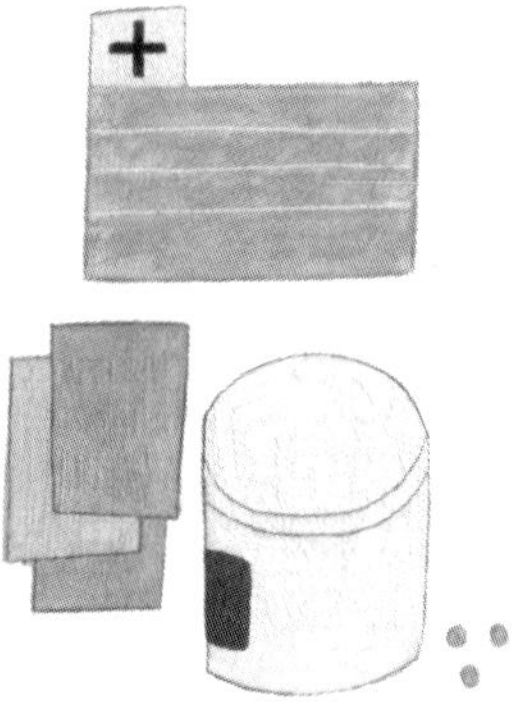

また、10月22日にもお話しした女性ホルモンを補充する「女性ホルモン補充療法」（ＨＲＴ）が検討される場合もあります。ＨＲＴは低下した女性ホルモンを補うことで、更年期に起こりやすい不快な症状の改善を図るものです。

症状が強い場合には、炎症や痛みを抑える薬、注射、手術など、さまざまな治療法がありますので、更年期だから仕方がないとがまんせず、病院でしっかり相談しましょう。

イライラしているときは足湯で「気」を下ろす

自宅で足湯を行ったことはありますか？　お風呂に入る元気がないときや、下半身の冷え・むくみが気になるときはもちろん、イライラや焦燥感があるときにも足湯をおすすめします。

漢方医学では、「気」の巡りが乱れ、逆上してしまう「気逆」の状態になると、イライラや焦燥感が起こりやすくなると考えます。足もとを集中的に温める足湯は、上半身にたまった「気」を下ろすとされ、イライラや焦燥感をやわらげる効果が期待できます。

用意するのは両足が入る深めのたらいやバケツ。少し熱めの40～42℃のお湯を使います。お湯は、血管が集まっているくるぶしより少し上まで入れましょう。できれば、ふくらはぎが浸かる高さまで入れるのがおすすめ。20～30分足を入れておくと、全身がポカポカしてきます。あらかじめ熱いお湯をポットなどに用意し、お湯が冷めてきたら足すようにすると、最後まで温かい状態をキープできます。アロマオイルなどを入れると立ち上る香りも楽しむことができ、より気持ちも落ち着きやすくなるでしょう。

無視していると便意を感じづらくなります

便秘は、季節を問わず悩む方が多い不調です。食事内容やストレスなど、便秘を引き起こすさまざまな原因がありますが、そのひとつとして、便意を感じたときに、排便するタイミングを逃してしまうということがあります。

便意があったのに、忙しくてトイレに行く時間がなく後回しにしたり、ほかのことに集中してそのままやり過ごしてしまったり……ということをくり返してはいませんか？

便意を感じたときすぐにトイレに行くと、大体の方がスムーズに排便できます。しかし、便意のサインは一時的で、がまんすると消えてしまいます。便意が消えた後でトイレに行っても、便が出なかったという経験をされた方もいらっしゃるでしょう。

くり返し便意を無視していると、そもそも便意を感じづらくなり、便秘が悪化します。便意を感じたら決してがまんせず、トイレに行く習慣を身につけましょう。

朝食後、肛門ポンポンで排便を促しましょう

昨日、くり返し便意を無視していると、便意を感じづらくなるとお話ししました。

すでに便意を感じづらくなっているという場合におすすめしたいワザが、「肛門ポンポン」です。朝食後（朝食をとる習慣のない方は水分をとった後）の腸の蠕動《ぜんどう》運動が促されやすい時間帯に、便意を感じていなくても、まずはトイレに座ってみましょう。

トイレに座ったらトイレットペーパーを手にとって、肛門付近を軽くポンポンと刺激して、2～3回いきんでみましょう。このポンポンと叩く刺激が便意の代わりとなって、排便が促されやすくなります。ぜひ試してみてください。数回いきんで排便がなければ、あきらめてもかまいません。「絶対出してやろう」と、気合いをいれて長時間いきみつづけるのはやめてください。気負わず、毎日続けることが大事です。

11.22

便秘に良いツボはおへそまわりにある

しつこい便秘には、ツボを刺激するのも対策のひとつです。慢性的な消化器系の不調を和らげる効果が期待できるツボは、おへそまわりにある「天《てん》枢《すう》」と「大《だい》巨《こ》」です。

「天枢」は「おへその周辺にある重要なツボ」という意味合いで名づけられたツボで、おへそから左右指3本分外側にあります。消化器全般の働きを改善して、便秘やお腹の張りなどの症状をやわらげるとされます。

左右の「天枢」からそれぞれ指3本分下にあるツボが「大巨」です。腸の蠕動を促し、便秘の改善に役立つとされます。

どちらのツボも、人さし指、中指、薬指の3本をそろえて、ゆっくりと息を吐きながら、左右同時にやさしく刺激しましょう。

空いた時間を使って、毎日何度か刺激していくうちに、胃腸の働きがよくなって排便が整いやすくなります。

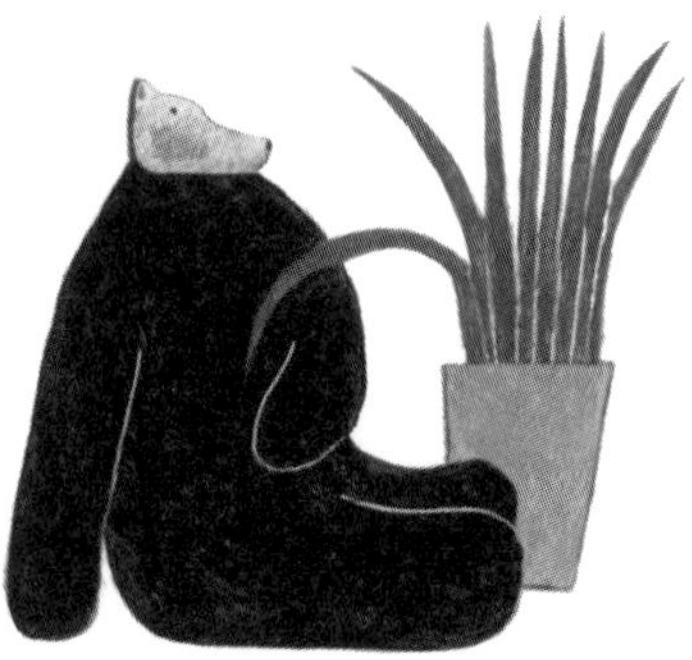

食物繊維はとり方に気をつけましょう

便秘を解消するためには、取り入れる食材選びにも気を配ってみましょう。ぬか漬けや納豆などの発酵食品を継続してとると、乳酸菌などの働きで腸内環境が改善し、便通が整いやすくなります。また、「にがり」に含まれるマグネシウムには便を軟らかくする働きが期待できます。便が硬いときに使ってみるのもよいでしょう。使い方や摂取目安量については商品に記載された内容を必ず参照し、とり過ぎないように注意してください。なお、腎機能に問題のある方は摂取を控えてください。

便秘改善をサポートする食物繊維には、水溶性のものと不溶性のものがあります。海藻類、大麦などに多く含まれる水溶性食物繊維には、便を軟らかくする働きが、豆類やきのこ類、野菜に多く含まれる不溶性食物繊維には、便のかさを増やす働きが期待できます。しかし、水溶性食物繊維をとり過ぎると軟便や下痢の傾向に、不溶性食物繊維をとり過ぎると便が硬く大きくなり、出しづらくなってしまう傾向になるため要注意。いずれの食材も「適量」を心がけましょう。

お尻の洗い過ぎは肛門のトラブルのもと

最近は、ほとんどのトイレに温水洗浄便座が備えつけられるようになりました。「温水洗浄便座がついていないトイレで排泄するなんて考えられない」という方も少なくないでしょう。

なかには、スッキリするからといって、トイレに行くたび洗浄する方もいらっしゃるようですが、肛門を洗い過ぎると、かえってトラブルを招きかねないということをご存じでしょうか。

肛門周囲の皮膚は薄く、とてもデリケート。そこに強い水圧や高温の温水をかけたり、何度も洗ったりしていると、皮膚のバリア機能を担っている皮脂膜まで落としてしまい、ダメージを受けやすくなってしまいます。その結果、かゆみ、痛み、黒ずみ、ひび割れなどさまざまなトラブルが起きてしまうのです。

このようなトラブルを防ぐため、温水洗浄の使用は排便の後だけにとどめましょう。温度は低め、水圧は一番弱く設定し、洗浄時間は5秒以内をおすすめします。

トイレで長時間いきむのはやめましょう

便秘に悩んでいる方が、同時に抱えやすいお悩みが痔です。

漢方医学では、痔は「瘀血」が影響していると考えます。座りっぱなし、立ちっぱなしという時間が長い方、運動不足の方、冷えを放置している方などは血流が悪くなりやすく、「瘀血」も悪化しやすくなります。すき間時間に体を動かすなどして血流を促し、「瘀血」が悪化しないような工夫をとりいれましょう。もちろん冷え対策も忘れずに。

11月21日に便秘解消の対策として、朝食後トイレに座ってみましょうという提案をした際、長時間いきむことを控えるようにとお伝えしました。なぜなら、「いきみ」が肛門に強い圧をかけてしまうからです。長時間のいきみは肛門周囲のうっ血（静脈血の流れが悪く停滞すること）を招くため、痔を悪化させてしまいます。いきむ時間はなるべく短時間にとどめましょう。

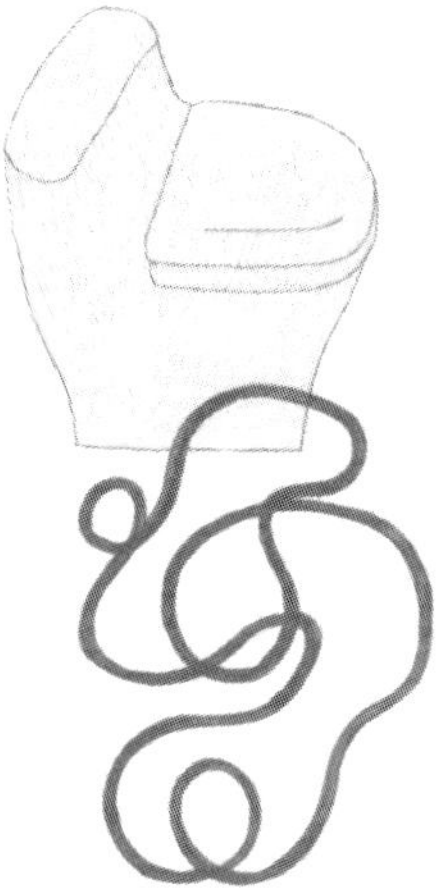

便に血が混じったとき痔と思い込むのは危険です

便に血が混じっていることに気づいたとき、あなたはどのように対応していますか？　「おそらく痔だろう」と放置していませんか？

痔になると、確かに便に血が混じることがありますが、安易に自己判断してはいけません。大腸がんからの出血という場合もあるからです。

大腸がんで亡くなる方が近年ますます増えています。２０２２年の人口動態統計で、がんによる死亡数を部位別にみると、女性では大腸がんが最も多く、男性では肺がんに次いで大腸がんが多いと報告されています。

大腸がんを早期発見するためには、症状の有無にかかわらず、最低でも年に1回、健康診断などで便潜血の検査を受けることが大切です。また、便に血が混じる場合や便潜血陽性の場合はもちろん、腹痛、便秘の悪化など、何かしらの症状を自覚している場合には決して放置せず、早めに大腸内視鏡検査を受けることをおすすめします。5月14日の内容も再度ご参照ください。

黒砂糖は体を温める性質とされます

黒砂糖と白砂糖の違いをご存じですか。「黒いか白いかの違いで、同じ砂糖でしょう？」と思われるかもしれませんが、実は、食材のもつ性質（食性）が異なります。

白砂糖は、体を冷やす性質の食材と考えられています。精製されているので不純物はほとんど含まれず、主にショ糖からできています。

一方、黒砂糖は体を温める性質の食材と考えられています。精製されておらず、カリウム、カルシウムなどのミネラルが豊富です。また、糖質をエネルギーに変えるのに必要なビタミンB群も含まれます。

黒砂糖をおやつ代わりにつまんだり、紅茶などに入れたりしてもいいですし、煮物などの料理に使うといつもと違った味わいを引き出すことができます。ぜひ使ってみてください。ただし、「糖」であることには変わりないので、とり過ぎないように注意してください。

「身土不二」が季節ごとの体を守る

食養生において、大切とされていることのひとつに「身土不二」があります。

「身土不二」とは、もとは仏教用語で、「しんどふに」と読みます。人間の体と暮らしている土地は一体で、切り離すことができないという意味です。一方、食の分野では、「しんどふじ」と読み、暮らしている土地でつくられた旬の物を食べることが体によいという意味で使われています。

暑い地域では体を冷やす性質の食材が、寒い地域には体を温めてくれる性質の食材が育ちやすく、そこに暮らす人々の体調を整えるのに役立っています。また、日本には四季があり、季節ごとに旬を迎える食材を楽しむこともでき、旬の食材も体調を整える助けになります。

現代は、「旬」に関係なく一年を通して手に入る食材が増えていますが、毎日の食卓に、「土地のもの」、「旬のもの」を意識してとりいれてみてはいかがでしょうか。

自分を大切にする時間をつくりましょう

朝から晩までがんばり過ぎて、心や体が悲鳴を上げていませんか。仕事や家事に育児、介護と、ひとりでさまざまな役割を担っている方は珍しくありません。でも、何でもひとりで完璧にこなそうなんて思わないでください。

心も体も元気でいるためには、リフレッシュする時間が必要です。時短につながる家電を導入したり、たまにはテイクアウトやデリバリーを利用したりして、家事の負担を減らして、体を休める時間をつくりましょう。

ときには、ふだん自分でやっていることを誰かに頼んだり、今やらなくていいことは先延ばししたりして、息抜きの時間をつくりましょう。

できた時間を使って、好きなこと、自分が心地よくなることをすれば、心も体も元気になります。ひとつ年を重ねるごとに、自分を大切にする習慣をひとつ増やすつもりで、積み重ねていけたらいいですね。

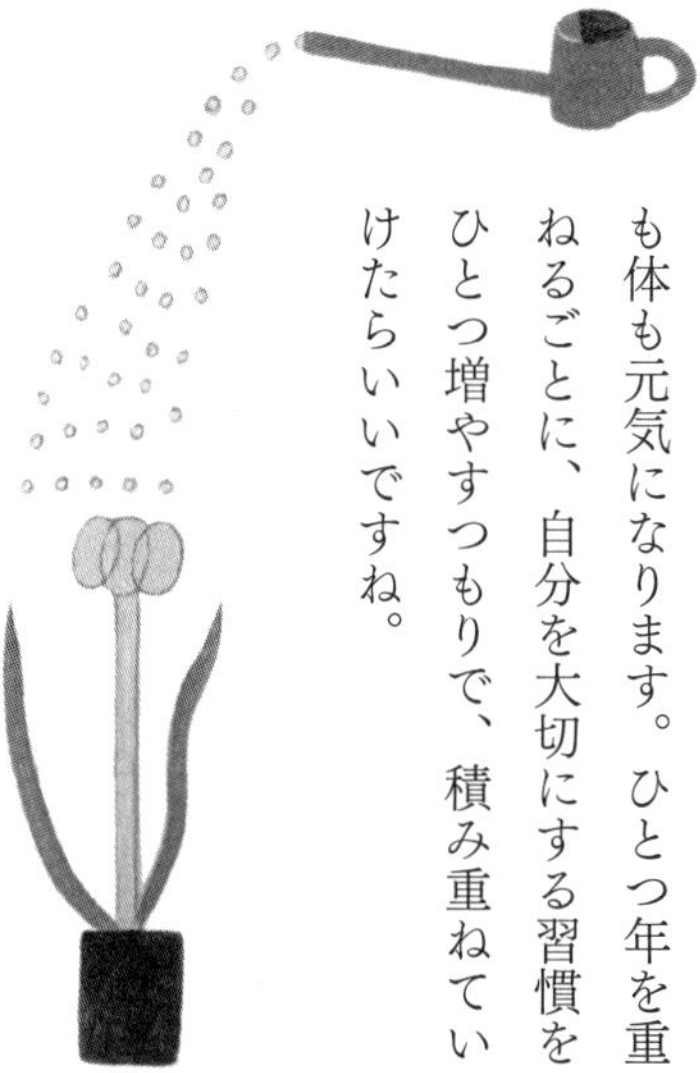

毎日の養生は心地よいことを続けましょう

ここまで、ご自身でできるさまざまな養生法をご紹介してきました。どれもおすすめできるものばかりですが、どれから始めていいか迷ってしまう方もいらっしゃることでしょう。

そんなときは「やってみたい」と思ったものから試し、心地よいと感じたら続けてみてください。ただし、「がんばって続けよう」と意気込まないで。がんばり過ぎると、新たなストレスを生んでしまいます。

大事なのは気負わないこと。たまに

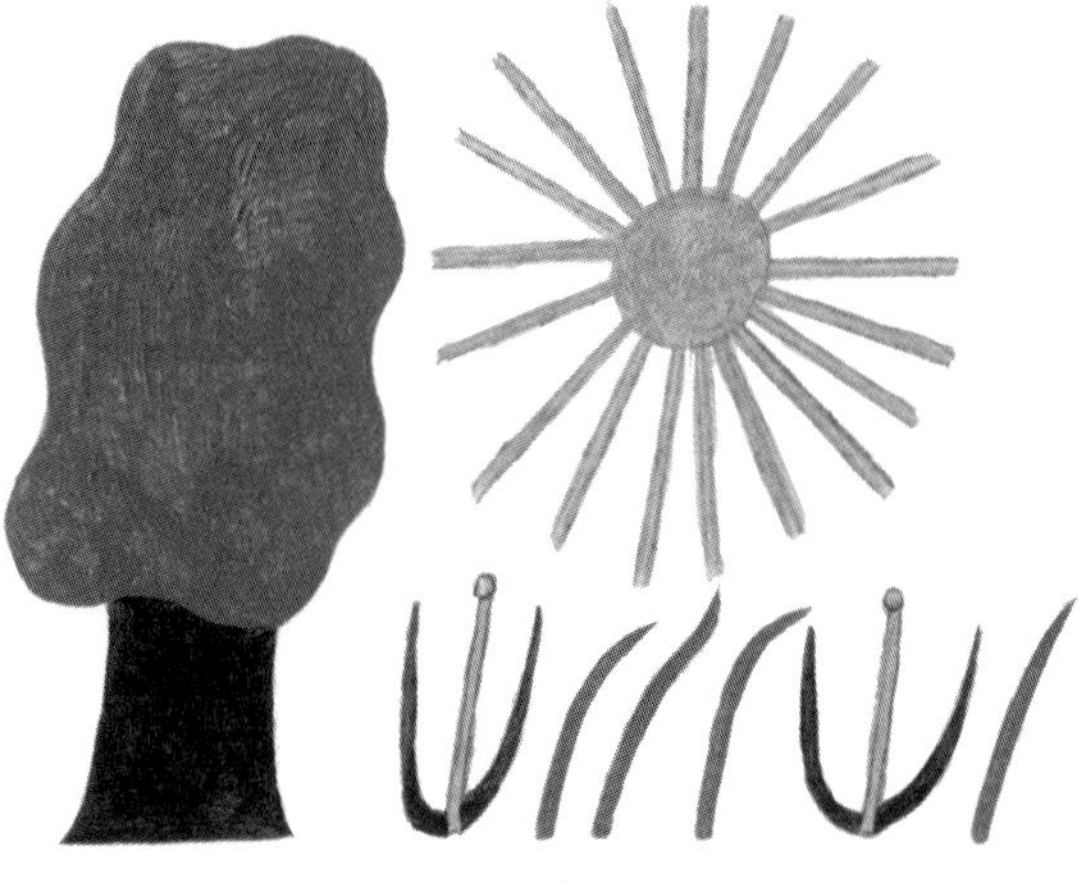

さぼってしまっても、焦ったり責めたりせず、「またやってみよう」と気楽に取り組むほうが長続きするものです。

養生を積み重ねながら、心身と向き合うことも大切です。毎日、自分を観察しているうちに、「朝、スッキリ起きることができるようになった」「おだやかな気持ちで過ごせている」など、良い方向に進んでいることに気づけば、心と体をいたわる習慣は日々の楽しみになります。

自分を大切にすること、そして心地よいと思えることを続けること。それこそが養生といえるのではないでしょうか。

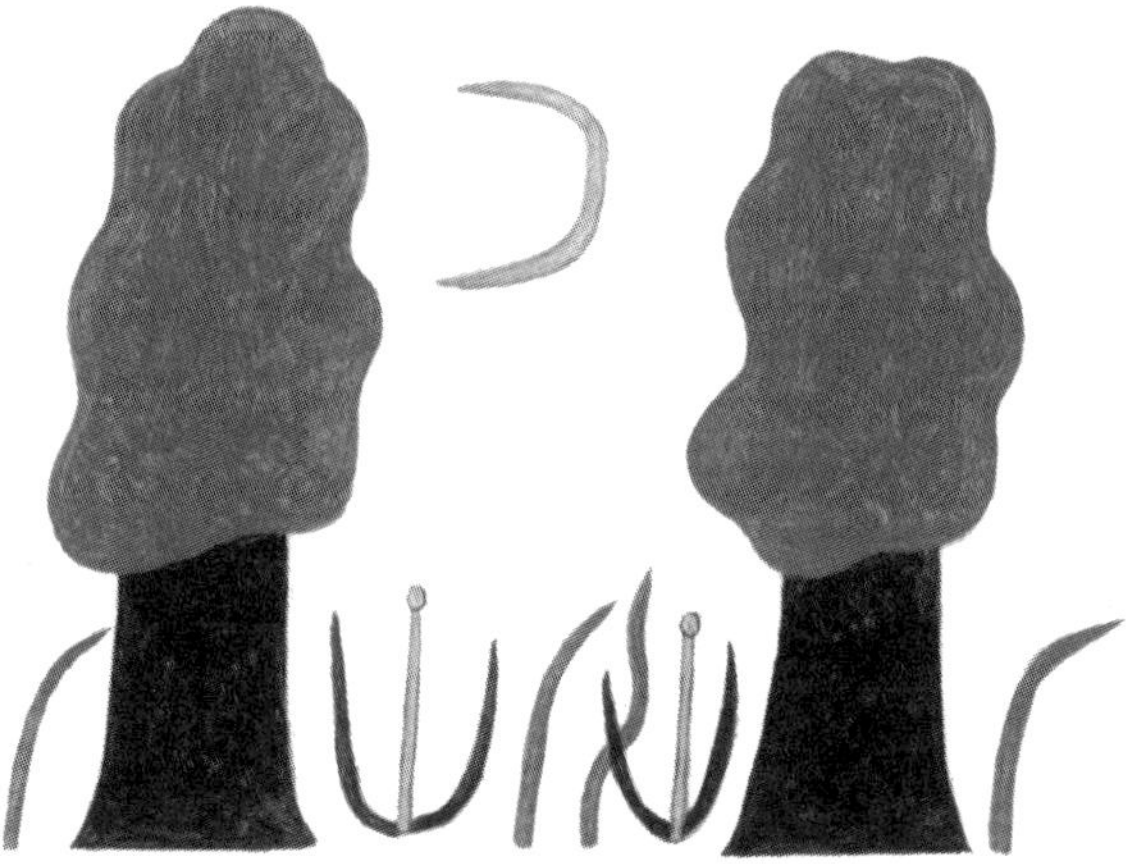

著　渡邉賀子（わたなべ・かこ）
医学博士、日本東洋医学会漢方専門医・指導医。医療法人祐基会・帯山中央病院（熊本市）理事長。1997年、北里研究所に日本初の「冷え症外来」開設。2003年、慶應義塾大学病院漢方クリニックに「漢方女性抗加齢外来」開設。2004年、「麻布ミューズクリニック」開院。『オトナ女子のためのホッと冷えとり手帖』（主婦の友社）、『女性ホルモン力を上げて若返る』（宝島社）ほか、著書多数。

著　玉田真由美（たまだ・まゆみ）
医学博士、日本東洋医学会漢方専門医・指導医、日本内科学会総合内科専門医、日本消化器内視鏡学会専門医。自身が悩んでいた症状が漢方治療で緩和されたことを機に本格的に漢方医学を学び、多くの患者様の漢方診療にあたる。

医師がすすめる漢方生活　365日の養生
2024年3月12日　第1刷発行

著　者　渡邉賀子　玉田真由美
発行人　土屋 徹
編集人　滝口勝弘
編集担当　室川円香
発行所　株式会社Gakken
〒141-8416 東京都品川区西五反田2-11-8
印刷所　中央精版印刷株式会社

●この本に関する各種お問い合わせ先
本の内容については、下記サイトのお問い合わせフォームよりお願いします。
https://www.corp-gakken.co.jp/contact/
在庫については　TEL 03-6431-1250（販売部）
不良品（落丁、乱丁）については　TEL 0570-000577
学研業務センター　〒354-0045 埼玉県入間郡三芳町上富279-1
上記以外のお問い合わせは　TEL 0570-056-710（学研グループ総合案内）